四川省哲学社会科学规划项目
项目编号：SC22B162

# 基于大数据驱动的成渝地区双城经济圈"体医融合"智慧化发展路径研究

刘 余 ◎ 著

人民体育出版社

图书在版编目（CIP）数据

基于大数据驱动的成渝地区双城经济圈"体医融合"智慧化发展路径研究 / 刘余著. -- 北京：人民体育出版社, 2025. -- ISBN 978-7-5009-6585-5

Ⅰ．R199.2

中国国家版本馆CIP数据核字第20254176J1号

---

**基于大数据驱动的成渝地区双城经济圈"体医融合"智慧化发展路径研究**

---

刘余 著

出版发行：人民体育出版社

印　　装：北京建宏印刷有限公司

开　本：710×1000　16开本　印　张：12.75　字　数：256千字
版　次：2025年4月第1版　印　次：2025年4月第1次印刷
书　号：ISBN 978-7-5009-6585-5
定　价：64.00元

版权所有·侵权必究

购买本社图书，如遇有缺损页可与发行与市场营销部联系

联系电话：（010）67151482

社　　址：北京市东城区体育馆路8号（100061）

网　　址：https://books.sports.cn/

# 前　言
## PREFACE

　　在健康中国战略的引领下,"体医融合"已成为推进全民健康、提升医疗服务效能的重要路径。面对日益严峻的慢性病防控形势和人民群众对高质量健康服务的需求,体医融合不仅是传统医疗模式的补充,更是构建全生命周期健康管理体系的关键抓手。随着数字技术的快速发展,大数据、云计算、人工智能、高速宽带及新媒体等前沿科技深刻重塑了"体医融合"的创新实践,并在精准健康管理、个性化运动康复、智能化健康监测等新兴领域蓬勃发展。例如,空间识别技术的应用使群体健康管理更加精细化,智能化运动康复产业的兴起提高了健康干预的针对性和实效性,穿戴式智能终端的普及为个体化健康监测提供了有力支撑。

　　大数据的深度赋能使体医融合得以实现广覆盖、强连接、多维度发展的目标,构建起一个集健康数据采集、分析、应用于一体的多元化平台。数据的共享性与可用性也进一步推动了体医融合在健康管理、疾病预防、康复治疗等方面的精准化、智能化升级。与此同时,在推进成渝地区双城经济圈建设的框架下,2020年4月,重庆市卫生健康委员会与四川省卫生健康委员会正式签署《推动成渝地区双城经济圈建设川渝卫生健康一体化发展合作协议》,这标志着两地在健康事业的协同发展上迈出实质性步伐。该协议涵盖"协同推进健康中国行动、健全'互联网+医疗健康'服务体系、推动健康产业协作发展"等内容,为川渝地区体医融合的深度协作奠定了制度基础,也为区域间医疗资源共享、公共健康管理、运动健康服务体系建设提供了政策支撑。因此,如何立足区域特色,构建"体医融合"智慧化发展新模式,如何在实践层面推动智能化技术的深度应用,探索切实可行的体医融合创新路径,成为当前亟待深入研究的重要议题。据此,本研究从健康中国、体育强国的战略发展高度,依据成渝地区双城经济圈高质量发展的要求,探析体医融合的现实价值,构建体医融合发展模式与实施路径。

# 目录 CONTENTS

1 绪论 ·········································································································001

  1.1 研究背景与意义 ·····················································································001
    1.1.1 研究背景 ·······················································································001
    1.1.2 研究意义 ·······················································································002
  1.2 研究对象与方法 ·····················································································002
    1.2.1 研究对象 ·······················································································002
    1.2.2 研究方法 ·······················································································002
  1.3 研究目的与思路 ·····················································································004
    1.3.1 研究目的 ·······················································································004
    1.3.2 研究思路 ·······················································································005

2 文献综述 ·································································································006

  2.1 核心概念界定 ························································································006
    2.1.1 成渝地区双城经济圈 ·······································································006
    2.1.2 体医融合 ·······················································································007
    2.1.3 大数据 ··························································································009
    2.1.4 智慧化 ··························································································011
  2.2 相关理论基础 ························································································011
    2.2.1 利益相关者理论 ·············································································011
    2.2.2 健康促进理论 ················································································013
    2.2.3 善治理论 ·······················································································014
  2.3 国内外相关研究 ·····················································································015
    2.3.1 "体医融合"的文献计量研究 ·························································015
    2.3.2 有关"体医融合"的研究梳理 ·························································027
    2.3.3 有关治理与协同治理的研究梳理 ·····················································034
    2.3.4 有关大数据驱动的研究梳理 ····························································038

## 3 三大城市群"体医融合"智慧化发展的具体模式分析 ········ 041

### 3.1 京津冀"体医融合"智慧化发展的具体模式 ········ 041
#### 3.1.1 理念协同 ········ 042
#### 3.1.2 机制协同 ········ 045
#### 3.1.3 内容协同 ········ 047
#### 3.1.4 政策协同 ········ 049

### 3.2 长江三角洲城市群"体医融合"智慧化发展的具体模式 ········ 051
#### 3.2.1 理念协同 ········ 052
#### 3.2.2 机制协同 ········ 054
#### 3.2.3 内容协同 ········ 056
#### 3.2.4 政策协同 ········ 059

### 3.3 粤港澳大湾区"体医融合"智慧化发展的具体模式 ········ 061
#### 3.3.1 理念协同 ········ 061
#### 3.3.2 机制协同 ········ 063
#### 3.3.3 内容协同 ········ 065
#### 3.3.4 政策协同 ········ 067

### 3.4 三大城市群"体医融合"智慧化发展模式比较 ········ 069
#### 3.4.1 异同分析 ········ 069
#### 3.4.2 优劣势分析 ········ 072

### 3.5 三大城市群"体医融合"协同发展的经验启示 ········ 075
#### 3.5.1 理念启示 ········ 075
#### 3.5.2 机制启示 ········ 075
#### 3.5.3 内容启示 ········ 076
#### 3.5.4 政策启示 ········ 077

## 4 大数据驱动的成渝地区双城经济圈"体医融合"智慧化发展的现状调研 ········ 079

### 4.1 成渝地区双城经济圈"体医融合"智慧化发展的现状分析 ········ 079
#### 4.1.1 "体医融合"的政策文本分析 ········ 079
#### 4.1.2 "体医融合"的典型事件分析 ········ 089
#### 4.1.3 "体医融合"的共性特征分析 ········ 095

### 4.2 成渝地区双城经济圈"体医融合"智慧化发展的问题分析 ········ 097
#### 4.2.1 理念差异：协同发展理念有待提高 ········ 097
#### 4.2.2 制度瓶颈：顶层设计欠缺与政府推动不足 ········ 098

4.2.3　市场瓶颈：社会化力量不足与市场运营滞后 ·················· 099
　　4.2.4　人才瓶颈：运动康复人才匮乏 ································· 100
　　4.2.5　政策瓶颈：协同发展尚未形成政策合力 ······················ 101

# 5　大数据驱动的成渝地区双城经济圈"体医融合"智慧化发展的理论模型 ························································ 103

## 5.1　成渝地区双城经济圈"体医融合"智慧化发展模式的提出 ············· 103
　　5.1.1　成渝地区双城经济圈"体医融合"智慧化发展模式特征分析 ······ 104
　　5.1.2　成渝地区双城经济圈"体医融合"智慧化发展模式比较分析 ······ 107

## 5.2　成渝地区双城经济圈"体医融合"智慧化发展模式的理论框架 ········ 108
　　5.2.1　多元主体识别 ··················································· 109
　　5.2.2　数据结构塑造 ··················································· 119
　　5.2.3　主体交互发展 ··················································· 126
　　5.2.4　协同机制确定 ··················································· 130

# 6　大数据驱动的成渝地区双城经济圈"体医融合"智慧化发展评价指标体系的构建 ················································ 137

## 6.1　成渝地区双城经济圈"体医融合"智慧化发展评价指标体系构建的必要性 ························································ 137
　　6.1.1　促进政策制定和实施 ············································ 137
　　6.1.2　提高区域内资源配置效率 ······································· 138
　　6.1.3　引导"体医融合"产业发展 ···································· 138

## 6.2　成渝地区双城经济圈"体医融合"智慧化发展评价指标体系构建的原则 ····························································· 138
　　6.2.1　系统性原则 ······················································ 138
　　6.2.2　相关性原则 ······················································ 139
　　6.2.3　可操作性原则 ··················································· 139

## 6.3　成渝地区双城经济圈"体医融合"智慧化发展评价指标体系构建的步骤 ····························································· 140
　　6.3.1　指标体系的初步构建与经验性预选 ····························· 140
　　6.3.2　指标体系的专家筛选与确立 ···································· 144
　　6.3.3　指标体系的验证性因子分析 ···································· 154

## 6.4　成渝地区双城经济圈"体医融合"智慧化发展评价指标体系权重的确定 ··························································· 161
　　6.4.1　一级指标权重的确定 ············································ 162
　　6.4.2　二级指标权重的确定 ············································ 162

  6.4.3　三级指标权重的确定……163
  6.4.4　各指标的合成权重……165
 6.5　成渝地区双城经济圈"体医融合"智慧化发展评价指标体系的
   应用验证……167
  6.5.1　成渝地区双城经济圈"体医融合"智慧化发展的评价内容、方法与示例……167
  6.5.2　成渝地区双城经济圈"体医融合"智慧化发展的评分结果分析……169

# 7　大数据驱动的成渝地区双城经济圈"体医融合"智慧化发展的实施路径……173

 7.1　加强智慧化多元主体协同参与……173
  7.1.1　增强主体主动健康理念……173
  7.1.2　有效化解协同管理阻碍……174
  7.1.3　积极健全主体问责制度……175
 7.2　提增智慧化数据结构协同功效……177
  7.2.1　发展区域网络数据结构……177
  7.2.2　加强体医数据资源整合……178
  7.2.3　增强物质协同保障力度……179
 7.3　提升多主体互动发展协同能力……180
  7.3.1　强化政府协调治理能力……180
  7.3.2　提升企业创新责任能力……181
  7.3.3　增强公民积极参与能力……181
 7.4　确定智慧化数据参与协同机制……182
  7.4.1　建立参与和回应发展机制……182
  7.4.2　建设合作和利益平衡机制……183
  7.4.3　落实责任和发展监督机制……184

# 参考文献……186

# 附录……191

  附录1　专家问卷（第一轮）……191
  附录2　专家问卷（第二轮）……193

# 1 绪 论

本研究采用文献资料法、案例分析法、德尔菲法和层次分析法等多种研究方法，从明确研究理念—借鉴具体模式—分析开展现状—完善理论模型—构建评价指标体系—确立实施路径入手提出研究思路，从理论上填补了成渝地区双城经济圈（以下简称成渝双城经济圈）在"体医融合"智慧化发展领域的研究空白。同时在实践上重点介绍地方政府和相关部门的具体政策建议与实施指导。

## 1.1 研究背景与意义

### 1.1.1 研究背景

没有全民健康，就没有全面小康。习近平总书记在党的十九大报告中提出"健康中国"战略，人民健康是民族昌盛和国家富强的重要标志，要完善国民健康政策，为人民群众提供全方位全周期健康服务。我国先后印发了《"健康中国2030"规划纲要》《国务院关于实施健康中国行动的意见》《全民健身计划（2021—2025年）》，多次提到了体医融合的重要性，特别指出：完善全民健身公共服务体系，广泛开展全民健身运动，加强体医融合和非医疗健康干预，促进重点人群体育活动，推动体医融合，建立多部门协同、全社会积极参与的运动促进健康新模式，切实促进"体育+医疗"有效融合发展。

本研究将在收集"体医融合"地方实践模式相关材料的基础上充分分析成渝双城经济圈"体医融合"的发展现状，找出大数据驱动下成渝双城经济圈"体医融合"智慧化发展存在的主要问题，针对协同发展中可能存在的障碍和瓶颈，探索"体医融合"智慧化发展在实施层面的现实路径。同时，尝试从构建领导协调组织、系统评估科学规划、打通制度政策壁垒、构建信息服务平台、数据互联互通、培育连锁机构、动员社会力量、应用智慧化终端等方面实现大数据驱动下成渝双城经济圈"体医融合"智慧化发展。

### 1.1.2 研究意义

（1）理论意义。以往对于"体医融合"的研究未能从大数据驱动和智慧化发展的角度深入分析其在成渝双城经济圈背景下的现实路径和机制。相关研究未能充分探讨"体医融合"在理论根源上的科学性及其在智慧化发展中的核心驱动因素，缺乏理论深度，往往局限于对个别案例的描述和局部实践的探讨。本研究从大数据驱动和区域智慧化发展的视角出发，深入挖掘"体医融合"在成渝双城经济圈中发展的必然性和可能性，探索其在数据驱动下的协同机制及智慧化发展路径，着重探讨"体医融合"在促进成渝双城经济圈区域健康产业发展和提升居民健康水平等方面的作用，分析其在数据资源共享、技术创新应用和政策协同推进中的关键因素。

（2）现实意义。本研究具有显著的应用价值，主要体现在提升区域健康水平、促进健康产业发展、推动智慧城市建设、优化政策制定与实施及构建示范效应等方面。通过大数据驱动的"体医融合"智慧化发展路径研究，本研究将为成渝双城经济圈内的健康产业提供科学依据和实践指导，优化健康资源配置，提升医疗服务质量和体育锻炼效果，推动区域内居民的全面健康发展。研究成果将推动健康产业链的整合与优化，促进体育与医疗资源的高效对接，推动健康产品和服务的创新，助力健康产业的高质量发展。

## 1.2 研究对象与方法

### 1.2.1 研究对象

本研究以基于大数据驱动的成渝双城经济圈"体医融合"智慧化发展路径为研究对象。

### 1.2.2 研究方法

（1）文献资料法。采用文献资料法查询四川省多所高校图书馆、四川省图书馆、CNKI数据库（核心期刊、CSSCI、CSCD、博硕论文）等的文献，对"体医融合"、智慧化等方面的相关国内外文献资料、书籍、政策文件等进行归类和整理，为成渝双城经济圈"体医融合"智慧化发展路径研究提供文献依据。同时，基于利益相关者理论、健康促进理论和善治理论，系统梳理和分析文献资料，为成渝双城经济圈"体医融合"智慧化发展提供学理支撑。

（2）案例分析法。案例分析法重点在于对个案（如个人、团体、事件、过程等）的研究，通过对个案的全面和详细考察，发现问题、理解现象、揭示规律或验证理论。本研究通过对京津冀、长江三角洲城市群、粤港澳大湾区（以下简称三大城市群）体医融合发展案例进行整理和分析，借鉴不同发展模式，为成渝双城经济圈"体医融合"智慧化发展提供现实依据。

（3）德尔菲法。德尔菲法是一种系统化的、多轮次的问卷调查方法，旨在通过专家的意见来达成对某一问题的共识。本研究拟邀请体育学、医学、计算机科学与技术等多个领域的相关专家组成专家小组，通过多轮专家意见征询，整合专家意见，构建成渝双城经济圈"体医融合"智慧化发展评价指标体系。

（4）层次分析法。层次分析法旨在通过将复杂的决策问题分解为更小的、易于分析的部分（即层次结构），对这些部分进行定量分析，最终合成整体的决策结果。本研究将成渝双城经济圈"体医融合"智慧化发展评价指标体系分解为目标层、准则层和要素层。通过比较准则层或要素层中各元素的相对重要性，构建判断矩阵。这通常需要专家根据经验或数据进行成对比较，并给出量化的评价。同时，计算判断矩阵的特征向量，得到各准则或方案的相对权重，并进行一致性检验以确保判断的合理性。最后将各层次的权重合成，得到最终的决策排序，为后续的实证评估提供权重基础。

（5）因子分析法。因子分析法是一种统计方法，主要用于处理数据中的多变量关系，其目的是通过构建少数潜在变量（即因子）来解释多个观测变量之间的相关性，从而简化数据结构。这种方法通常用于社会科学、市场研究、心理测量、经济学等领域，以识别数据背后的潜在结构。本研究基于前期专家筛选的相关指标，通过预调研进行因子分析。

（6）文本分析法。文本分析法是一种常用的定性研究方法，通过系统化、规范化的文本资料分析，深入挖掘文本内容所蕴含的意义、规律和本质[1]。在本研究中，文本分析法被用于分析成渝双城经济圈"体医融合"智慧化发展相关的政策文件、工作报告、新闻报道等文本资料，以期全面、深入地了解该领域的发展现状。具体而言，文本分析法主要包括以下步骤：第一，确定文本分析的目的和对象。若分析成渝双城经济圈"体医融合"智慧化发展的现状，则分析对象要锁定与此相关的各类文本资料。第二，收集、整理文本资料。通过全面检索、汇总

---

[1] 陈向明. 质的研究方法与社会科学研究[M]. 北京：教育科学出版社，2000.

官方文件、工作报告、权威媒体报道等，建立起完整的文本资料库，为后续分析奠定基础。第三，对文本资料进行主题分析和内容分析。通过反复研读文本资料，归纳、提炼其中的关键词、主题词，梳理出文本所揭示的"体医融合"协同发展的主要内容、发展脉络和规律特征。第四，撰写分析报告。在前述分析的基础上，以规范的学术语言对成渝双城经济圈"体医融合"智慧化发展现状做出客观、准确的阐释和评价。

（7）事件分析法。事件分析法是一种常用的定性研究方法，通过对特定事件的系统梳理和深入剖析，揭示事物发展的内在规律和本质特征[1]。在本研究中，事件分析法被用于分析成渝双城经济圈"体医融合"智慧化发展进程中的关键事件，以期准确把握该领域的发展现状、主要做法和突出问题。具体而言，事件分析法主要包括以下步骤：第一，界定分析主题和对象。本研究的分析主题是成渝双城经济圈"体医融合"智慧化发展，因此分析对象将锁定与此相关的重大事件。第二，收集、筛选事件资料。通过综合运用文献研究、实地调研、专家访谈等方法，全面收集与研究主题相关的各类事件资料，并从中筛选出具有代表性和典型性的关键事件[2]。第三，梳理事件发生的背景、过程和影响。通过还原事件发生的时空背景，描述事件发生经过和演变脉络，评估事件产生的社会影响，为事件分析提供基础资料。第四，剖析事件反映的问题和规律。运用理论分析、比较分析、归纳演绎等方法，揭示事件折射出的"体医融合"协同发展面临的突出问题，总结事件揭示的发展规律和趋势特征。第五，撰写分析报告。在前述分析的基础上，以规范的学术语言对典型事件进行描述和阐释，并就成渝双城经济圈"体医融合"智慧化发展现状得出研究结论。

## 1.3　研究目的与思路

### 1.3.1　研究目的

基于大数据驱动确立成渝双城经济圈"体医融合"智慧化发展路径，具体从发展理念、具体模式、现实状况、理论模型、体系构建和实施路径6个层面保障研究目的的达成。

---

[1] 陈嘉欣，王健康. 互联网金融理财产品余额宝对商业银行业务的影响——基于事件分析法的研究[J]. 经济问题探索，2016（1）：167-173.

[2] YIN R K. Case study research: Design and methods[M]. Sage: Sage publications, 2009.

## 1.3.2 研究思路

（1）明确研究理念。分析本研究当下的研究重点、社会背景、逻辑起点和理论基础，为基于大数据驱动的成渝双城经济圈"体医融合"智慧化发展路径研究提供理论支撑。

（2）借鉴具体模式。参考借鉴三大城市群"体医融合"发展的具体模式，从理念、机制、内容和政策 4 个层面入手，探析大数据驱动背景下成渝双城经济圈"体医融合"智慧化发展新模式。

（3）分析开展现状。从政策文本、典型事件和共性特征分析"体医融合"的现实支撑，对"体医融合"的现状进行考量，进而发现现阶段"体医融合"发展存在的问题与不足。

（4）完善理论模型。基于前期现状不足构建成渝双城经济圈"体医融合"智慧化发展的理论模型，并从智慧化发展模式的特征出发，对比其与传统模式的优势，最终形成成渝双城经济圈"体医融合"智慧化发展的理论模型。

（5）构建评价指标体系。基于理论模型并利用德尔菲法、层次分析法、因子分析法确定成渝双城经济圈"体医融合"智慧化发展评价指标体系，为成渝双城经济圈"体医融合"智慧化发展提供顶层设计。

（6）确立实施路径。从大数据驱动的背景出发，基于前期研究的理论基础和现实依据确立成渝双城经济圈"体医融合"智慧化发展的实施路径。

# 2 文献综述

本部分集中讨论了"体医融合"的概念，即将体育与医疗服务相结合以促进公众健康，并明确这一理念的实践案例和政策支持。此外，本部分内容涉及大数据的发展和应用，着重介绍了智慧化在促进体医融合中的作用，包括使用先进的信息技术来优化医疗和体育资源的管理与应用，以及相关理论和实践的研究进展，并反映了成渝双城经济圈在区域经济发展中的重要地位，以及体医融合在提高居民生活质量中的潜力和挑战。

## 2.1 核心概念界定

### 2.1.1 成渝地区双城经济圈

成渝地区包括四川省的成都、德阳、眉山、遂宁、内江、南充、资阳、自贡、广安和重庆市的主城、涪陵、合川、永川、江津、大足等地区[1-3]，是西部地区最具代表性的城市群。成渝双城经济圈是以成都、重庆为中心，引领成渝地区发展，辐射带动西南地区，连接"一带一路"和长江经济带的重要区域经济板块；也是我国继三大城市群之后规划部署的中国经济"第四极"，在中国西部拥有良好的区域自然禀赋和较为雄厚的经济基础。这一概念界定凸显了成渝双城经济圈的战略地位和发展定位，标志着成渝双城经济圈建设上升为国家战略。从区位条件看，成渝双城经济圈地处中国西部内陆腹地，是联结"一带一路"和长江经济带的重要支点，在国家区域发展大局中具有重要的战略纽带作用。从发展基础看，成渝双城经济圈经济总量位居中西部前列，成渝双城经济圈初步形成了汽

---

[1] 连玉明，武建忠. 中国30个城市群竞争力排名[J]. 决策与信息，2009（2）：14-15.
[2] 徐永健，许学强，阎小培. 中国典型都市连绵区形成机制初探——以珠江三角洲和长江三角洲为例[J]. 人文地理，2000（2）：19-23.
[3] 代合治. 中国城市群的界定及其分布研究[J]. 地域研究与开发，1998（2）：41-44，56.

车、电子信息、装备制造、消费品工业等具有全国影响力的产业集群[1]，为成渝双城经济圈建设奠定了坚实基础。从资源禀赋看，成渝双城经济圈拥有良好的生态本底和丰富的自然资源，为高质量发展提供了有力支撑。从体制机制看，成渝双城经济圈在深化改革开放、推进市场化进程等方面走在全国前列，为双城经济圈建设提供了制度保障。综合来看，成渝双城经济圈是一个资源要素富集、产业基础雄厚、发展潜力巨大、极具竞争力的城市群，但与三大城市群等世界级城市群相比，成渝双城经济圈在经济实力、创新能力、基础设施、公共服务等方面还存在不小差距[2]。因此，推动成渝双城经济圈建设既是顺应区域经济一体化发展趋势的必然选择，也是推动西部大开发形成新格局、缩小区域发展差距的重大举措。这就要求成渝双城经济圈立足比较优势，发挥区位、产业、资源、体制等优势，加快构建内陆开放高地和重要经济中心，推动形成优势互补、高质量发展的区域经济布局[3]。具体而言，一是要加强规划引领，制定实施双城经济圈建设规划，明确发展目标、重点任务和政策举措；二是要强化战略协同，加强区域联动发展，推动重大基础设施、产业布局、公共服务、生态环保等领域协同发展；三是要推进一体化发展，加快要素市场一体化建设，促进人才、资本、信息等要素自由流动和优化配置；四是要深化体制机制改革，加快政府职能转变，营造法治化、国际化、便利化营商环境；五是要拓展开放合作，积极融入"一带一路"建设，加强与长江经济带联动发展，提升区域开放水平。可以预见，随着国家有关政策的持续发力，成渝双城经济圈必将成为中国经济版图上的一颗璀璨明珠，成为立足西部、辐射全国、面向世界的重要增长极和动力源。

## 2.1.2 体医融合

随着健康中国战略的推进，"体医融合"这一新兴理念应运而生。所谓"体医融合"，是体育与医学这两个领域的知识和学科在更广泛的范围、更高的层次及更深的程度上进行相互融合的过程。在这一过程中，体育与医学不仅相互融入，形成了彼此交织、相互促进的新发展模式，同时也推动了两者在理论和实践层面的

---

[1] 文传浩,张键宇,李汶豫. 成昆渝地区一体化绿色发展:逻辑之理、现实之困和实践之路——成昆渝高质量一体化绿色发展论坛暨2022年重庆市区域经济学会年会综述[J]. 重庆社会科学,2023(8):122-132.

[2] 钟慧. 成渝地区双城经济圈高校科研效率比较研究[D]. 成都:四川师范大学,2022.

[3] 敬定乾. 基于GTWR模型的工业地价对产业扩散的影响研究[D]. 成都:四川师范大学,2021.

相互促进与深度整合[1]。"体医融合"的本质在于探索通过体育活动促进公众健康的途径，旨在解决影响我国民众健康的核心问题，从而实现健康中国与体育强国的建设目标[2]，即满足国民健身、医疗、健康服务需求[3]。体医融合理念的提出源于对我国居民健康状况和疾病谱变化的深刻洞察。当前，随着我国国民经济的快速发展、全民生活方式的变化、人口的老龄化，疾病谱发生了显著变化，慢性非传染性疾病已成为危害我国广大民众健康的严重问题[4]。与此同时，亚健康、肥胖等问题也日益突出。大量研究表明，适度规律的体育锻炼能够有效预防慢性病，降低疾病风险，改善身心健康状况[5]。在这一背景下，体医融合理念应运而生，成为应对健康挑战、促进全民健康的重要路径选择。从内涵上看，"体医融合"是一个多维度、多层次的复合型概念。首先，它意味着体育与医疗资源的整合。通过体育场馆设施与医疗机构的共建共享、体育健身指导员与医务人员的协同配合，以及体育健身处方与临床诊疗方案的有机结合，实现了体育与医疗资源的优化配置和高效利用[6]。其次，它意味着体育与医疗服务的融通。针对不同健康状况人群的需求，通过提供覆盖疾病预防、治疗、康复全过程的体育健康服务，实现体育健身与疾病管理的无缝对接[7]。最后，它还意味着体育与医疗政策的协调。通过加强体育与卫生部门的沟通协作，制定促进体医融合发展的顶层设计和政策举措，营造有利于体医融合的制度环境[8]。体医融合是一项系统工程，涉及体育、卫生、教育、民政等多个部门，需要社会各界通力合作。目前，在实践中，北京市、上海市、苏州市等地开启了体医融合健康服务模式的探索和实践，并初步形成了医院模式、社区模式、健身中心模式[9]等主流模式。例如，北京市在社区卫生服务中心设立运动促进健康门诊，开展体医融合服务[10]；上海市杨浦区四

---

[1] 卢文云, 王志华, 陈佩杰. 健康中国与体育强国建设背景下深化体医融合研究的思考[J]. 上海体育学院学报, 2021, 45 (1): 40-50.
[2] 余清, 秦学林. 体医融合背景下运动康复中心发展困境及对策分析[J]. 体育与科学, 2018, 39 (6): 24-30.
[3] 贾三刚, 乔玉成. 体医融合：操作层面的困境与出路[J]. 体育学研究, 2021, 35 (1): 29-35.
[4] 刘国永. 实施全民健身战略, 推进健康中国建设[J]. 体育科学, 2016, 36 (12): 3-10.
[5] 顾钢. 定期运动有助预防慢性疾病[J]. 健康中国观察, 2019 (11): 96.
[6] 刘颖, 王月华. 基于SFIC模型的我国体医融合推进困囿与纾解方略[J]. 沈阳体育学院学报, 2021, 40 (4): 1-7, 41.
[7] 林枫. 镇江市构建基于分级诊疗健康服务体系的实践与探索[J]. 中国医疗管理科学, 2015, 5 (4): 19-22.
[8] 张阳, 吴友良. 健康中国战略下体医融合的实践成效、困境与推进策略[J]. 中国体育科技, 2022, 58 (1): 109-113.
[9] 沈圳, 胡孝乾, 仇军. 我国体医融合的研究进展、热点聚焦与未来展望[J]. 体育学研究, 2021, 35 (1): 9-19.
[10] 毛子豪. 北京市社区体医融合服务需求与供给现状及发展路径研究[D]. 北京：首都体育学院, 2022.

平路街道社区体育俱乐部的体医融合项目成效显著[1]；江苏省南京市溧水区运动与健康促进平台、扬州市体医融合服务中心等[2]。这些探索为在更大范围推广体医融合提供了有益经验。总之，体医融合是一种创新的健康管理理念和服务模式，具有广阔的发展前景。在健康中国建设的进程中，体医融合将发挥越来越重要的作用，成为促进全民健康的重要抓手。但同时我们也要看到，体医融合在我国还处于起步阶段，在体制机制、人才队伍、服务模式等方面还有待进一步完善。推动体医融合的发展需要政府部门加强顶层设计和政策引导，需要体育、医疗等领域加强协同创新，更需要社会各界共同参与、形成合力，为增进人民健康、建设健康中国贡献力量。

## 2.1.3 大数据

大数据这一术语始于 20 世纪 90 年代，但其定义和应用一直在不断发展。最初大数据主要指数据规模超出常规软件处理能力的数据集[3]。但后来人们认识到，大数据不仅仅涉及数据量的大小，还包括数据的多样性、流动性及数据的可靠性等各种特征。这些特征通常被概括为"三 V"（Volume、Variety、Velocity）[4]甚至"五 V"（Volume、Variety、Velocity、Veracity、Value）[5]。随着大数据技术的不断进步，大数据的定义也变得更加复杂。有研究指出，大数据的本质不仅在于数据本身的特点，更在于如何利用大数据产生洞见、支持决策[6]。也就是说，大数据的价值在于知识发现和洞见，而不仅仅是处理海量数据。此外，比较研究发现，通常认为的大数据特征在实际应用中并不总是保持一致[7]。因此，一些研究者认为，应该将大数据的定义重新聚焦于数据收集、存储、提供和分析的方式，而不是

---

[1] 王世强，吕万刚. "健康中国"背景下慢性病防治的体医融合服务模式探索[J]. 中国慢性病预防与控制，2020，28（10）：792-797.

[2] 高蕾，林剑峰. 我国体医融合发展模式和推进策略研究[J]. 体育科学研究，2021，25（6）：72-76.

[3] SNIJDERS C C P, MATZAT U, REIPS U D. "Big data": Big gaps of knowledge in the field of internet science[J]. International journal of internet science, 2012, 7(1): 1-5.

[4] LANEY D. 3D data management: Controlling data volume, velocity and variety[J]. META group research note, 2001, 6(70): 1.

[5] ANURADHA J. A brief introduction on big data 5Vs characteristics and Hadoop technology[J]. Procedia computer science, 2015, 48: 319-324.

[6] HASHEM I A T, YAQOOB I, ANUAR N B, et al. The rise of "big data" on cloud computing: Review and open research issues[J]. Information systems, 2015, 47: 98-115.

[7] KITCHIN R, MCARDLE G. What makes big data, big data? Exploring the ontological characteristics of 26 datasets[J]. Big data and society, 2016, 3(1): 20.

仅仅关注数据的内在特征[1]。总的来说，大数据的定义一直在随时间而变化。它不仅包括数据规模、多样性和流动性等特点，更在于如何利用大数据产生价值和洞见。随着技术的发展，大数据的定义和应用也在不断进化。

随着信息技术的飞速发展，大数据已渗透到社会生活的方方面面，成为推动经济发展和社会进步的重要力量[2]。在医疗健康领域，大数据的应用潜力巨大，有望推动医疗模式从"以疾病为中心"向"以健康为中心"转变[3]。通过整合医疗机构、医保、药品、体检等多源异构数据，利用数据挖掘、机器学习等技术可以实现疾病的早期预警和精准诊疗，提高医疗质量和效率[4]。同时，大数据还可以应用于公共卫生领域，突出体现在以传染病监测数据为基础，运用不同数据处理技术，建立敏感、特异的传染病监测预警体系[5]。在体育领域，2021年10月，国家体育总局印发的《"十四五"体育发展规划》提出，"支持大数据……人工智能等新技术在体育领域的创新运用"。可见大数据在体育领域的应用前景广阔。在竞技体育方面，借助人工智能设备，通过对运动员的生理、训练及比赛等海量数据进行追踪、采集及大数据分析，可以帮助教练员更有效、更有针对性地进行训练安排，提高运动员的训练成绩[6]。

同时，大数据还可应用于体育赛事的组织和管理，通过分析观众的行为偏好、消费习惯等数据，优化赛事组织，提升观赛体验[7-8]。可以预见，随着大数据技术的不断发展和成熟，其在体医融合领域的应用将更加深入和广泛，为推动体育和医疗的融合发展提供强大的数据支撑和智力保障。大数据将成为驱动"体医融合"智慧化发展的核心力量，推动体育和医疗资源的优化配置，促进体育和医疗服务的精准供给，为人民群众提供更加优质、高效、便捷的健康服务，促进人的全面发展和社会的全面进步。

---

[1] BALAZKA D, RODIGHIERO D. Big data and the little big bang: An epistemological (R) evolution[J]. Frontiers in big data, 2020, 3: 31.

[2] 钟国栋. 大数据时代的政府智慧治理框架及其经济效能测度研究[D]. 武汉：武汉大学，2017.

[3] 秦江梅. 国家基本公共卫生服务项目进展[J]. 中国公共卫生，2017，33（9）：1289-1297.

[4] 吕健, 王连心, 谢雁鸣. 基于处方序列与处方序列对称分析的中药药物警戒[J]. 中国中药杂志，2021，46（21）：5468-5474.

[5] 马家奇. 公共卫生大数据应用[J]. 中国卫生信息管理杂志，2014，11（2）：174-177，181.

[6] 王刚, 林俐, 乔凤杰. 健康中国背景下人工智能促进体育与医疗的融合发展研究[J]. 中国体育科技，2022，58（10）：109-113.

[7] 付晓静, 罗珍, 赵蕴. 大数据时代的体育公关传播[J]. 武汉体育学院学报，2015，49（9）：26-30.

[8] 李灵玉. 体育赛事管理的创新与实践——以大型国际赛事为例[J]. 文体用品与科技，2024（6）：35-37.

### 2.1.4 智慧化

智慧化是社会继工业化、电气化、信息化之后世界科技革命的又一次突破[1]，是信息化发展的高级阶段，代表了信息技术应用的新趋势和新方向。智慧化是指充分利用新一代信息技术，如云计算、大数据、人工智能等，实现数据的全面感知、深度融合和智能应用，从而推动经济社会各领域的数字化、网络化、智能化转型。在体医融合领域，智慧化意味着利用先进的信息技术手段打通体育和医疗的数据壁垒，实现体医数据的互联互通和共享应用，为群众提供精准、高效、便捷的健康服务。戴红磊和苏光颖认为"智慧化"是新时代体医融合健康服务深入发展的必然趋势[2]。具体而言，智慧化的"体医融合"主要体现在以下几个方面：一是利用物联网、可穿戴设备等技术实现对个人运动、生理等数据的全面采集和实时监测；二是利用云计算、大数据等技术对采集到的海量数据进行存储、处理和分析，挖掘其中蕴含的价值和规律；三是利用人工智能、VR（Virtual Reality，虚拟现实）等技术为个人提供智能化的运动健康指导和医疗健康服务，实现体育和医疗的无缝对接和融合应用。智慧化的"体医融合"不仅能够增强体育和医疗服务的针对性和有效性，而且能够促进体育和医疗资源的优化配置，推动体育和医疗产业的转型升级，为经济社会高质量发展注入新的动力。当前，我国正在大力推进健康中国建设，加快发展体育产业和健康服务业，智慧化的"体医融合"正好契合了这一战略需求。特别是在后疫情时代，人们对健康的关注度和需求不断提升，智慧化的"体医融合"有望成为满足人民群众多层次、多样化健康需求的重要途径和有效手段。可以预见，随着新一代信息技术的加速发展和深度应用，智慧化将成为"体医融合"的主旋律和大趋势，为推动体育和医疗融合发展、促进人的全面发展提供强大的技术支撑和智力保障。

## 2.2 相关理论基础

### 2.2.1 利益相关者理论

利益相关者理论是现代管理学中的一个核心理论，强调组织的存续和发展高度依赖于利益相关者的支持与参与。该理论主张，组织要想持续发展，必须有效

---

[1] 张永民，杜忠潮. 我国智慧城市建设的现状及思考[J]. 中国信息界，2011（2）：28-32.
[2] 戴红磊，苏光颖. 我国社区体医健康服务模式困境及发展路径[J]. 体育文化导刊，2020（3）：62-66.

平衡并协调各方利益相关者的需求与期望,这是确保其长期稳定与成长的关键。Mitchell 等确定了利益相关者理论,提出了包括利益相关者识别、利益相关者参与等在内的一系列理论主张[1]。他们指出,组织要准确识别各类利益相关者,评估其合法性、权力性和紧迫性,并据此确定优先响应的利益相关者。同时,组织要建立利益相关者参与机制,鼓励和引导利益相关者参与组织决策,促进组织与利益相关者的良性互动。Clarkson 基于社会契约理论提出了利益相关者管理的伦理原则,主张组织要以道德和负责任的方式对待利益相关者,履行对利益相关者的义务和责任[2]。Donaldson 和 Preston 则从本体论、描述性、工具性和规范性 4 个维度阐释了利益相关者理论的内涵,系统回应了学界对利益相关者理论的质疑,彰显了利益相关者理论的理论价值和实践意义[3]。纵观利益相关者理论的发展脉络,其理论内核是强调组织要统筹兼顾利益相关者的多元诉求,在追求经济价值的同时承担社会责任,在获取利益相关者支持的过程中实现共同发展[4]。这一理论突破了以股东利益至上的传统管理范式,倡导组织与利益相关者的合作共赢,契合了社会经济的发展趋势和组织运行的内在规律。利益相关者理论对于指导组织的战略管理实践具有重要启示意义:其一,组织要树立利益相关者导向,将满足利益相关者需求作为组织运作的出发点和落脚点[5];其二,组织要建立利益相关者参与机制,搭建多元利益表达平台,畅通利益相关者诉求表达渠道[6];其三,组织要践行社会责任,在谋求自身发展的同时回馈利益相关者,体现对利益相关者的责任担当[7];其四,组织要构建利益共享机制,让利益相关者共享组织发展成果,形成组织发展与利益相关者利益的捆绑机制[8]。总之,利益相关者理论以

---

[1] MITCHELL R K, AGLE B R, WOOD D J. Toward a theory of stakeholder identification and salience: Defining the principle of who and what really counts[J]. Academy of management review, 1997, 22(4):853-886.

[2] CLARKSON M E. A stakeholder framework for analyzing and evaluating corporate social performance[J]. Academy of management review, 1995, 20(1):92-117.

[3] DONALDSON T, PRESTON L E. The stakeholder theory of the corporation: Concepts, evidence, and implications[J]. Academy of management review,1995,20(1):65-91.

[4] FREEMAN R E, HARRISON J S, WICKS A C, et al. Stakeholder theory: The state of the art[J]. American cancer society, 2010, 4:403-445.

[5] POST J E, PRESTON L E, SACHS S. Managing the extended enterprise: The new stakeholder view[J]. California management review, 2002, 45(1): 6-28.

[6] FRIEDMAN A L, MILES S. Stakeholders: Theory and practice[M]. USA: Oxford University Press, 2006.

[7] CARROLL A B, BUCHHOLTZ A K. Corporate citizenship: Social responsibility, responsiveness, and performance[J]. Classics of organization theory, 2015, 27: 439.

[8] HARRISON J S, BOSSE D A, PHILLIPS R A. Managing for stakeholders, stakeholder utility functions, and competitive advantage[J]. Strategic management journal, 2010, 31(1): 58-74.

平衡利益相关者利益为核心诉求，为组织统筹经济绩效与社会绩效提供了理论指引，对于推动组织的可持续发展具有重要价值，值得进一步探索和运用。

## 2.2.2 健康促进理论

健康促进理论是 20 世纪 80 年代兴起的一种新的公共卫生理念和实践范式，其核心要义是强调通过提升个人和群体的健康素养，来改善社会环境和生活方式，以预防疾病的发生，促进健康水平的提高。这一理论突破了传统医学模式对疾病的狭隘关注，转而强调以人为本，关注影响健康的多元因素，倡导跨部门、跨学科的协同行动，推动个人、社区和政府的共同参与，代表了健康观念的一场革命[1]。世界卫生组织在《渥太华宪章》中明确提出健康促进的概念，将其定义为"增强人们控制和改善自身健康能力的过程"[2]，并提出了包括制定公共卫生政策、创造支持性环境、加强社区行动、发展个人技能、调整卫生服务方向五大行动领域。此后，一系列重要的国际宣言和文件如《阿德莱德建议》《雅加达宣言》《曼谷宪章》等都对健康促进理论的发展作出了重要贡献[3]。健康促进理论以社会生态学为基础，突出强调个人健康与环境因素的动态互动关系。McLeroy 等提出了广为应用的社会生态模型，将影响健康的因素划分为个体、人际、组织、社区和公共政策 5 个层面，阐明了个体健康行为塑造的复杂社会机制[4]。Stokols 进一步丰富了生态学视角下的健康促进策略，主张从个人、物理环境、社会环境和文化环境 4 个维度综合施策，营造有利于健康的生活情境[5]。Whitehead 和 Dahlgren 的"彩虹模型"则形象地展现了健康的社会决定因素，突出了社会结构和公共政策对健康的深远影响[6]。总的来看，健康促进理论以整体观和系统论为思想基础，坚持"健康融入所有政策"的理念，主张从生物学、心理学、社会学等多个层面综合探讨健康问题，动员全社会力量共建健康支持性环境，体现了公共卫生学科

---

[1] KICKBUSCH I. The contribution of the World Health Organization to a new public health and health promotion[J]. American journal of public health, 2003, 93(3): 383-388.

[2] WORLD H O. Health promotion: Ottawa charter[R]. Geneva: World Health Organization, 1995.

[3] KUMAR S, PREETHA G S. Health promotion: An effective tool for global health[J]. Indian journal of community medicine, 2012, 37(1): 5-12.

[4] MCLEROY K R, BIBEAU D, STECKLER A, et al. An ecological perspective on health promotion programs[J]. Health education quarterly, 1988, 15(4): 351-377.

[5] STOKOLS D. Establishing and maintaining healthy environments: Toward a social ecology of health promotion[J]. American psychologist, 1992, 47(1): 6.

[6] WHITEHEAD M, DAHLGREN G. What can be done about inequalities in health?[J]. The lancet, 1991, 338(8774): 1059-1063.

发展的新趋势[1]。在实践应用方面，健康促进理论对于指导健康教育、社区卫生服务、健康城市建设等具有重要价值。一方面，健康促进理论强调个人是健康的主体，倡导通过健康教育增强个人的健康意识和自我管理能力，培养健康的生活方式，这为开展健康教育实践提供了理论遵循。另一方面，健康促进理论关注人与环境的互动，重视发挥社区的主体作用，鼓励居民参与社区卫生计划的制订和实施，这为推进社区卫生服务模式变革提供了新的思路。此外，在健康城市运动中，健康促进理论发挥了重要的理论指导作用，推动政府部门将健康融入城市规划、交通、住房等各项政策，营造健康的城市环境，提升城市居民的健康水平[2]。总之，健康促进理论立足生命全程，聚焦健康的社会决定因素，为推进国民健康管理理念、制度和实践的变革提供了系统性的理论框架，在学术界和实践界产生了广泛而深远的影响。

### 2.2.3 善治理论

善治理论是 20 世纪 90 年代兴起的一种新的公共管理范式，其核心要义是强调政府、市场与社会的良性互动，通过利益相关者的协同参与提升公共事务治理的效能与合法性[3]。这一理论突破了传统官僚制模式的局限，转而强调治理主体的多元化、治理方式的民主化和治理过程的协商化，代表了公共行政学科的一场革命。联合国开发计划署明确提出善治的概念，将其定义为"管理公共事务的经济、政治和行政权力的行使"，并提出了包括参与性、法治、透明度、回应性、共识导向、公平性、效能效率、责任性和战略愿景九大特征。此后，一系列重要的国际组织，如世界银行、经合组织等都对善治理论的发展作出了重要贡献。善治理论以多中心治理为基础，突出强调权力主体的多元互动关系。社会—政治治理模型将治理主体划分为国家、市场和公民社会三大类，阐明了国家与社会互动中的复杂治理机制。新公共治理理论则系统阐述了服务型政府的治理逻辑，突出了跨部门合作网络在公共服务供给中的重要作用。总的来看，善治理论以协商民主为价值基础，坚持"多元主体分权治理"的理念，主张从组织、制度和过程等多个层面综合探讨公共治理问题，动员社会多元力量参与公共事务治

---

[1] GLANZ K, SALLIS J F, SAELENS B E, et al. Healthy nutrition environments: concepts and measures[J]. American journal of health promotion, 2005, 19(5): 330-333.

[2] DUHL L J, SANCHEZ A K, WORLD HEALTH ORGANIZATION. Healthy cities and the city planning process: A background document on links between health and urban planning[R]. Copenhagen: WHO Regional Office for Europe, 1999.

[3] STOKER G. Governance as theory: Five propositions[J]. International social science journal, 2010, 50(155): 17-28.

理，体现了公共管理学科发展的新趋势[1]。在实践应用方面，善治理论对于指导跨部门协同、公私合作伙伴关系、公众参与等具有重要价值[2]。一方面，善治理论强调打破部门藩篱，倡导通过建立议题导向的跨部门合作机制，整合分散的资源和权力，协同应对复杂公共问题，这为推进政府部门间协同提供了理论遵循[3]。另一方面，善治理论关注市场主体的利益诉求，重视发挥企业和社会组织的作用，鼓励建立灵活多样的公私合作伙伴关系，这为创新公共服务模式提供了新的思路[4]。此外，在推动公众参与方面，善治理论强调赋权于民，完善公众表达利益诉求的制度化渠道，营造开放包容的参与环境，提升政府决策的回应性和透明度，为深化政府治理民主化变革提供了重要启示[5]。总之，善治理论立足多元主体互动，聚焦公共治理机制创新，为破解公共事务治理难题、提升国家治理体系和治理能力现代化水平提供了系统性的理论框架，在学术界和实践界产生了广泛而深远的影响。

## 2.3 国内外相关研究

### 2.3.1 "体医融合"的文献计量研究

为全面把握"体医融合"研究现状，本文采用 CiteSpace 知识图谱可视化方法，对相关文献进行系统梳理与计量分析。在 CNKI 数据库中，以体医、体医融合、体医结合、体医融合发展、体医养融合、体医结合模式为主题词，设置时间跨度为 1996—2024 年，共检索出 2176 篇文献。其中，学术期刊 1408 篇、学位论文 202 篇、会议论文 513 篇、报纸 40 篇、其他 13 篇。考虑到学术期刊和学位论文的权威性与代表性，本研究将其作为分析对象，共计 1610 篇。这一检索策略的设计体现了以下特点：第一，关键词选取兼顾了体医融合研究的多样化表述，涵盖体医结合、体医养融合等，有助于全面捕捉相关文献；第二，时间跨度设置

---

[1] BEVIR M. Governance as theory, practice, and dilemma[J]. The SAGE handbook of governance, 2011: 1-16.
[2] EMERSON K, NABATCHI T, BALOGH S. An integrative framework for collaborative governance[J]. Journal of public administration research and theory, 2012, 22(1): 1-29.
[3] BRYSON J M, CROSBY B C, STONE M M. The design and implementation of cross-sector collaborations: Propositions from the literature[J]. Public administration review, 2006, 66: 44-55.
[4] BRINKERHOFF D W, BRINKERHOFF J M. Public-private partnerships: Perspectives on purposes, publicness, and good governance[J]. Public administration and development, 2011, 31(1): 2-14.
[5] FUNG A. Putting the public back into governance: The challenges of citizen participation and its future[J]. Public administration review, 2015, 75(4): 513-522.

覆盖了体医融合研究的发轫与发展全过程，便于梳理演进脉络、把握最新进展；第三，文献类型聚焦学术期刊与学位论文，保证了所纳入文献的学术质量和研究深度，为后续分析奠定了可靠基础。

通过对 CNKI 数据库中体医融合相关文献的年度发文量进行统计分析，可以清晰地勾勒出该研究领域的发展脉络。1996—2024 年，体医融合研究大致经历了 3 个阶段：起步探索期（2001—2016 年）、快速发展期（2017—2020 年）和高位稳定期（2021—2024 年），而 1996—2000 年暂无相关研究。2001—2016 年，年度发文量虽相较 2001 年之前有所增长，但总体维持在较低水平，年均发文量不足50 篇。这反映出体医融合尚未成为学界关注的焦点。这一时期，体育与医疗领域的融合发展尚处于概念倡导和理论探讨阶段，实践层面的推进力度有限。2017—2020 年，随着国家政策对体医融合的重视和支持，体医融合研究进入快速发展期。年均发文量从 2017 年的 62 篇攀升至 2020 年的 187 篇，呈现出爆发式增长态势。这反映出学界对体医融合的关注度显著提升，相关研究成果大量涌现。值得注意的是，2016 年中共中央、国务院印发的《"健康中国 2030"规划纲要》明确提出推进体育和医疗融合发展，这成为体医融合研究快速增长的重要推动力。2021—2024 年，体医融合研究进入高位稳定期。年度发文量在 2021 年达到 226 篇的顶峰后，虽略有波动，但总体维持在 200 篇以上的高位。这表明体医融合已成为体育与医疗领域的重要研究方向，并呈现出持续热度。这一时期，国家和地方政府相继出台一系列支持体医融合发展的政策措施，为相关研究提供了良好的政策环境和实践土壤。通过分析年度发文量的变化趋势，可以看出体医融合研究经历了从起步探索到快速发展再到高位稳定的演进过程。这一演变轨迹既反映出体医融合研究的内生动力，也凸显了国家政策导向对研究热度的重要影响。展望未来，体医融合作为健康中国建设的重要内容，有望持续吸引学界关注，推动相关研究向纵深发展。"体医融合"的文献计量研究体现在以下几个方面。

（1）梳理高频作者文献。运用 CiteSpace 软件对高频作者的文献进行梳理，发现郭建军、辛宏、姜小冬、王世强、吴亚婷、黄越等研究者对体医融合的理论探索和实践应用作出了重要贡献。如表 2-1 所示，郭建军出现的频次为 17 次，姜小冬出现的频次为 17 次，辛宏出现的频次为 17 次，王世强出现的频次为 10 次，吴亚婷出现的频次为 9 次，黄越出现的频次为 9 次。通过对作者发表的文献进行深入分析发现：郭建军强调体医融合是实现健康中国战略的关键路径，需要体医融

## 2 文献综述

合理念的指导和工作的落地[1],这为后续研究指明了方向。吴亚婷和黄越基于协同治理理论,构建了体医融合应对青少年近视的协同评价模型,该模型包括 5 个维度和 17 个观测指标,并通过实证分析验证了模型的信效度[2]。黄越和吴亚婷进一步构建了体医融合应对青少年近视的协同防控模型,该模型同样包括 5 个维度和 17 个观测指标,每个维度的变化受到多个因素协同作用的影响[3]。这两项研究为体医融合在青少年近视防控领域的应用提供了理论支持和实践指导。体医融合已成为学界研究的热点议题,相关理论研究为体医融合的实践应用奠定了基础。

表 2-1 高频作者文献

| 排序 | 频次 | 年份/年 | 作者 |
| --- | --- | --- | --- |
| 1 | 17 | 2016 | 郭建军 |
| 2 | 17 | 2001 | 姜小冬 |
| 3 | 17 | 2001 | 辛宏 |
| 4 | 10 | 2020 | 王世强 |
| 5 | 9 | 2018 | 吴亚婷 |
| 6 | 9 | 2018 | 黄越 |
| 7 | 8 | 2010 | 付强 |
| 8 | 8 | 2020 | 仇军 |
| 9 | 8 | 2010 | 傅兰英 |
| 10 | 7 | 2016 | 莫轶 |
| 11 | 6 | 2022 | 朱二刚 |
| 12 | 6 | 2021 | 常凤 |
| 13 | 6 | 2020 | 张阳 |

通过对成渝双城经济圈"体医融合"智慧化发展相关文献的计量分析,可以勾勒出该领域的研究现状和主要观点。运用 CiteSpace 软件对高频作者的文献进行梳理,绘制出作者合作共现知识图谱(图 2-1,彩图见二维码)。该图谱共有 490 个节点、393 个连接,网络密度为 0.0033。图中节点的大小表示作者出现的频次,节点越大,表明该作者在该领域的研究成果越丰富。连线则代表作者之间合作的紧

---

[1] 郭建军. 体医融合推动健康革命路径探讨[J]. 慢性病学杂志, 2017, 18 (11): 1189-1192, 1197.
[2] 吴亚婷, 黄越. 协同治理视角下体医融合应对青少年近视的协同评价模型研究[J]. 体育教育学刊, 2022, 38 (4): 73-81.
[3] 黄越, 吴亚婷. 体医融合应对青少年近视的协同防控模型构建[J]. 中国预防医学杂志, 2023, 24 (1): 29-35.

密程度，连线越粗、越多，表明作者之间的合作越频繁、关系越密切。郭建军、姜小冬、辛宏、王世强、吴亚婷等研究者的节点最大，表明他们是该领域研究的领军人物，拥有较多的代表性成果。这些研究者致力于体医融合理念的构建和实践路径的探索，为推动成渝双城经济圈"体医融合"智慧化发展提供了宝贵的理论指导和实践经验。值得注意的是，尽管上述研究者在体医融合研究领域颇有建树，但图谱中并未呈现出明显的合作关系。这表明目前国内体医融合研究的合作还比较有限，研究者之间缺乏深入、持续的交流合作。跨区域、跨学科的协同创新有待加强。未来应进一步打破学科壁垒，促进不同领域专家学者的对话交流，在更大范围内整合创新资源，协同攻关体医融合面临的重大理论和实践问题。此外，通过对合作网络的分析还可以发现，体医融合研究的合作主要集中在少数学术共同体内部。一些高产的研究者，如郭建军、吴亚婷等虽与多人有合作，但合作对象相对单一，多来自同一所高校或科研机构。这种同质化的合作模式可能会限制研究视角，不利于开拓创新。未来应更加重视跨区域、跨机构的协同，积极搭建高校、医疗机构、体育组织等多方参与的创新平台，促进不同主体间的资源共享和优势互补，以开放包容的姿态推进体医融合研究的纵深发展。

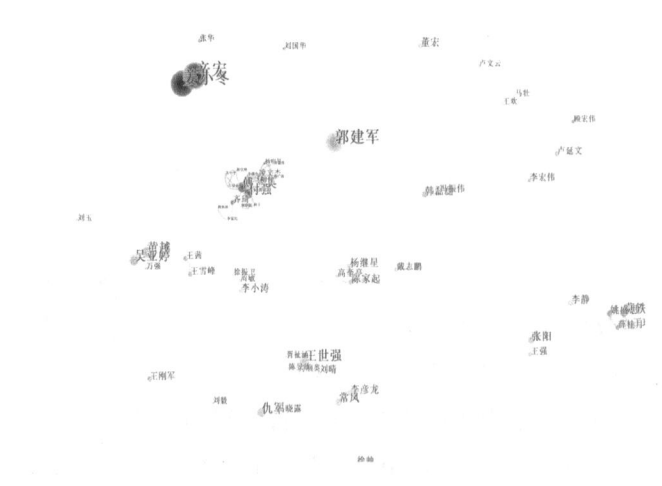

图 2-1 作者合作共现知识图谱

（2）梳理高频研究机构。本研究利用 CiteSpace 软件对体医融合高频研究机构的分布特征进行分析，共检索到 17 个研究机构，累计出现频次为 196 次，如表 2-2 所示。其中，出现频次最高的是南京师范大学体育科学学院，达到 21 次；

其次是沈阳医学院体育教学部，出现 17 次；首都体育学院位居第三，出现 16 次。这 3 个机构构成了体医融合研究的第一梯队，是该领域的领军力量。值得注意的是，前 10 名机构中有 6 个是体育院校，3 个是综合性大学，1 个是医学院校。这表明，目前体医融合研究主要集中在体育学科，医学界对此关注度相对较低。同时，综合性大学如清华大学、山东大学等也开始涉足该领域，为体医融合研究注入了多学科视角和跨界思维[1]。从机构的区域分布来看，东部沿海地区如江苏、山东、上海等高校表现活跃，中部地区如湖南、湖北等高校也有较多产出，而西部地区除成都体育学院外鲜有建树。这与各地经济社会发展水平和科研实力密切相关。东中部地区经济基础雄厚，人才资源丰富，为体医融合研究提供了有利条件。总体来看，一些较为知名的院校（如清华大学、山东大学等）也加入到高频研究机构的行列中，同时 2001 年和 2018 年在相关领域的研究活跃度较高。

表 2-2　高频研究机构的分布特征

| 排序 | 频次 | 年份/年 | 机构 |
| --- | --- | --- | --- |
| 1 | 21 | 2018 | 南京师范大学体育科学学院 |
| 2 | 17 | 2001 | 沈阳医学院体育教学部 |
| 3 | 16 | 2019 | 首都体育学院 |
| 4 | 15 | 2001 | 沈阳医学院 2020 级护理学院 |
| 5 | 12 | 2020 | 湖南工业大学体育学院 |
| 6 | 12 | 2019 | 合肥师范学院体育科学学院 |
| 7 | 11 | 2014 | 北京体育大学 |
| 8 | 11 | 2021 | 清华大学体育部 |
| 9 | 11 | 2018 | 湖北医药学院体育课部 |
| 10 | 10 | 2010 | 南京体育学院 |
| 11 | 10 | 2018 | 山东大学体育学院 |
| 12 | 9 | 2011 | 上海体育学院 |
| 13 | 9 | 2017 | 湖南科技大学体育学院 |
| 14 | 8 | 2010 | 新乡医学院体育部 |
| 15 | 8 | 2018 | 华南师范大学体育科学学院 |
| 16 | 8 | 2015 | 沈阳体育学院 |
| 17 | 8 | 2001 | 成都体育学院 |

---

[1] 王刚，林俐，乔凤杰. 健康中国背景下人工智能促进体育与医疗的融合发展研究[J]. 中国体育科技，2022，58（10）：109-113.

基于 CiteSpace 对体医融合研究机构进行分析，得出的网络关系图谱（图 2-2，彩图见二维码）中共有 379 个节点，204 个连接，网络密度为 0.0028。图中的节点表示机构出现的次数，节点越大，表明机构出现的次数越多；连线代表机构之间合作关系的紧密程度，连线越粗、越多，表明机构之间合作关系越紧密[1]。由图 2-2 可知，南京师范大学体育科学学院、沈阳医学院体育教学部、首都体育学院、湖南工业大学体育学院、合肥师范学院体育科学学院等高校的节点最大，表明这些机构是体医融合研究的重镇，拥有雄厚的研究实力和丰硕的学术成果。值得注意的是，首都体育学院、北京体育大学、南京师范大学体育科学学院、山东体育学院 4 所高校形成了一个紧密的学术共同体，成为体医融合研究的核心力量。这些高校在体医融合理念构建、人才培养、实践探索等方面进行了卓有成效的协同创新，引领着体医融合研究的发展方向。

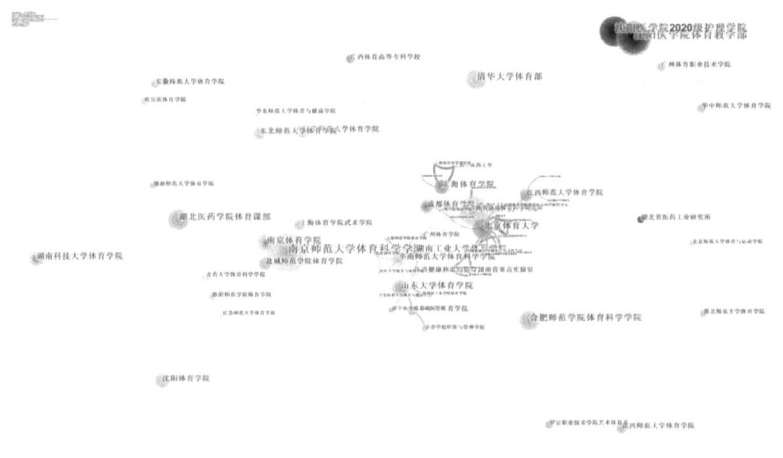

体医融合研究机构网络关系图谱

图 2-2 体医融合研究机构网络关系图谱

进一步分析机构间的合作关系可以发现，南京师范大学体育科学学院与盐城师范学院体育学院、上海体育学院武术学院之间有一定的合作，曾联合开展体医融合相关课题的研究。山东大学体育学院、华南师范大学体育科学学院及湖南工业大学之间的合作最为频繁和紧密，形成了跨区域的创新联盟。这些机构积极整合优势资源，通过项目合作、人才交流等方式，共同推进体医融合领域的理论突破和应用示范。但总体而言，国内体医融合研究的机构合作还比较有限，大多数机构处于单兵作战的状态，缺乏深层次、全方位的交流合作。一些研究力量雄厚

---

[1] 陈悦，陈超美，刘则渊，等. CiteSpace 知识图谱的方法论功能[J]. 科学学研究，2015，33（2）：242-253.

的高校，如北京体育大学、上海体育学院、武汉体育学院、成都体育学院等，在图谱中并未呈现出显著的合作关系。这表明它们更多是独立开展研究，对外合作的意识和行动力有待加强。造成机构合作不足的原因是多方面的。一是体医融合研究涉及体育学、医学、管理学等多个学科，不同学科背景的机构在研究理念、学术语言等方面存在差异，沟通协调成本较高。二是受传统体制机制的影响，高校与医疗机构、体育组织之间缺乏常态化的合作机制和平台，跨界协同难以持续深入开展。三是体医融合研究起步较晚，尚未形成成熟的理论体系和话语体系，不同机构在研究重点、路径选择等方面难以达成共识。四是相关政策法规和标准规范建设滞后，缺乏引导和规范机构合作行为的制度供给[1]。

（3）梳理高频关键词。从关键词频次统计结果来看，"体医融合"以614次的出现频次位居榜首，远超其他关键词，如表2-3所示。这表明体医融合已成为学界广泛认可和使用的核心概念，是对体育与医学跨界融合的高度概括。"体医结合"和"医体结合"分别以245次和45次的出现频次位列第二和第九，二者内涵相近，反映了体育和医学相结合的发展理念。纵观关键词的年代分布，2001年是体医融合研究的元年，标志性成果《体育与健康》的出版掀起了体医结合的研究热潮[2]。2006年前后，"体医结合""健康促进""医学院校"等关键词集中出现，揭示体医融合逐渐受到医学界重视，并向健康促进领域拓展[3]。2015年后，"健康中国""全民健身""全民健康"等关键词频繁出现，标志着体医融合上升为国家战略，成为健康中国建设的重要抓手[4]。从关键词的中心性来看，"体医结合""运动处方""医体结合"等关键词的中心性较高，处于关键词共享网络的核心位置。这表明体医结合是实现体医融合的重要路径，运动处方则是连接体育与医学的重要纽带。"人才培养"和"体育教学"的中心性也较强，反映出体医融合亟须复合型人才，且体育教学是培养相关人才的主阵地。值得注意的是，近年来"路径""社区""老年人"等关键词出现的频次逐渐增加。一方面，反映出研究者们更加重视体医融合的实现路径，力图探索可操作、可推广的融合模式；另一方面，彰显了体医融合服务三医联动、满足特定人群需求的价值取向。国内体医融合研究经历了从概念提出到内涵发展再到战略落地的递进过程。在健康中国战略引领下，体医融合研究进入快速发展期，呈现出多学科交叉、多领

---

[1] 董逢伟,汤立许.基于实践的社区嵌入式体医融合试点经验与展望[J].体育文化导刊,2024（4）：53-59.
[2] 邓树勋.体育与健康[M].广州：中山大学出版社,2001.
[3] 成明祥.体医结合：医学院校体育教学改革的发展模式[J].体育文化导刊,2006（2）：66-67.
[4] 侯艳丽.健康中国视域下"体医结合"人才培养路径的研究[J].创新创业理论研究与实践,2023,6（2）：111-114.

域融合的特点，并日益聚焦基层治理和民生改善[1]。

表 2-3　高频关键词的分布特征

| 排序 | 频次 | 中心性 | 年份/年 | 关键词 |
| --- | --- | --- | --- | --- |
| 1 | 614 | 0.14 | 2001 | 体医融合 |
| 2 | 245 | 0.25 | 2006 | 体医结合 |
| 3 | 234 | 0.05 | 2016 | 健康中国 |
| 4 | 115 | 0.11 | 2015 | 全民健身 |
| 5 | 68 | 0.03 | 2006 | 健康促进 |
| 6 | 63 | 0.15 | 2012 | 运动处方 |
| 7 | 53 | 0.11 | 2006 | 医学院校 |
| 8 | 52 | 0.02 | 2018 | 全民健康 |
| 9 | 45 | 0.19 | 2001 | 医体结合 |
| 10 | 42 | 0.05 | 2001 | 人才培养 |
| 11 | 40 | 0.06 | 2006 | 体育教学 |
| 12 | 37 | 0.02 | 2018 | 路径 |
| 13 | 35 | 0.02 | 2001 | 太极拳 |
| 14 | 33 | 0.04 | 2009 | 体育 |
| 15 | 32 | 0.05 | 2011 | 社区 |
| 16 | 31 | 0.04 | 2018 | 老年人 |

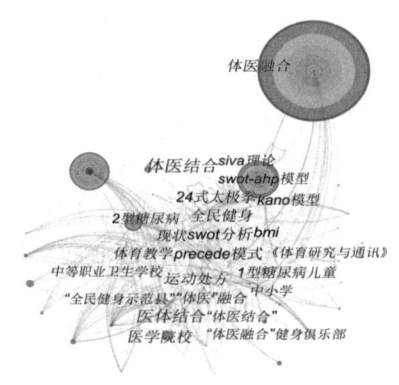

图 2-3　关键词共现知识图谱

通过绘制关键词共现知识图谱（图 2-3），直观呈现该领域的研究热点与前沿动态。图谱由 505 个节点和 1164 条连线构成，网络密度为 0.0091。其中，体医融合节点最大，处于图谱的中心位置，表明其已成为体育与医学跨界融合的核心概念和高频关键词。体医结合紧随其后，二者内涵相近，反映了体育和医学相结合的发展理念日益深入人心。这表明体医融合已上升为国家战略，成为健康中国建设的重要抓手。在健康中国战略引领下，全民健身、全民健康理念深入发展，体

---

[1] 徐巧. 健康中国背景下幼儿园开展体医融合教学模式的问题与对策[J]. 成都中医药大学学报（教育科学版），2023, 25（4）：31-35.

医融合在健康促进领域大有作为。纵观整个图谱，大多数节点围绕体医融合这一中心概念展开，形成了错综复杂的网络结构。这揭示了体医融合研究呈现多学科交叉、多领域融合的特点。不同学科背景的研究者从医学、体育学、预防医学、公共管理学等视角切入，为体医融合研究提供了多元化的学术视野和理论支撑。

　　本研究以 CNKI 数据库为数据源，以体医融合为主题词，检索时间跨度设定为 1996—2024 年。在数据清洗和规范化处理后，在 CiteSpace 中导入数据，运行共被引分析和关键词聚类分析，生成关键词共被引聚类图谱（图 2-4，彩图见二维码）。由此可知，该领域的研究热点呈现出明显的阶段性特征。根据 CiteSpace 自动聚类结果可知，共形成 6 个主要聚类，分别为#0 医学院校、#1 体育产业、#2 人口老龄化、#3 医体结合、#4 现状、#5 青少年等。结合时间轴来看，2001—2007 年主要关注教育改革、人才培养等主题，体现了体医融合在高等教育领域的探索与实践；2008—2013 年热点转向体育公共服务、医养结合等，反映了体医融合服务于健康中国战略的价值取向；2014—2019 年聚焦于体力活动指导、社区体育等，体现了体医融合在基层社区的广泛应用；2020—2024 年，传统保健体育、运动生理学、体育康养等成为新的研究前沿，揭示了体医融合与大数据、人工智能等新技术的深度融合趋势。

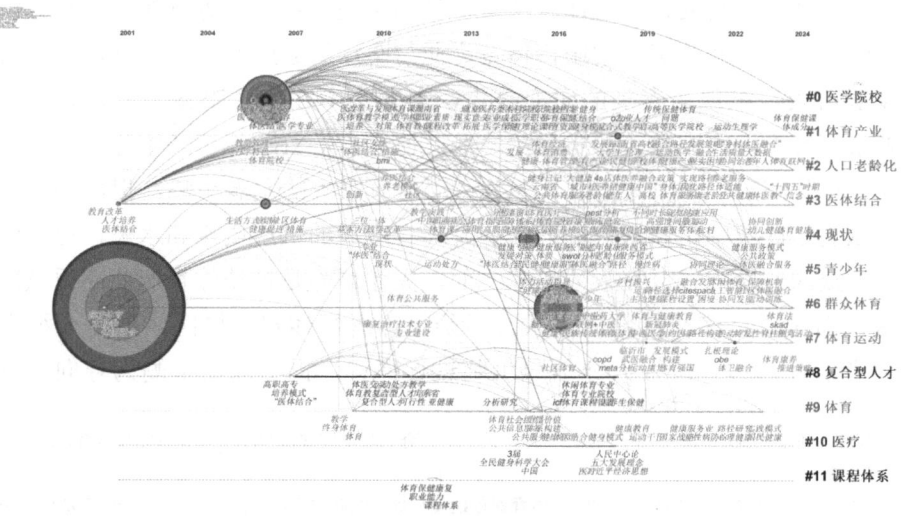

图 2-4　关键词共被引聚类图谱

　　① 聚类#0 分析：#0 医学院校聚类反映了体医融合在医学院校教育领域的探索与实践。医学院校作为培养医学人才的主阵地，在推动体医融合、促进健康中

国建设方面肩负重要使命[1]。纵观该聚类的研究热点，主要集中在医学院校体育课程教学改革、复合型人才培养模式创新等方面。体育课程是医学院校素质教育的重要组成部分，在促进学生身心健康、培养学生健康生活方式等方面发挥着不可替代的作用[2]。然而，传统的医学院校体育教学模式存在诸多不足，如教学内容单一、教学方法陈旧、师资力量薄弱等[3]。在体医融合理念的引领下，医学院校体育课程教学改革势在必行。研究者们积极探索体医融合背景下医学院校体育保健课教学模式优化路径，提出基于O2O（Online To Offline，线上到线下）思维的混合式教学模式，倡导武医结合的教学新模式等，以期提升体育教学质量，促进医学生身心健康发展。复合型人才培养是医学教育改革的重要方向。随着健康服务模式的转变和医学模式的升级，社会对医学人才的要求也在不断提高，亟须培养既懂医学又懂体育的复合型人才。医学院校积极探索理工医结合的人才培养模式，将体育学科融入医学专业教育，培养学生的体育健康素养和健康管理能力。一些研究聚焦于运动生理学研究生教学中航天医学研究的体医融合实践[4]，旨在拓宽医学生的学科视野，提升其科研创新能力。

② 聚类#1分析：#1体育产业聚类反映了体育产业在推动体医融合、助力健康中国建设中的重要作用。体育产业作为国民经济的重要组成部分，在满足人民日益增长的美好生活需要、促进体育消费、带动相关产业发展等方面具有独特优势。随着健康中国战略的深入实施，体育产业与医疗健康产业加速融合，呈现出广阔的发展前景。纵观该聚类的研究热点，主要集中在体育服务供给、人才培养、产业融合等方面。在体育服务供给方面，研究者们关注体育场馆健康服务供给的现状与优化路径[5]，探讨新时代公共运动健康服务的发展策略，提出构建运动处方库以满足健康中国需求等，旨在提升体育服务的供给质量和水平，更好地满足人民群众的健康需求。在人才培养方面，人才培养是推动体育产业高质量发展的关键。面对日益增长的健康需求，亟须培养既懂体育又懂医学的复合型人才。研究者们针对体育产业人才培养机制进行探索，提出以需求侧为导向，以

---

[1] 黄越，吴亚婷. 基于O2O思维——医学院校"体医结合"混合式教学模式探究[J]. 体育研究与教育，2018，33（3）：53-58.

[2] 苏寸草，苏图强. "健康中国"战略下医学院校体育课程建设与优化发展对策研究[J]. 青少年体育，2020（12）：110-111.

[3] 刘楠. 中医学院校体育教学新模式探究——武医结合[J]. 当代体育科技，2017，7（23）：142，144.

[4] 李小涛，赵航，蒙鹏君，等. 运动生理学研究生教学中航天医学研究的体医融合实践探索[J]. 医学教育研究与实践，2022，30（1）：44-49.

[5] 张文亮，王广亮，陈元欣. 河北省大型体育场馆健康服务供给的实然与应然构建[J]. 廊坊师范学院学报（自然科学版），2020，20（3）：80-85.

体为主，体医融合、体文结合，培养一专多能的应用型人才[1]，为体育产业发展提供人才支撑。在产业融合方面，产业融合是体育产业转型升级的必由之路。在健康中国战略引领下，体育产业与医疗健康产业逐渐融合，催生了体医融合产业。研究者们从多角度探讨体医融合的路径与策略，构建体医融合发展影响指标体系[2]，探索中医药健康发展的创新路径，研究农村地区全民健身与全民健康的融合路径等，为体医融合产业发展提供理论指导和实践借鉴。

③ 聚类#2 分析：#2 人口老龄化聚类反映了我国人口老龄化加速发展对体医融合的重要影响。随着人口老龄化进程的加快，老年人的健康需求日益增长，传统的医疗健康服务模式难以满足老年人的健康需求，亟须创新服务模式，促进体育与医疗健康深度融合，为老年人提供综合性的健康服务。纵观该聚类的研究热点，主要集中在社区体育服务、养老服务模式创新、体医养融合等方面。在社区体育服务方面，研究者们关注城市社区老年人体育服务的困境与策略[3]，探讨农村社区公共体育服务结构性改革，分析苏南社区公共体育服务供给侧结构性改革[4]，以及应对人口老龄化的重要举措。在养老服务模式创新方面，研究者们探索高校社区卫生服务中心创办养医结合一体化的养老模式[5]，分析体医养结合服务需求的影响因素，为创新养老服务模式提供理论支撑和实践借鉴。在体医养融合方面，体医养融合是新时期促进老年人健康的重要路径。研究者们提出在"十四五"时期构建体医养融合新模式[6]，分析构建体医养融合新模式的动力、困境与路径，为推进体医养融合发展提供政策建议。

④ 聚类#3 分析：#3 医体结合聚类反映了医学与体育相结合的研究趋势。随着健康中国战略的深入实施，医体结合成为促进全民健康的重要路径。医体结合是指将体育运动与医学知识相结合，利用体育运动的健身功能和医学的康复作用，促进人们身心健康的一种新型健康服务模式。纵观该聚类的研究热点，主要集中在医体结合人才培养、医体结合服务模式创新等方面。在人才培养方面，研

---

[1] 陈立春，杨怀宇. 基于"健康中国"需求侧体育产业人才培养机制研究[J]. 体育科技，2020，41（6）：85-86.
[2] 蔡浪，刘超. 驱动与发展："体医融合"发展影响指标体系的构建[J]. 体育科技文献通报，2022，30（12）：125-128.
[3] 曹雷，范成文，钟丽萍，等. "体医结合"背景下城市社区老年人体育服务的困境与策略[J]. 体育成人教育学刊，2020，36（5）：63-68.
[4] 董新军，易锋，司庆洛. 苏南社区公共体育服务供给侧结构性改革探析[J]. 体育科技，2021，42（4）：44-46.
[5] 梁德英，苏玉英，温佑华. 高校社区卫生服务中心创办养医结合一体化的养老模式——以华师社区托老中心为例[J]. 当代医学，2011，17（27）：152-154.
[6] 庆贺琴，廖粤生，白莉莉. "十四五"时期构建"体医养融合"新模式：动力、困境与路径[J]. 中国卫生经济，2024，43（1）：57-62.

究者们探索体医融合背景下体育教育专业人才培养模式，分析医体结合专业人才培养的路径[1]，为医体结合人才培养提供理论指导。医学院校在医体结合人才培养中扮演着重要角色，研究者们探讨了高等医学院校体育课程改革[2]，将运动处方引入中医药院校体育教学，创新了医学院校体育教学模式。在服务模式创新方面，医体结合服务模式创新是推动医体结合发展的重要途径。研究者们关注后疫情时期农村全民健身的发展走向[3]，分析疫情对农村全民健身的影响，为创新医体结合服务模式提供了依据。

⑤ 聚类#4分析：#4现状聚类反映了医体结合发展的研究现状。当前，我国医体结合发展面临诸多现实困境，亟须加强医体结合现状研究，为推动医体结合高质量发展提供理论支撑。纵观该聚类的研究热点，主要集中在医体结合人才培养现状、医体结合服务供给现状方面。在医体结合人才培养现状方面，研究者们分析体医融合背景下体育教育专业人才培养模式[4]，探讨医体结合专业人才培养的现状与问题，为优化医体结合人才培养提供依据。医学院校在医体结合人才培养中扮演着重要角色，研究者们调查高等医学院校体育课程改革现状[5]，分析中医药院校体育教学中运动处方的应用现状，为创新医学院校体育教学模式提供了参考。在医体结合服务供给现状方面，医体结合服务供给是推动医体结合发展的关键环节。研究者们调查健康中国建设背景下的医体结合老年体育服务现状，分析现有医体结合老年体育服务的不足，为优化老年人健康管理服务提供思路。

⑥ 聚类#5分析：#5青少年聚类反映了体医融合在青少年群体中应用的研究热点。青少年处于生长发育的关键时期，身体机能、心理状态、行为习惯等方面都有待完善，对健康服务有着特殊需求。体医融合为促进青少年健康提供了新思路、新方法，受到学界广泛关注。纵观该聚类的研究热点，主要集中在体医融合促进青少年体质健康、体医融合防控青少年近视、体医融合培养青少年运动人才方面。在体医融合促进青少年体质健康方面，研究者们探究体医融合视角下促进青

---

[1] 赵振浩. 有关医体结合专业人才培养的研究[J]. 当代体育科技，2014，4（6）：182-183.
[2] 王晓曦. 医体结合专业人才培养研究[J]. 体育文化导刊，2011（4）：98-100.
[3] 杨小明，林大参，宋良葵. 后疫情时期农村全民健身的发展走向[J]. 南京体育学院学报，2021，20（1）：15-19，73，2.
[4] 杨春霞. "体医融合"背景下体育教育专业人才培养模式探索与实践[J]. 当代体育科技，2022，12（5）：121-123.
[5] 张雅飞，袁炜煜. 高等医学院校体育课程改革与实践——"体医结合"背景下体适能课程的应用与研究[J]. 科技风，2020（15）：90-91.

少年体质健康的策略，分析体医融合背景下青少年体质健康促进的路径选择[1]，为提升青少年体质健康水平提供了理论指导。青少年体质健康是国家未来发展的基础，对维护国家安全、提高综合国力具有重要意义。体医融合为打破制约青少年体质健康发展的瓶颈提供了新思路，有助于构建青少年体质健康促进的长效机制。在体医融合防控青少年近视方面，我国青少年近视呈现低龄化、重度化趋势，近视防控形势严峻。研究者们通过调查浙江省青少年近视防控体医融合治理现状[2]，剖析青少年近视防控面临的困境，为完善青少年近视防控体系提供了依据。防控青少年近视是一项系统工程，需要体育、医疗、教育等多部门协同发力。在体医融合培养青少年运动人才方面，体医融合为青少年近视防控提供了跨界融合的新路径，有助于构建多元主体参与的青少年近视防控格局。体医融合培养青少年运动人才是体医融合研究的新方向。随着竞技体育事业的快速发展，培养高水平运动人才成为体育强国建设的迫切需求。

### 2.3.2 有关"体医融合"的研究梳理

#### 2.3.2.1 理念融合的相关研究

理念融合指的是体育理念和医疗理念的融合。"体医融合"这一理念在认识论、指导性、激励作用及文化价值方面展现其重要性，成为推动相关行动的高级观念和看法。在我国古代的道教经典中虽未明确提及"体医融合"的概念，但其倡导的"于外而内""内病外治"的健身和疗愈方法与现代体医融合理念的内涵不谋而合。这种通过体育运动达到身心疗愈的思想实际上为当代"体医融合"的理念提供了一种历史根基，可以视为古代"体医融合"篇章的开篇[3]。2007年，美国运动医学学会（American College of Sports Medicine，ACSM）提出了"运动是良医（Exercise is Medicine，EIM）"的理念[4]。这一理念倡导基于科学的运动测试结果和运动处方，指导人们增强体力活动和进行适当的体育锻炼，从而有效预防和治疗慢性疾病。德国作为最早认识到体育在促进健康方面积极作用的国家之一，自宗教改革以来，便将体育教育纳入义务教育体系中。此举不仅彰显了德国教育部门对身心健康的重视，也标志着强健体魄成为其教育目标的一部分。在这

---

[1] 盛祥梅，王世强，肖刚. "体医融合"视角下促进青少年体质健康的策略探究[J]. 体育科技，2020，41（5）：89-91.
[2] 王林，童莹娟. 浙江省青少年近视防控体医融合治理研究[J]. 浙江体育科学，2023，45（5）：45-52.
[3] 刘雄峰. 体医融合视角下的道教医学养生研究[J]. 西安体育学院学报，2019，36（2）：175-179.
[4] SALLIS R E. Exercise is medicine and physicians need to prescribe it![J]. British journal of sports medicine, 2009, 43:34.

一方针的指导下，体育不仅仅是日常活动的组成部分，更是整个教育理念的重要支柱。与此同时，德国政府充分认识到媒体在普及体医融合概念中的关键角色。德国政府鼓励各类媒介参与身体活动的推广工作，确保公众可以通过多样的信息渠道了解到体育活动的重要性。

2016年中共中央、国务院印发的《"健康中国2030"规划纲要》确立了体医融合理念，要求人社部门推出"运动医生"职业岗位，将运动处方纳入医院健康康复中心，落实体医融合服务人民健康。有研究者指出，"体医融合"的理念与传统医学深度契合，尤其在"治未病"和"天人合一"理念上，体现了"体医融合"理念的精髓[1]。将传统医学与竞技体育结合并应用于全民健康是一种融合现代与传统医学多方面保障的综合健康策略。这种融合不仅需要现代医学的科技支持，同时也依赖于传统医学的智慧和方法。由此，"体医融合"作为一种代表健康促进新趋势的理念，已经成为全面提升中华民族健康水平、推动健康中国建设的重要支柱。这一理念不仅有助于实现人民的健康福祉，也促进了经济与社会的协调发展，是连接公众健康与国家发展战略的关键桥梁[2]。然而，我国在推行体医融合的实践中对体医融合理念的认识相对不足。有研究者指出，我国群众受竞技体育中体育伴随着损伤思想的影响，加之主动健康观念的薄弱，"有病吃药打针"的传统意识牢固，同时，体医部门对体医融合理念的认识亦显不足，普遍采用传统、被动的医疗模式，未能有效推广预防为主的健康策略[3]。基于此提出体医融合观念亟待转变的行动策略，表明政府和医疗部门需革新观念，将体医融合理念融入政策与诊疗策略，同时培养群众对体育锻炼重要性的认识，共同推动全民健康的提升[4]。也有研究者提出，为保障体医深度融合及确保体医融合的深度实施，应当设立一个国家级的体医融合工作组。该工作组应致力于完善现有的政策和法规框架，确保体育和医疗的有效结合能够更好地服务于公众健康。此外，这种结合还需通过激发公众对健康管理的重视来实现，具体措施包括推行全民健康科普工程和体医融合慢性病防治项目[5]，积极倡导"体医结合""运动处方""运动

---

[1] 张阳，王志红，张猛，等. 健康中国背景下体医融合的服务需求、制约因素及发展思路研究——以合肥市为例[J]. 沈阳体育学院学报，2020，39（1）：61-67，87.

[2] 董鹏，程传银，赵富学. 新型冠状病毒肺炎疫情下学校体育的价值、使命与担当[J]. 体育学研究，2020，34（2）：59-64.

[3] 张阳，吴友良. 健康中国战略下体医融合的实践成效、困境与推进策略[J]. 中国体育科技，2022，58（1）：109-113.

[4] 王世强，吕万刚. "健康中国"背景下慢性病防治的体医融合服务模式探索[J]. 中国慢性病预防与控制，2020，28（10）：792-797.

[5] 李国锋. "健康中国"背景下体医融合发展研究[J]. 卫生经济研究，2021，38（2）：15-18.

是良医""运动健康促进""健康关口前移""体医融合""非医疗健康干预""全民科学健身"等先进理念[1]，进一步加强宣传，开展多渠道、多途径的体医融合健康知识宣传，为体医融合营造良好的社会环境，树立"运动是良医"的理念，真正把防治疾病从"治疗为主"转向"预防为主"，做到防治结合[2]。

#### 2.3.2.2 部门融合的相关研究

2017年4月，国家卫生计生委、体育总局等5个部委共同制定了《全民健康生活方式行动方案（2017—2025年）》。该文件明确指出，体育部门和医疗部门应携手合作，共同培养运动康复领域的专业人才，推动全民健身与健康的深度融合。同年5月12日，国家体育总局与国家卫生和计划生育委员会在北京召开了一次重要的体医融合工作座谈会。该会议标志着体医融合协同治理的顶层对话正式开启。会议特别强调体育部门和卫生部门需统一思想、明确任务，并紧紧围绕"四个共同"来推进体医融合。参考西方体育与医卫机构联合发展的经验，双方的联合发展离不开政府的引导与支持。例如，美国的医疗卫生与体育公共服务部门曾为体医融合发展搭建服务平台，以促进跨界协作[3]。在实施"提高澳大利亚的运动能力"政策中，澳大利亚政府为那些提供体育与健康服务的基层组织提供了前所未有的支持。德国联邦政府、地方政府、各部委在体医融合推进过程中既分工又合作，形成了健全完善的体医融合推进机制[4]。然而，在我国，由于体制因素的影响，健康工作主要由卫生部门承担，其他部门和社会组织的参与程度有限。这种现状限制了卫生与体育部门之间有效联动的可能性，导致"体医融合"这一政策机制尚未得到充分建立和发挥其应有的协同效应[5]，且由于各部门之间长时间的互设壁垒、扯皮推诿、政出多门，体育与医疗难以走向融合[6]。这进一步显示出当前的健康工作模式过于集中在卫生部门，缺乏跨部门的协同合作，限制了资源的有效整合和利用，使得健康促进工作的覆盖面和影响力受到一定程度的限

---

[1] 李彦龙，陈德明，聂应军，等.场域论视域下我国体医融合的实然困境与应然进路[J].体育学研究，2021，35（1）：36-43.

[2] 李勇，李炳君.2020年深圳市医院体医融合现状调查及影响因素分析[J].中国健康教育，2021，37（9）：829-832.

[3] PATE R R. An inside view of the U.S. national physical activity plan[J]. Journal of physical activity and health, 2014, 11(3): 461-462.

[4] GERLINGER T. A long farewell to the bismarck system: Incremental change in the German health insurance system[J]. German policy studies, 2009, 5(1): 3-20.

[5] 卢文云，陈佩杰.全民健身与全民健康深度融合的内涵、路径与体制机制研究[J].体育科学，2018，38（5）：25-39，55.

[6] 田小静，李亚英.体医结合视角下全民健身服务体系的建构[J].广州体育学院学报，2018，38（3）：58-61.

制。仅靠卫生部门承担健康工作，难以全面满足社会多样化的健康需求，特别是在运动康复和预防医学方面的专业支持上。

因此，从合作机制发展层面概述，为促进体医融合的发展，建立一个多部门合作的机制至关重要。这要求打破现有的行业壁垒，建立体育健身与医疗保障体系之间的有效连接，形成资源共享和优势互补的框架。宏观层面，由地方政府成立健康促进委员会，制定体医融合战略规划和共同诊疗制度；中观层面，设立由体育和医疗职能部门组成的体医融合协同小组，落实政策，制定指导意见，并协调具体问题；微观层面，通过社区体育健身中心与社区卫生服务中心等合作单元，直接执行体医融合的具体操作[1]。从决策实践层面概述，地方体育和医疗卫生系统的主管部门必须作为体医融合的决策者，针对双元创新所收集的关于体医融合和民众美好生活健康需求的意见建议，尤其是涉及健康资源配置、服务管理和文化传播的部分，相关部门应当能够将这些意见建议转化为有效的实践决策[2]。同时，需从国家层面进行顶层设计，由体育、卫生健康及其他相关部门联合制定政策，并设立专门部门，负责"体医融合"促进全民健康工作的顶层设计方案制定、各部门协调、相关政策法规的商讨制定及监督机制等工作[3]。目前，体育部门只负责国民体质的测试及全民健身的指导，卫健部门只负责国民的健康体检及疾病的诊治，教育部门只负责学生健康。三部门在全民健康促进上的业务重叠和交集很少，缺乏协同配合，无法科学构建体医融合模式来持续促进全民健康，非医疗干预对全民健康的作用未能充分发挥[4]。由此可见，我国体医融合在部门融合层面还需进一步建立多部门协同管理系统，解决体医融合政策制定及实施、组织管理和工作统筹、资源配置和信息共享等方面的问题。以问题为导向，进一步建立激励、监督、评价与问责机制，全面管理和约束各部门的参与和执行情况，确保各部门在体医融合中的协作更加有效，促进全民健康目标的实现。

#### 2.3.2.3 人才融合的相关研究

建立"体医融合"促进全民健康的人才培养体系是落实体医融合工作的根本。日本通过改革健康教育课程，使体医融合健康促进理念深入人心，为体医融合工作的推进奠定了坚实的社会基础。在推进体医融合的过程中，日本构建了职

---

[1] 冯振伟，王先亮. 基于共生理论的体育业与医疗服务业融合共生路径构建研究[J]. 山东体育学院学报，2018，34（5）：1-7.
[2] 王春顺，娄方平，李国泰. 新时代我国体医融合双元创新发展研究[J]. 体育文化导刊，2019（5）：6-11.
[3] 刘海平，汪洪波. "体医融合"促进全民健康的分析与思考[J]. 首都体育学院学报，2019，31（5）：454-458.
[4] 李国锋. "健康中国"背景下体医融合发展研究[J]. 卫生经济研究，2021，38（2）：15-18.

责明确、分工合作的多元主体协同推进体系，形成了深入人心的体医融合健康理念，打造了"一贯制"体医融合人才培养与保障体系，并培育了完善的体医融合健康产业，共同推动了体医融合在日本的全面发展[1]。德国完善的体医融合人才培养机制主要体现在体育与医疗两大人才培养系统都注重跨学科知识的传授，在体育系统人力资源培养方面，大多德国体育院校单独开设了体育医学专业。英国体医融合人才培养继承了"全职业周期"医学人才培养的经典模式，即通过校内课程学习积累知识，通过岗前实习实践熟悉技能，并通过在职培训和考核更新知识储备，形成了"职前教育－入职教育－职后教育"相衔接的体医融合人才培养体系[2]。

我国自体医融合理念提出以来，全国各地也逐渐对人才融合培养进行了探索和实践。然而，当前以医院为基础的体医融合模式尽管具有先天优势，但在实际推进过程中仍面临人才资源的制约。医疗机构在尝试整合体育与医疗服务时，常常发现缺乏能够横跨这两个领域的专业人才[3]。因此，培养既懂体育又懂医疗的复合型人才，而不是单一领域的专项人才成为当下体医融合研究的应时之需。通过在专业体育院校增设运动医学、运动保健、运动康复和运动处方等相关专业和课程，以及通过实践教学加强学生的实际操作能力，可以有效地培养出既懂体育又通医学的人才[4]。在"体医融合"的教学实践中，体育院校需要突破传统教学观念，即过分强调体育而忽视医学知识的局限。要有效推动这一转变，首先需提升教师对"体医融合"教育的认识和理解[5]。有研究表明，目前医护人员在为患者提供运动建议时，往往依赖个人经验，较少参考教科书、专业培训或科学文献。这种做法通常采用口头传达，反映出医护人员在运动医学方面的科学认识和技能尚有待提升。因此，有必要加强医护人员在体医融合领域的专业培训，增强他们的科学锻炼意识，并在理念和实践层面提升他们对"运动是良医"的理解和应用，以促进体医融合的有效实施和推广[6]。与此同时，尽管目前没有国家级行政指令限制体育院校学生参与康复治疗师资格的考试，但在实际操作中，部分地区

---

[1] 黄晶，王世强，刘晴. 日本体医融合健康促进的经验借鉴与启示[J]. 中国全科医学，2021，24（18）：2268-2274.

[2] 黄睿彦. 欧洲体系医学人才培养模式比较研究——以英法德为例[J]. 医学与哲学（人文社会医学版），2011，32（12）：15-17，20.

[3] 王世强，李丹，盛祥梅，等. 基于体医融合的社区健康促进模式构建研究[J]. 中国全科医学，2020，23（12）：1529-1534.

[4] 崔秀云，郭海霞，尤传豹，等. 全球健身趋势特征分析及启示[J]. 体育文化导刊，2019（12）：63-69，103.

[5] 赵俊杰，王彤. "体医融合"理念下的体育院校课程教学改革[J]. 教育理论与实践，2020，40（24）：62-64.

[6] 高尚尚，姚祺雯，刘鑫羽，等. 保定市医护人员体医融合知信行现状调查及影响因素分析[J]. 护理研究，2020，34（12）：2203-2207.

的医学界对于体育专业的课程结构和培养目标了解不足，这种情况加剧了体医融合领域内的人才培养障碍[1]，尽管各类专业院校培养了大批运动康复师、体能训练师、社会体育指导员和健身教练等专业人才，但在人才队伍建设中依然存在"医不懂体，体不懂医"的问题[2]。

因此，建立一个完善的基于岗位胜任能力的准入及培训机制对于体医融合服务中运动处方人才的发展至关重要。专业背景和执业资格成为这些人才进入临床实践的关键门槛。目前，体育学类专业的学生在体医融合领域进入临床环境工作时，其专业能力可能受到学科背景的限制，显示出一定的局限性。有研究者建议，为了有效推动体医融合服务，需要进一步加强体医融合人才的队伍建设，包括完善执业人员的培养、准入、使用、考核及激励机制[3]。

#### 2.3.2.4 技术融合的相关研究

体医融合健康服务作为当代社会的创新实践，应有效利用大数据技术的迅猛发展及现代网络与信息技术的普及。基于数据技术驱动体医融合在理论创新、技术创新和应用实践方面的突破，通过构建基于大数据和现代信息技术的体医融合健康服务平台，将极大地促进体医融合的快速实现，加速健康服务的现代化进程[4]。技术资源主要包括医疗系统中的体育应用技术、体育系统中的医疗应用技术，以及公共健康服务体系中的体医融合技术等。因此，需积极运用互联网+、智能化大数据等现代科学技术，打造民主协商的数字创新平台，以协调和解决可能由于各方同级相斥而引发的矛盾或冲突。同时，借助信息化数据平台，运用互联网+、云计算、大数据、人工智能等新兴技术，围绕促进体医深度融合、便民惠民和相关产业服务，着力打造政府相关部门、医院、社区和居民均可使用的体医融合地方实践平台。基于大数据服务平台，形成大健康、大卫生、大服务、大共享和大体育的新时期体医融合中国数据库[5]。例如，区块链技术在政府精准购买过程中的应用能够为体医融合项目提供有力赋能，使其发展呈现出智能化和精准

---

[1] 韩磊磊，周李，王艳艳，等. 跨领域合作视角下中国体医融合的路径选择[J]. 武汉体育学院学报，2020，54（9）：5-9，15.

[2] 沈圳，胡孝乾，仇军. 健康中国战略下"体医融合"的关键影响因素：基于解释结构模型的分析[J]. 首都体育学院学报，2021，33（1）：31-39.

[3] 韩磊磊，王艳艳，贺立娥，等. 英国运动转介计划的发展经验对我国体医融合的启示[J]. 西安体育学院学报，2020，37（2）：137-144.

[4] 高千里，商勇，李承伟，等. 供给侧改革视域下体医融合健康服务供给研究[J]. 武汉体育学院学报，2020，54（6）：19-24.

[5] 仇军. 体医融合研究的问题导向与现实关切[J]. 天津体育学院学报，2021，36（5）：534-540.

化的趋势。区块链技术作为一种融合分布式数据存储、点对点传输、共识机制和加密算法等计算机技术的新型应用模式，能够有效提升体医融合项目的透明度和效率，确保数据的安全性和可靠性[1]。在此基础上，建设数据信息平台，实现与国家健康信息数据的共享，是体医融合运行实施的关键。大量数据信息的支撑对于了解患者身体健康状况、评估体医融合项目的使用效果等至关重要，这决定了患者能否更为方便快捷地享有体医融合服务，并有助于改进体医融合服务的质量[2]。但目前体育中的技术与医疗中的技术互融、耦合不足，体医融合服务的技术研发滞后，信息化和智能化程度较低，应用普及程度也不够。这类问题限制了体医融合的广泛应用和发展，需进行进一步的技术研发和推广，从而实现体医技术链融合。技术链融合指的是体育与医疗领域在生产方式中共享先进的技术或新材料，使这些高新科技得以在体医融合中得到应用和推广。此过程不仅重构了体育和医疗的产业价值链，还促使两者相互融合和促进，加快了体医融合产业新技术的应用发展[3]。通过组建体医融合协同创新中心、研究院和实验室，围绕科学健身、主动健康、疾病预防和康复治疗等重点领域，开展重大基础理论研究，推动关键核心技术攻关，促进成果转移转化。例如，国家体育总局体育科学研究所设立了"体医融合促进与创新研究中心"，山东省建立了体医融合发展研究院。这些机构的设立将大力推动体医融合的发展，进一步提升全民健康水平。

#### 2.3.2.5 文献述评

"体医融合"作为一项涉及理念、部门、人才和技术的综合性策略，在各个层面都取得了一定的研究成果。然而，当前的研究还存在一些不足。首先，理念的推广和普及仍需进一步加强，特别是在基层群众和相关部门中的认知水平方面。其次，多部门合作机制尚未完全建立，政策执行过程中存在壁垒，需要更加系统和协调的管理体制。再次，人才培养体系有待完善，复合型专业人才的缺乏限制了"体医融合"的广泛实施。最后，技术应用的滞后影响了体医融合服务的全面推广，因此应加大对信息技术和大数据的投入，促进技术链的深度融合。未来的研究应聚焦于这些不足之处，通过政策引导、教育改革、技术创新等多方面的

---

[1] 李明, 许文鑫. 体医融合项目的风险治理：一种新的面向与选择——从非典到新型冠状肺炎谈起[J]. 武汉体育学院学报, 2020, 54（5）：25-30.

[2] 韩磊磊, 王艳艳, 贺立娥, 等. 英国运动转介计划的发展经验对我国体医融合的启示[J]. 西安体育学院学报, 2020, 37（2）：137-144.

[3] 刘晴, 王世强, 罗亮, 等. 产业链整合视角下我国体医融合健康促进服务产业化发展研究[J]. 沈阳体育学院学报, 2023, 42（1）：87-93.

努力，推动体医融合理念在更广泛的范围内落地生根，为实现全民健康提供坚实保障。

### 2.3.3 有关治理与协同治理的研究梳理

#### 2.3.3.1 有关治理的研究

"治理"一词在中国的历史文化中根深蒂固，其含义与管理和统治紧密相连。荀子在《荀子·君道》中阐述了治理的重要性："然后明分职，序事业，材技官能，莫不治理，则公道达而私门塞矣，公义明而私事息矣。"这强调了合理分配职责、有序组织事务的重要性，以及通过有效治理以达到社会和谐的目标。传统中的治理不仅仅是行政手段的展示，也体现了管理者对公平正义的追求与维护。通过明确的分工与职责界定，治理能够确保公共事务的透明和效率，同时压制私人利益的不当干预。这种治理方式有助于构建一个公正且有序的社会环境，其中公共利益得到优先考虑，私人事务则在公正的框架内有序进行。西方治理理论的引入，引起了国内研究者对治理研究的关注，使得"治理"一词的概念吸收了西方国家的政治思想。在西方学界，"Governance"一词在过去30年内迅速流行，并广泛应用于公共管理、政治学、经济学等多个学科领域。"Governance"一词源自拉丁文和古希腊语，其原意是掌舵、控制和指导[1]。这种西方治理理念的传播，使得国内对治理的理解和应用有了新的视角和方法。在西方语境中，治理不仅仅是政府的职责，还涉及多方主体的协同合作，包括政府、市场和社会组织。这种多元化的治理模式强调权力和责任的分散，通过多方参与来实现公共事务的有效管理和资源的合理配置。

在相关研究的深入下，有关治理的发展可分为两个阶段。传统概念下的治理一般指政府及政府行为，而新治理一般指政府与其伙伴的合作行为。1989年，世界银行在报告中提出"治理危机"一词，用于描述当时非洲落后的社会情形[2]，这一概念成为传统治理和新治理之间的分水岭。在传统治理模式中，政府是主要的治理主体，负责制定政策、执行法律并管理公共事务。然而，这种单一主体的治理方式往往存在效率低下、透明度不足及公众参与度不高的问题。新治理模式则主张多主体的合作治理，包括政府、市场、社会组织及公民个体等多个利益相关者的参与。这种模式强调通过合作、协商和协调，实现公共利益的最大化和资

---

[1] 李龙，任颖. "治理"一词的沿革考略——以语义分析与语用分析为方法[J]. 法制与社会发展，2014，20（4）：5-27.
[2] 余军华，袁文艺. 公共治理：概念与内涵[J]. 中国行政管理，2013（12）：52-55，115.

源的最优配置。新治理不仅提高了治理的效率和透明度，还增强了公共政策的回应性和适应性。2013年11月，党的十八届三中全会提出："全面深化改革的总目标是完善和发展中国特色社会主义制度，推进国家治理体系和治理能力现代化。"从理论层面来看，"推进国家治理体系和治理能力现代化"是中国经济和社会发展到一定阶段的必然产物，这一提议不仅深化了对社会主义现代化建设规律的认识，同时也具有深远的理论与实践意义。实现国家治理体系的有序发展与治理能力的全面现代化，核心在于国家、市场与社会三者间的有效协调与互动，以及在治理结构中完善这三者的制度构建。通过这三者的合作与协同，可以显著提升治理效能。在不断演进的治理理论推动下，许多研究者深入探讨了治理理论的本土化问题。治理理论的本土化指的是将国际治理理念中的合理元素与中国特定的社会实际相结合，这样做旨在提高治理理论在本土的适用性和效果，进而发展出具有中国特色的治理理论与实践方法[1]。这种本土化处理，不仅有助于精准解读和处理国内的治理问题，也为国际治理理论的丰富与发展提供了新的视角和实践经验。这一过程强调适应性和实践性，既要汲取国际先进治理理念和经验，又要充分考虑本土的历史、文化和社会结构。还有研究者表示应尽可能挖掘本土资源，创造中国特色的治理机制，在政府不缺位的前提下，推动政府与非政府组织的协作，依据各地实际情况发展适合的治理形式，并加强与国际组织的合作以提升治理能力[2]。因此，面对学科的不断规范化，越来越多的中国治理研究者有机会直接参与国家治理过程，并且熟悉西方实证研究的规则，这不仅为西方理论与中国实践的对话创造了可能，也为中国治理研究者的理论创新与框架构建提供了新的机遇[3]。

#### 2.3.3.2 有关协同治理的研究

协同治理理论是西方协同学和治理理论的结合产物，旨在将协同理论在治理领域进行应用和深化。与仅关注主体间协同不同，它更广泛地关注着系统内部各子系统之间的协同关系。这种理论视角突破了传统治理范式的局限，强调了系统内部诸要素之间的相互作用与影响，从而更全面地理解和分析复杂社会、政治和经济系统的运行机制，为有效地治理和协同合作提供了新的思路与方法。

---

[1] 郑杭生，邵占鹏. 治理理论的适用性、本土化与国际化[J]. 社会学评论，2015（2）：34-46.
[2] 陈刚. 治理理论的中国适用性及中国式善治的实践方略[J]. 湖北社会科学，2015（2）：43-48.
[3] 李延伟. 治理网络理论及其分析中国治理的适用性[J]. 江海学刊，2017（2）：125-131，238.

（1）有关成渝双城经济圈协同治理的研究。近年来，中国对国家治理的空间布局日益引起重视。无论是国际层面的"一带一路"倡议，还是国内层面的统筹陆疆和海疆治理、京津冀协同治理、粤港澳大湾区建设、成渝双城经济圈建设，都凸显了国家在空间规划上的愈加成熟和深入。这些举措彰显了国家的空间想象力和战略谋划能力的不断提升。在全球化和城市化快速发展的背景下，中国以空间治理为基础，不断推动区域间、城市间及国际间的协同发展与合作，以期实现更加全面、均衡和可持续的发展目标。有研究者提出，成渝双城经济圈产业协作的发展策略不应只利用两地良好的工业基础，更应通过地区间的产业合作，促进成渝经济区的密集发展[1]。在此基础上，相关研究者研究审视了2011—2017年成渝城市群的80项地方协议和28份政策文件，这显示出国家对西部地区的区域协调发展给予了高度关注。成渝城市群的区域合作治理现状逐渐清晰，并在此过程中建立了治理网络和协作网络[2]。另有研究者指出，成渝双城经济圈的构建应实现城市间的全面合作发展，合作的参与者越多，系统结构越稳定，资源元素越丰富，互联互通程度越深；在城市间的合作发展中，政府扮演着推动者角色，产业是承载平台，人才是关键要素，市场提供基础支撑，而文化是核心灵魂[3]。成渝两地在双城经济圈构建过程中出现了竞争现象，这主要体现在政治、经济和公共利益等领域，特别是以资源集聚为中心的经济竞争成为基本问题。因此，发展协作互动和共建共享的合作机制，实现"双赢策略"，是合理且不可避免的选择[4]。

（2）有关体医融合协同治理的研究。体医融合协同治理是协同治理理论在体医融合领域的具体应用，是"体医融合"和"协同治理"构成的复合概念。国家体育总局亦强调体育管理部门与医疗卫生部门要通力合作，通过建立经常会商机制、联合调研机制等，群策群力促进体医融合各项工作落到实处。"有氧运动之父"Kenneth H Cooper博士通过科学证据证明了体医融合在疾病预防、治疗和健康促进方面的显著成效。这些概念凸显了体医融合的多主体性、多因素性和跨域性特征。体医融合健康促进事业作为中国体育事业的核心组成部分，已成为现代化治理变革的先锋。这种融合不仅顺应了全球健康与体育发展的趋势，更通过创

---

[1] 王崇举. 对成渝经济区产业协同的思考[J]. 重庆工商大学学报（西部论坛），2008（2）：1-5.

[2] 锁利铭，位韦，廖臻. 区域协调发展战略下成渝城市群跨域合作的政策、机制与路径[J]. 电子科技大学学报（社科版），2018（5）：90-96.

[3] 李后强，石明，李海龙. 成渝地区双城经济圈城市发展方程探析——基于协同论视角[J]. 中国西部，2020（4）：17-27.

[4] 魏良益，李后强. 从博弈论谈成渝地区双城经济圈[J]. 经济体制改革，2020（4）：19-26.

新的协同治理模式开辟了推进体育和医疗卫生领域整合的新路径。2017年，国家体育总局与国家卫生和计划生育委员会联合举行了关于体医融合的工作座谈会，标志着两部门在全民健康领域的协同治理迈出了重要步伐。此次会议的核心议题是强化体育与医疗卫生的结合，以促进全民健身国家战略的实施，推动健康中国的构建。

有关体医融合协同治理价值理念的研究重点包括治理主体从单一的"一元"主体向包括多个参与方的"多元"主体转变，并且治理模式也由以往的单一管理向多方协同合作的范式过渡。这种转变反映了在新的历史条件下，社会治理的复杂性和层次性增强，需要更加灵活和包容的治理结构来应对多变的社会需求。体医融合的协同治理模式突破了传统的思维模式和观念的限制，促进了体育和医疗等部门之间的开放和合作，有效地解决了部门之间因利益固化而产生的壁垒，克服了体制和机制上的障碍，为创新和资源共享提供了空间[1]。还有研究者指出，"体医融合"协同发展不仅应对了新时期全民健身和健康中国战略的推进需求，而且反映了体育产业与健康产业融合的内在诉求[2]。这种模式通过整合体育和医疗资源，可以有效缓解健康需求与医疗服务供给之间的矛盾，从而提高服务效率和质量。

有关体医融合协同治理发展机制的研究重点应当放在国家层面上，构建一个政府统筹、多主体参与、跨部门协同合作的机制。有研究者指出，机制设计应从国家层面出发，综合考虑人类生物学、生活方式、环境及医疗卫生等多个因素，推进全面健康的顶层设计，并通过地方政府和各部门的协同合作，强化多部门合作机制，确保政策有效实施[3]。在探索运动促进健康的过程中，建立政府主导、跨部门协作和社会广泛参与的机制是关键，同时，体医融合应紧密实施包括国民体质监测、开设运动处方、满足公众健身需求、发展健康康复产业在内的"四个共同"执行策略[4]。另有研究者认为，在推进体医融合协同治理过程中，责任共担是多元主体协同治理的有效模式，需积极建立合纵连横、协同治理的体医融合共生机制[5]。

---

[1] 岳建军. 美国《国民体力活动计划》中体育与卫生医疗业融合发展研究[J]. 体育科学，2017，37（4）：29-38.
[2] 张剑威，汤卫东. "体医结合"协同发展的时代意蕴、地方实践与推进思路[J]. 首都体育学院学报，2018，30（1）：73-77.
[3] 胡扬. 从体医分离到体医融合——对全民健身与全民健康深度融合的思考[J]. 体育科学，2018，38（7）：10-11.
[4] 卢文云，陈佩杰. 全民健身与全民健康深度融合的内涵、路径与体制机制研究[J]. 体育科学，2018，38（5）：25-39，55.
[5] 李国锋. "健康中国"背景下体医融合发展研究[J]. 卫生经济研究，2021，38（2）：15-18.

#### 2.3.3.3 文献述评

治理与协同治理的研究在理论和实践层面均取得了显著进展。然而，当前研究仍存在一些不足。首先，传统治理与新治理的概念界定和具体应用尚需进一步厘清和深化。其次，在成渝双城经济圈的协同治理中，对于区域间的合作机制和具体实施路径需要进行更加系统和细化的研究。最后，体医融合协同治理的理论体系和实践模式还需进一步完善，特别是在机制设计与多主体协同合作方面，需要更多实证研究和政策指导。因此，未来的研究应聚焦于这些不足之处，通过理论创新和实践探索，不断完善治理与协同治理的理论体系，为实现更高效、更公平的公共治理提供坚实的理论基础和实践路径。

### 2.3.4 有关大数据驱动的研究梳理

#### 2.3.4.1 有关大数据驱动的现实价值的研究

大数据是由奥地利数据科学家维克托·迈尔·舍恩伯格提出的，其核心价值不是软硬件的堆砌，而是大数据蕴藏着无限价值。维克托·迈尔·舍恩伯格和肯尼思·库克耶在《大数据时代：生活、工作与思维的大变革》一书中指出："大数据是人们获得新的认知、创造新的价值的源泉[1]"。在大数据的持续驱动下已极大地改变了全球的经济结构和治理模式。随着新兴信息通信技术的兴起，全球各国纷纷对此加以重视。特别是在2016年，中国明确实施了国家大数据战略，从而在战略层面上加强了对大数据的支持，确保其在社会治理中的应用。这种创新不仅是推动国家治理体系及其能力现代化的关键，也是其核心组成部分。也有研究者表示大数据虽具有极大发展潜力，但其在社会科学中的应用仍具有一定局限性[2]。在这一背景下，企业和政府的管理策略也正在从简单的数据收集向数据治理、数据驱动和数据变现全面转变。因此，要充分发挥大数据在社会科学中的价值，需要数学和自然科学领域的专家与社会科学研究者的深度合作。这种跨学科的协作是大数据在社会科学研究中实现其潜力的关键，影响着研究成果的深度和广度，因此建立一个以大数据为核心的跨学科、跨领域和跨组织合作的新社会研究范式是实现其最大价值的必要途径。从公共治理的角度来看，大数据的价值在

---
[1] 维克托·迈尔·舍恩伯格，肯尼思·库克耶. 大数据时代：生活、工作与思维的大变革[M]. 盛扬燕，周涛，译. 杭州：浙江人民出版社，2013.
[2] 陈潭，刘成. 大数据驱动社会科学研究的实践向度[J]. 学术界，2017（7）：130-140，324-325.

于推动了公共决策理念和思维的创新，进而催生了更为科学有效的决策模式[1]。同时，有研究者指出，大数据驱动国家治理的实践也存在着数据主权风险、数据安全风险、数据垄断风险[2]。从现代社会商业发展的角度来看，有研究者指出大数据能力的构建和培育是商业模式创新的关键，能够实现价值定位、价值创造与价值获取的变革，从而推动商业模式的整体创新[3]。

#### 2.3.4.2 有关大数据驱动管理与决策的研究

随着中国数字政府和数字化社会等国家战略的持续实施，管理决策机构利用来自多种渠道的时空信息，并运用人工智能与大数据分析工具，提取关键的时空数据，以辅助决策过程中的问题理解与判断。这种做法旨在提高决策的目标明确性，增进决策流程的效率，提升决策的品质，并且评价决策的成效，从而将传统的被动、宽泛和依赖经验的时空问题处理方式转变为主动、精准、基于智能技术的时空智能决策模式。有研究者指出，大数据作为一种关键的信息资源，具有复杂性、对决策的实用性、快速增长性、价值的稀疏性、可重复利用性及功能的多样性等多重特性，已经成为支持管理和决策过程的重要资源[4]。因此，在大数据时代的变革潮流中，政府作为社会变革的先锋，应当积极奋进并率先行动。通过深入理解大数据管理的关键性，政府需要加速培养大数据管理的专业人才，完善大数据的管理保障措施，并推动大数据管理能力的全面提升[5]。从社会角度探析，大数据时代对公共政策的科学化及社会管理对民众诉求的快速响应成为核心需求。因此，在大数据时代背景下，构建一个政府、社会与网络协调一致的社会管理体系，已经成为必然的趋势[6]。鉴于此，有研究者指出为了充分利用大数据资源，有必要加强对数据资源的整体规划，构建一个符合"标准统一、动态更新、共享应用"原则的信息资源目录和平台。与此同时，为了加强应急管理中的数据保护，必须构建一个涵盖基础系统层面、中间数据层面及上层应用层面的全面大数据安全框架，这一框架需从技术保障、过程保障、运

---

[1] 许阳，胡月. 政府数据治理的概念、应用场域及多重困境：研究综述与展望[J]. 情报理论与实践，2022，45（1）：196-204.
[2] 陈潭. 国家治理的大数据赋能：向度与限度[J]. 中南大学学报（社会科学版），2021，27（5）：133-143.
[3] 易加斌，徐迪，王宇婷，等. 学习导向、大数据能力与商业模式创新：产业类型的调节效应[J]. 管理评论，2021，33（12）：137-151.
[4] 杨龙. 基于大数据和人工智能的高校信息化服务研究[J]. 实验技术与管理，2018，35（11）：153-156.
[5] 李见恩. 政府怎样加强大数据管理[J]. 人民论坛，2018（36）：82-83.
[6] 王鹏远，朱颖妮. 我国产业创新政策效用评价体系研究[J]. 科学管理研究，2019，37（6）：65-69.

行保障等多个维度出发，确保大数据应用的安全并防止数据在应急管理过程中的泄露，这种多层次、多维度的保护机制是确保数据安全和有效应对紧急情况的关键[1]。

#### 2.3.4.3 文献述评

大数据驱动的研究在现实价值和管理与决策方面均取得了显著进展。然而，当前研究仍存在一些不足。首先，大数据在社会科学中的应用受到局限，需要开展更广泛的跨学科合作，以实现其最大潜力。其次，在公共治理和商业模式创新中，大数据的实际应用仍面临数据主权、安全和垄断等风险，需要在技术和制度层面进一步完善保障措施。最后，在大数据时代，政府和社会管理体系的转型仍需进一步深化。加强专业人才的培养和提升专业人才的管理能力将成为未来研究与实践的重点领域。因此，未来的研究应注重多学科协同、技术创新和制度完善，通过采用综合措施推动大数据在各个领域的深度应用，确保其在社会治理和经济发展中的价值最大化。

---

[1] 杨大鹏. 数据开放共享的机制与对策研究：基于浙江的经验分析[J]. 中国软科学，2021（S1）：392-398.

# 3 三大城市群"体医融合"智慧化发展的具体模式分析

本部分围绕三大城市群"体医融合"智慧化发展的具体模式展开分析，分别解析三大城市群在"体医融合"智慧化发展中的核心理念、运行机制、实践内容及政策支持，梳理其发展脉络及实施特点。与此同时，对三大城市群的"体医融合"智慧化发展模式进行对比，揭示其异同点，并评估各模式的优势与挑战，以期总结出关键特征。最后，结合三大城市群的实践经验，提炼其成功要素，为推进"体医融合"智慧化发展提供借鉴。

## 3.1 京津冀"体医融合"智慧化发展的具体模式

京津冀城市群是中国未来经济发展格局中最具活力和潜力的核心地区之一，深刻影响着中国经济发展的态势和格局[1]。其地处中国北方的政治、经济、文化中心，由北京、天津两个直辖市和河北省组成，是中国三大城市群之一，拥有独特的区位优势。北京市是全国的政治文化中心，天津市是北方重要的港口城市，河北省则拥有深厚的工业基础。京津冀城市群正在成为世界级城市群，发挥了疏解北京非首都功能、推动高质量发展、统筹区域协调发展、加强生态环境保护、强化改革开放创新的作用。近年来，京津冀加强了交通、产业、生态、公共服务等方面的一体化建设，推动了区域经济的快速发展和城乡协调发展。面积为21.6万平方公里、拥有1亿多人口的京津冀地区，地缘相接、人缘相亲、地域一体、文化一脉，具备相互融合、协同发展的天然基础[2]。未来，京津冀将进一步深化协同发展，优化空间布局，打造现代化经济体系，建设宜居宜业的现代化城市群，成为引领中国北方地区乃至全国高质量发展的重要增长极。

---

[1] 赵金丽，张璐璐，宋金平. 京津冀城市群城市体系空间结构及其演变特征[J]. 地域研究与开发，2018，37（2）：9-13，24.

[2] 安蓓，郭宇靖，魏玉坤. 京畿大地起宏图——推进京津冀协同发展9周年综述[N]. 人民日报，2023-02-26（1）.

### 3.1.1 理念协同

京津冀地区在推进"体医融合"智慧化发展过程中,首先在理念层面形成了高度统一和共识。通过顶层设计和政策引导,京津冀地区各级政府和相关部门深刻认识到"体医融合"发展的重要意义,将其作为促进区域协同发展、提升居民健康水平的重要抓手。2014年以来,在京津冀协同发展背景下,三省市政府不断深化合作。首先,在制度层面,三地陆续签署了《深化京津冀体育协同发展战略合作协议》《京津冀医疗保障协同发展合作协议》等协议性文件,并出台了《关于进一步深化京津冀养老服务协同发展的实施方案》《关于推进京津冀养老政策协同的若干措施》《关于开展京津冀区域内就医视同备案工作的通知》等政策性文件。这些制度安排旨在消除区域间要素流动壁垒,促进重点领域的协同发展。其次,在实践层面,三地政府及相关机构加强了战略性合作。例如,北京大学第三医院崇礼院区、河北省张家口市崇礼区人民政府、天津健康产业国际合作示范区管理委员会、天津体育学院联合签署四方合作协议,推进体医融合发展;北京大学人民医院国家医学中心牵头成立"京津冀医联体联盟",与区内医药企业共建"医产协同创新基地",深化了医疗健康领域的协同创新。

总的来说,京津冀三地以协议、政策等制度性安排为依托,不断推进区域要素自由流动和产业、公共服务的协同发展,为区域一体化进程注入了新动力。这种区域协同发展模式有助于破解区域发展分割,构建更加高效的区域治理格局。通过一系列顶层设计和政策引导,为京津冀"体医融合"协同发展指明了方向,提供了遵循。在理念协同方面,京津冀地区主要呈现出以下特点。

(1)树立大健康理念。《"健康中国2030"规划纲要》明确提出,推进健康中国建设是全面建成小康社会、基本实现社会主义现代化的重大战略举措,京津冀地区以此为指导,将"体医融合"发展纳入区域经济社会发展全局中统筹考虑,充分发挥体育和医疗卫生资源的协同效应,促进区域居民身心健康全面发展。2017年7月24日,国家体育总局、国家发展和改革委员会(以下简称国家发展改革委)、国家旅游局共同编制的《京津冀健身休闲运动协同发展规划(2016—2025年)》明确提出要"坚持创新、协调、绿色、开放、共享的发展理念,坚持以人民为中心的发展思想,以满足京津冀人民群众的健身休闲需求、提高人民群众的生活品质和健康水平为核心,大力发展健身休闲运动,构建完善的京津冀健身休闲运动服务体系"。在"大健康"理念的指引下,京津冀地区进一步加强体育与医疗资源的整合与共享,推动体育场地设施向医疗机构开放,支持医疗机构与

## 3 三大城市群"体医融合"智慧化发展的具体模式分析

体育场馆合作开展健康体检、运动康复等服务,为居民提供一站式、全方位的健康管理服务。例如,北京市利用其高校、医疗机构等优势,成立了北京健康管理协会体医融合分会,并依托首个"体医融合"协同创新实验室,开展体医融合研究和公共服务,为京津冀协同发展提供支撑。2021年,天津市健康教育协会在体育医院成立体医融合分会,整合体育、医疗、康复资源,促进体医深度融合,为群众提供健康服务[1]。2017年,国家体育总局和卫生健康委员会将河北省列为健身与健康融合中心建设试点。河北省卫生健康委员会联合河北省体育局共同签署了《推进全民健身和全民健康深度融合合作框架协议》,全力推动健身与健康融合中心建设,整合资源促进健康服务与健身活动深度融合,为群众提供更优质便捷的健康管理解决方案。可见,通过体医资源共享共用,京津冀地区进一步拓宽了居民健身渠道,提升了健康服务水平,推动形成了全民健身、全民健康的良好局面。

(2)坚持"以人为本"。党的二十大报告要求"推进健康中国建设""把保障人民健康放在优先发展的战略位置,完善人民健康促进政策"。京津冀地区从居民多元化、个性化的健康需求出发,积极推行分级诊疗和家庭医生签约服务,为居民提供连续、全程、个性化的健康管理。2023年6月,北京市卫生健康委员会、北京市中医管理局联合制定了《北京市改善就医感受提升患者体验主题活动实施方案(2023—2025年)》,要求北京市以医联体为载体,优化医疗服务流程,完善转诊规范、转诊标准,畅通双向转诊渠道,下沉专家资源、门诊号源和住院床位资源,提供一体化的医疗卫生服务,旨在切实改善人民群众看病就医感受。2022年12月1日,天津市第十七届人民代表大会常务委员会第三十八次会议通过《天津市家庭医生签约服务若干规定》,作为国内首部家庭医生签约服务地方性法规,对于推进分级诊疗、提高基层医疗服务能力、更好满足人民群众医疗卫生和健康需求具有重要意义。据相关文献资料显示,天津市家庭医生签约服务经过多年的发展取得一定成效,重点人群的满意度较高,相关制度体系与团队协作服务模式运行较为成熟,服务团队已与居民建立起良好的关系[2]。为进一步夯实基层卫生工作,切实做好家庭医生签约服务项目,河北省海兴县卫生健康局积极推进家庭医生签约信息化建设,启动"互联网+家庭医生签约服务"新模式,家庭医生签约走进了"大数据"信息化时代[3]。综上,通过形式多样的个性化的医疗

---

[1] 韩重阳. 健康中国战略下体医融合发展困境与推进路径[J]. 体育文化导刊, 2021(7): 61-66.
[2] 苏雅, 曹立春, 刘冬莹. 天津市重点人群家庭医生服务利用度与满意度现况调查分析[J]. 中国医疗管理科学, 2024, 14(1): 64-69.
[3] 姜元亮. 推进家庭医生签约服务信息化建设[J]. 人口与健康, 2023(2): 68.

健康服务,"以人为本"理念在京津冀地区落地生根,有力促进了居民身心健康水平的提升。

(3)践行"预防为主"。2022年5月20日,国务院办公厅印发的《"十四五"国民健康规划》强调"强化基层"的重要性,并提出要"深入开展健康知识宣传普及,提升居民健康素养"。京津冀地区积极落实国家战略部署,注重发挥体育运动在疾病预防、健康促进中的积极作用,促进以治病为中心向以健康为中心转变。同时加强全民健身设施建设,大力实施全民健身工程,加快构建布局合理、功能完善、富有特色的全民健身设施网络,为群众就近健身创造条件。《北京市体育设施专项规划(2018—2035年)》鼓励医院培养和引进运动康复师,开展运动促进健康指导,推动形成体医融合的疾病管理和健康服务模式。该文件明确提出,"坚持改革创新,开展将学校、机关企事业单位、商业文化场所、公园内附属体育设施纳入体育用地数量统计口径的相关政策研究,出台促进设施开放的措施办法,提高体育场地利用率。重点强化群众身边的体育设施建设,打破部门局限,推动各行业开放协作建设体育设施,促进各类用地和空间复合使用,鼓励设施共建共享"。相关数据显示,截至2021年,北京市体育场地数量达到了4.24万个,人均体育场地面积为2.69平方米,在全国处于领先水平。2021年,天津市人民政府印发的《天津市全民健身实施计划(2021—2025年)》提出,采取有效措施解决中心城区人均场地设施面积不足问题,新建改建体育公园10个以上、社区体育园500个、健身步道150公里以上。同年,河北省人民政府印发的《河北省全民健身实施计划(2021—2025年)》明确提出,全省新建或改扩建体育公园、全民健身中心、公共体育场馆不少于105个,社会足球场不少于706片,实施乡镇(街道)全民健身场地设施补短板项目不少于265个,数字化升级改造公共体育场馆不少于55个。这些举措有利于构建健身人群全覆盖、健身时段全开放、健身形式多样化、保障措施多维度的更高水平的全民健身公共服务体系。

总之,京津冀地区在推动"体医融合"智慧化发展过程中,形成了统一的理念和协同机制,以大健康理念为指导,通过顶层设计和政策引导,推动体育与医疗资源的整合与共享。三地政府通过签署战略合作协议和实施政策,促进了区域内要素流动和产业协同,建设了多元化健康管理体系。北京、天津等地通过实行创新平台、家庭医生签约服务等措施,落实"以人为本"和"预防为主"理念,推动了健康服务的普及和全民健身设施的建设,提升了居民的健康水平和服务质量。这一发展模式为区域一体化进程注入了动力,并为实现健康中国战略提供了有力支撑。

## 3.1.2 机制协同

在推进"体医融合"智慧化发展的过程中,京津冀地区通过顶层设计和制度创新,在理念统一的基础上,积极探索体制机制层面的突破,构建起一套涵盖决策、执行、监管等环节的协同工作机制,为体医融合发展提供了坚实的制度保障。

(1)在决策协同方面,京津冀地区建立了由发展改革、体育、卫生健康等部门组成的体医融合工作联席会议制度。该制度的建立有利于统筹推进区域体医融合重大政策制定和战略规划编制,形成了定期会商、重大事项集体决策的决策协同新机制。这一机制的建立既有利于提高决策的科学性和有效性,也有利于促进区域内各部门之间的沟通协调,形成工作合力。具体而言,京津冀地区通过建立体医融合工作联席会议制度,定期召开会议,研究解决区域内体医融合发展中的重大问题和关键环节。会议由京津冀三地政府分管领导担任召集人,发展改革、体育、卫生健康等部门负责同志的参加工作,围绕区域内体医融合发展的总体思路、主要目标、重点任务等进行研究讨论,形成一致意见后报各地政府批准实施。同时,京津冀地区还建立了重大事项集体决策机制,对涉及区域体医融合发展的重大政策、重大项目、重大改革措施等,实行集体决策、协调推进。这种决策协同机制的建立有利于推动区域内体医融合决策的民主化、科学化、规范化,促进决策过程中的沟通协调和利益平衡,确保决策更加符合区域发展实际和各方诉求。例如,2015年,京津冀三地政府联合印发了《京津冀协同发展规划纲要》,明确了未来3年京津冀地区体医融合发展的总体思路、主要目标和重点任务,为区域内体医融合发展提供了决策指引和行动指南。这一规划的出台正是京津冀地区发挥决策协同机制作用、统筹谋划区域体医融合发展的成果体现。

(2)在执行协同方面,京津冀地区成立了体医融合发展专项工作小组,由三地分管副市长担任组长,统筹协调区域内相关项目实施和资源整合。这一举措打破了传统的条块分割格局,建立了部门协同、区域联动的执行协同新机制。通过建立这一机制,京津冀地区能够更加高效地推进体医融合重点项目落地实施,促进区域内资源的优化配置和综合利用。具体来看,京津冀体医融合发展专项工作小组下设若干个专题工作组,分别负责区域内体医融合重点领域和关键环节的统筹推进。例如,在公共体育服务方面,专题工作组牵头制定了京津冀三地体育场地设施共建共享、全民健身赛事活动交流合作等政策措施,推动区域内公共体育服务均等化、便利化发展。在体育健康产业方面，专题工作组协调推动了一批体医融合特色小镇、运动康复示范基地等项目在京津冀地区布局建设，促进区域内体育健康产业链深度融合发展。在智慧体育方面，专题工作组牵头建设了京津冀体育大数据中心，推动区域内体育数据资源共享开放，为"体医融合"智慧化发展提供数据支撑。通过这些专题工作组的设立和运作，京津冀地区有效破解了体医融合发展中的部门壁垒和地区分割问题，实现了区域内资源整合和协同推进。例如，2022年，京津冀三地共同实施了"百城千校万村"系列体育惠民工程，通过整合区域内资源，实现体育健身设施、赛事活动、智慧服务等资源的共建共享，惠及区域内3800万人次群众。这一成果的取得正是京津冀地区发挥执行协同机制作用、统筹推进区域重大项目实施的结果体现。

（3）在协同创新方面，京津冀地区积极推动政产学研医多方合作，构建区域协同创新共同体，并搭建了政府间合作平台。例如，京津冀地区积极促进产学研医协作，又如，北京大学第三医院崇礼院区与天津市体育科学研究所、河北省体育总会签署战略合作协议，共建运动医学与康复研究中心，开展运动损伤防治、康复治疗、体质测评等方面的协同创新。同时，京津冀地区还积极引导社会力量参与体医融合创新发展，如北京市顺义区人民政府与万达集团合作共建顺义万达体医融合创新示范区，打造集医疗康复、体育健身、养老养生等功能于一体的体医融合综合服务体。通过构建政府主导、市场主体、社会参与的多元协同创新格局，京津冀地区有效整合了区域内的创新资源，促进了技术、人才、数据等创新要素在区域内的流动共享，增强了体医融合发展的源头活水和内生动力。例如，在天津市体育科学研究所（运动医学康复中心）、北京体育大学运动医学与康复学院、京津冀卫生健康协同发展研究中心等机构，通过开展跨区域、跨学科的协同攻关，突破了一批运动损伤防治、慢性病运动干预等关键核心技术，研发了一批具有自主知识产权的康复器械和数字化产品，为体医融合产业发展赋能添彩。这些成果的取得充分彰显了京津冀地区发挥协同创新机制的效能，打通区域创新链、产业链、价值链，推动政产学研医深度融合的生动实践。

总之，在推进"体医融合"智慧化发展的过程中，京津冀地区形成了区域间统筹谋划、协调推进的强大合力，有力推动了体医融合政策落地、项目实施、成果转化，取得了显著成效。这些生动实践为破解区域协同发展面临的体制机制障碍提供了有益探索，对于推动京津冀协同发展、构建新发展格局具有重要意义。

### 3.1.3 内容协同

在推进"体医融合"智慧化发展过程中,京津冀地区的内容协同主要体现在体育与医疗资源的共建共享、体育与医疗服务的融合创新、体育与医疗数据的互联互通等方面。三地积极推动体育与医疗资源统筹规划和一体化配置,实现区域内资源优化整合和互补共享;探索体育与医疗服务融合路径,促进体医融合服务模式和内容创新发展;加快推进体医融合数据汇聚和共享应用,夯实智慧化发展数据基础。这些举措拓展了服务供给渠道,创新了服务模式,夯实了数据基础,有力推动了区域"体医融合"智慧化发展。

(1) 体育与医疗资源的共建共享。京津冀三地积极推动体育与医疗资源的统筹规划和一体化配置,实现区域内资源的优化整合和互补共享。在公共体育设施建设方面,三地统一规划、联合建设一批区域性体育设施,促进体育资源均衡布局。例如,国家体育总局、国家发展改革委、国家旅游局印发的《京津冀健身休闲运动协同发展规划(2016—2025年)》提出,到2025年,京津冀健身休闲运动协同发展格局基本形成,区域合作体制机制初步建立。在医疗卫生资源配置方面,深入推进京津冀医疗卫生协同发展,建立京津冀医疗卫生协同发展机制,推动优质医疗资源下沉和医疗服务共享。例如,北京市支持天津市、河北省引进知名医院开设分院,推动北京市三级医院与天津市、河北省基层医疗机构建立医联体,提升基层诊疗能力;河北省支持与京津两地共建30个左右区域性医疗中心,促进医疗资源均衡布局。在康复治疗方面,河北省依托区域内优势医疗资源,建设一批区域性康复中心,为三地居民提供便捷的康复服务。例如,在张家口、承德等地依托当地优质医疗资源,建设区域性康复医疗中心,为周边地区提供康复诊疗、康复护理、康复器械适配等服务,提升区域康复服务能力。体育与医疗资源的共建共享拓展了体医融合的服务供给渠道,提升了区域协同发展水平。京津冀通过体育与医疗资源统筹规划、一体化配置,促进区域资源均衡布局,实现优质资源共建共享,满足了居民多元化、多层次的健康需求,为区域协同发展奠定了坚实基础。

(2) 体育与医疗服务的融合创新。京津冀三地积极探索体育与医疗服务的融合路径,促进体医融合服务模式和内容的创新发展。一方面,京津冀三地推动体育健身与疾病预防、康复治疗等服务的深度融合,发展"运动处方""运动康复"等新型服务。例如,天津体育学院运动健康学院与天津市南开医院签订战略合作协议,合作双方将以"围绕中心、服务大局、创新载体、双方同促、共同提高"为目标，依托运动康复、康复治疗、运动人体科学专业特点和南开医院优势资源，实现人才培养、科研共享、需求对接等多方联动，不断推进双方各项工作高质量发展，实现共建共创双赢目标。另一方面，京津冀三地促进体育赛事活动与健康管理服务的融合，开展形式多样的体医融合主题活动。例如，北京市体育局举办2020年北京市全民健身体育节体医融合系列主题活动，设置体质监测、运动处方、伤病咨询等服务项目，为群众提供科学健身指导；举办全民健身日主题展览，宣传体医融合理念，普及健康知识。又如，河北省以"健康中国 健康河北"为主题，举办百姓健康运动会，设置健康体检、咨询服务、健康知识讲座等项目，引导群众形成健康生活方式。服务供给的融合创新丰富了体医融合的内涵和形式，提高了群众的获得感和满意度。通过推动体育与医疗服务的深度融合，创新体医融合服务模式，开展形式多样的主题活动，满足了群众多样化的健康需求，提升了群众参与的积极性和主动性，为区域协同发展注入了新动力。

（3）体育与医疗数据的互联互通。京津冀三地加快推进体医融合数据汇聚和共享应用，夯实智慧化发展的数据基础。在数据汇聚方面，河北省人民政府办公厅印发《加快建设数字河北行动方案（2023—2027年）》，提出面向智慧医疗、数字创意等行业应用，建设多场景的控制操作模拟训练平台。依托骨干高校和人工智能优势企业，建设人工智能基础技术开发平台、应用性支撑平台和创新创业服务平台，推动人工智能与5G、超高清视频、VR、AR（Augmented Reality，增强现实）、集成电路、车联网等重点领域的融合应用创新。例如，在石家庄市建设河北省体医融合大数据中心，汇聚全省体育场馆、健身设施、赛事活动、医疗机构、康复机构等数据资源，为体医融合发展提供数据支撑。在数据共享方面，天津市出台《天津市加快公共数据资源开放利用实施方案》《天津市数据共享开放评价实施方案》《规范市区两级政务数据共享流程和推进跨层级共享实施方案》，建立体医融合数据共享机制，促进政府、医疗机构、体育组织、社会机构等各方数据的互联互通，提高了数据开放共享水平。例如，天津市建设体医融合数据共享平台，制定数据共享目录，明确数据共享主体、内容、方式、程序等，推动体育、医疗等部门业务数据的共享开放，促进数据资源的集成应用。在数据应用方面，北京市人民政府办公厅印发《关于完善北京市养老服务体系的实施意见》，提出推动养老机构内部设置医疗卫生机构或与医疗卫生机构进行签约合作。以进一步建设互联网+健康养老大数据平台，整合体育、医疗等数据资源，运用大数据分析、机器学习等技术，为居民提供健康风险评估、运动健康干预、慢性病管理等精准化服务；开发体医融合应用程序，为居民提供线上健康咨询、运动指导、就医预约等便捷服务，促进体育与医疗服务的无缝对接。数据互联互通为区域协同发展提供了有力支撑。通过加快体医融合数据汇聚共享，建设大数据中心和共享平台，促进数据的互联互通和集成应用，为"体医融合"智慧化发展奠定了坚实基础。利用大数据、人工智能等新技术，推动体医融合数据的智能应用，为群众提供个性化、精准化的健康服务，为区域协同发展增添了新动能。

总之，京津冀三地在"体医融合"智慧化发展过程中，从体育与医疗资源共建共享、体育与医疗服务融合创新、体育与医疗数据互联互通等方面入手，统筹规划、创新服务、夯实基础，有力推动了区域协同发展。下一步，京津冀还需进一步深化改革创新，拓展协同领域，创新协同机制，加快构建区域"体医融合"智慧化发展新格局，更好地满足人民日益增长的美好生活需要。

### 3.1.4 政策协同

在京津冀地区推进"体医融合"智慧化发展过程中，政策协同发挥了重要的保障作用。通过对京津冀体医融合相关政策文本的梳理分析，可以发现其政策协同主要体现在顶层设计协同、规划衔接协同、标准规范协同等方面。

（1）在顶层设计协同方面，京津冀三地以国家战略为指引，制定了一系列促进"体医融合"协同发展的政策文件。2016 年，中共中央、国务院印发了《"健康中国 2030"规划纲要》，提出要推进健康与体育融合发展，发挥体育在促进人民健康方面的积极作用。2021 年，国务院印发了《全民健身计划（2021—2025 年）》，明确提出要推动体育和医疗资源有效整合，促进体育和医疗协同发展。在此背景下，京津冀三地政府积极响应国家号召，出台了一系列政策文件，为区域"体医融合"协同发展提供顶层设计和制度保障。2017 年，《健康河北领导小组关于印发〈健康中国·河北行动（2020—2030 年）〉的通知》，提出要加强与京津在医疗、体育等领域的合作，推动区域资源共享和优势互补。2023 年，工信部会同国家发展改革委、科技部等有关部门及京津冀三地政府共同编制《京津冀产业协同发展实施方案》，明确到 2025 年，京津冀产业分工定位更加清晰，产业链创新链深度融合，综合实力迈上新台阶，协同创新实现新突破，转型升级取得新成效，现代化产业体系不断完善，培育形成一批竞争力强的先进制造业集群和优势产业链，协同机制更加健全，产业协同发展水平显著提升，对京津冀高质量发展的支撑作用更加凸显。

（2）在规划衔接协同方面，京津冀三地依据国家规划和区域规划，制定了一系列体医融合专项规划和行动计划，促进了区域规划的有效衔接。2016 年 6 月

15 日，国务院印发了《全民健身计划（2016—2020 年）》，提出"全民健康是国家综合实力的重要体现，是经济社会发展进步的重要标志。全民健身是实现全民健康的重要途径和手段，是全体人民增强体魄、幸福生活的基础保障"。在此背景下，京津冀三地积极制定区域体医融合专项规划，推动与国家规划的有效衔接。2017 年 7 月 24 日，国家体育总局、国家发展改革委、国家旅游局印发了《京津冀健身休闲运动协同发展规划（2016—2025 年）》，明确提出要"以满足京津冀人民群众的健身休闲需求、提高人民群众的生活品质和健康水平为核心，大力发展健身休闲运动，构建完善的京津冀健身休闲运动服务体系"。2016 年 12 月，河北省人民政府印发了《河北省体育产业发展"十三五"规划》，提出要加强与京津在体育健康服务领域的合作，推动体育与医疗协同发展。2021 年 12 月，北京市人民政府印发了《"十四五"时期健康北京建设规划》，明确提出"推进京津冀医疗机构临床检验结果互认和医学影像检查资料共享，探索推进京津冀区域跨省异地就医门诊医疗费用直接结算，缓解首都医疗服务和城市运行管理压力""以京津冀体育设施布局、体育组织建设、健身休闲和赛事活动组织融合互补为重点，大力推进三地体育事业协同发展"。这些专项规划的编制和实施，促进了京津冀体医融合区域规划的有效衔接，为区域协同发展提供了路径指引。

（3）在标准规范协同方面，《国家体育锻炼标准》（以下简称《标准》）作为我国群众体育事业发展的重要指导性文件，自 1975 年首次推行以来，经历了多次修订和完善。随着社会的进步和实践经验的积累，相关部门不断对《标准》进行优化和调整，以更好地适应新时代国民体质健康需求。2013 年 12 月，国家体育总局、教育部、全国总工会印发《国家体育锻炼标准施行办法》，这标志着我国群众体育事业进入了新的发展阶段。《国家体育锻炼标准施行办法》的适用范围涵盖了 6~69 周岁的健康公民，按年龄划分为儿童、少年、青年、壮年和老年 5 个组别，并针对男女生理差异制定了不同的评测标准。在测验项目设置方面，《国家体育锻炼标准施行办法》充分考虑了人体各项基本素质，包括速度、耐力、力量、灵敏和柔韧五大类。每类素质下又细分若干具体运动项目，为参与者提供了多样化的选择。评级标准采用四等九级制，即优秀、良好、及格和不及格 4 个等次，其中前 3 个等次各包含 3 个等级，形成了一个科学合理的评估体系。此外，2023 年，国家发展改革委等部门印发《国家基本公共服务标准（2023 年版）》，明确提出要为城乡居民"提供科学健身指导、群众健身活动和比赛、科学健身知识等服务，免费提供公园、绿地等公共场所全民健身器材"。在此背景下，京津冀三地积极开展区域标准规范建设。2023 年，北京市卫生健康委员会印发《北京市社区老年健康服务规范（2023年版）》，规范提出要"结合老年人群健康状态高度不均的特点，采用个体化健康指导、老年专项工作宣传、群体健康教育等方式，开展老年相关健康教育活动，促进老年人形成适合本人健康状况的健康生活方式"。2020年12月24日，北京市市场监督管理局发布了《体医融合机构服务规范》（以下简称《规范》，《规范》规定了体医融合的基本要求、服务项目、服务要求和服务质量控制。2024年4月18日，河北省人民政府办公厅印发《关于全民健身和全民健康深度融合的实施意见》，主要目标是"到2030年，促进全民健身与全民健康深度融合的制度体系更加完善，人民群众普遍养成健康文明的生活方式，全省积极促进健身与健康服务体系进一步丰富完善，形成河北健康模式，在全国产生引领示范作用，并在国际健身健康领域具有较强影响力"。这些标准规范的制定为京津冀"体医融合"协同发展提供了基本遵循，促进了区域内资源共享和优化配置。

总之，在京津冀地区推进"体医融合"智慧化发展过程中，政策协同发挥了重要作用。三地政府根据国家战略，制定了相关政策文件，并出台了地方性文件，为区域协同发展提供了保障，确保了区域规划的有效衔接。同时，相关标准规范的发布进一步促进了资源共享和优化配置，推动了体医融合的深入发展。

## 3.2　长江三角洲城市群"体医融合"智慧化发展的具体模式

长江三角洲城市群位于中国东部沿海地区，由上海市、江苏省、浙江省、安徽省四省市组成，是中国综合实力最强、经济最具活力的城市群之一。长江三角洲城市群地处亚太经济圈和长江经济带的交汇处，拥有得天独厚的区位优势和深厚的经济基础。这里聚集了上海、南京、杭州、合肥等城市，形成了一核五副多节点的城市空间结构。长江三角洲城市群经济总量占全国1/4，进出口贸易总额占全国1/3，是全国经济发展的重要引擎。近年来，长江三角洲城市群加快推进更高质量一体化发展，在基础设施、产业发展、生态环保、公共服务等领域不断深化合作，努力建设具有全球影响力的世界级城市群。长江三角洲城市群土地面积为21.17万平方公里，拥有1.5亿人口，人口密度和城镇化水平居全国之首，科技创新能力雄厚，拥有众多高校、科研院所和创新型企业。未来，长江三角洲城市群将以更高站位、更宽视野、更大力度推进一体化高质量发展，打造现代化经济体系的重要引擎，建设充满活力的世界级城市群，引领长江经济带乃至全国高质量发展。

### 3.2.1 理念协同

随着健康中国建设的深入推进，各地区积极探索促进体育与医疗健康深度融合的新路径。作为我国经济社会发展的重要引擎，长江三角洲城市群在推进"体医融合"智慧化发展过程中形成了一系列先进理念和创新举措，为其他地区提供了宝贵经验。

（1）健康优先的发展理念。长江三角洲城市群在推进"体医融合"智慧化发展过程中形成了健康优先的发展共识。这一理念的形成源于对健康在经济社会发展中重要地位的深刻认识。2018年，习近平总书记在全国卫生与健康大会上强调："没有全民健康，就没有全面小康。"这一重要论述为新时代推进健康中国建设指明了方向。长江三角洲城市群各地积极响应习近平总书记号召，把保障和促进人民健康作为重要着力点，并将其作为检验一切工作的根本标准。上海市委、市人民政府提出把健康融入所有政策，把全社会健康作为城市发展的最高目标，并将其作为城市总体规划、重大政策制定、公共资源配置的重要依据，努力在更高水平上实现健康上海。江苏省委、省人民政府将健康江苏上升为全省"十四五"时期经济社会发展的战略主题，并出台健康江苏行动实施方案，提出"均衡布局构建城市公园绿地体系，完善公园绿地10分钟服务圈。高标准建设体育公园、健身步道、社区健身中心、户外健身营地等全民健身设施，推动'10分钟体育健身圈'向城乡一体化发展。到2022年和2030年，人均公园绿地面积分别不低于14平方米和15平方米，人均体育场地面积分别不低于2.5平方米和3平方米；城乡居民达到《国民体质测定标准》合格以上的人数比例分别不少于93.3%和95%，经常参加体育锻炼人数比例分别不少于41%和45%"。浙江省委、省人民政府印发的《健康浙江2030行动纲要》提出，到2030年居民人均预期寿命达到79.5岁以上，居民健康素养水平达到32%，经常参加体育锻炼人数比例提高到43%以上，有效预防和减少影响健康的主要疾病的发生。安徽省委、省政府将健康安徽作为新阶段现代化建设的战略目标，制定《健康安徽行动实施方案》，力争到2035年人均预期寿命达到79岁，到2022年和2030年全省居民健康素养水平分别不低于22%和30%；城乡居民达到《国民体质测定标准》合格以上的人数比例分别不少于90.86%和92.2%，经常参加体育锻炼人数比例达到37%以上和41%以上。可以看出，长江三角洲城市群将健康摆在优先发展的突出位置，纳入经济社会发展全局统筹谋划,体现了鲜明的健康优先导向。这种发展理念既是对习近平总书记重要指示的政治自觉,也是立足于区域发展实际做出的战略抉择。长江三角洲城市群经济社会高度发达,人口规模庞大,城镇化水平较高,居民健康需求不断升级,亟须将健康融入各项政策,加快其健康领域的建设。这对于提高人民健康水平,促进人的全面发展,实现区域经济社会高质量发展,都具有重大而深远的意义。在健康优先理念指引下,长江三角洲城市群将体医融合作为促进全民健康的重要抓手,纳入区域协同发展的战略布局。上海市、江苏省、浙江省、安徽省相继出台专门文件,大力推动体育和医疗资源的深度融合,努力构建覆盖全人群、全生命周期的健康服务体系。这充分彰显了长江三角洲城市群在体医融合发展中形成的健康优先共识,为区域协同推进体医融合提供了理念引领和行动指南。

(2)以人为本的服务理念。长江三角洲城市群在推进"体医融合"智慧化发展过程中,坚持以人为本,注重提升居民获得感和满意度。这一理念的形成源于对人民群众多层次、多样化健康需求的准确把握。随着经济社会的快速发展和人民生活水平的不断提高,居民的健康意识普遍增强,对高品质、个性化、便捷化的健康服务有了更高期待。作为经济社会发展水平较高、居民健康需求较为旺盛的地区,长江三角洲城市群必须坚持以人民为中心,加快推进健康服务供给侧结构性改革,不断提升健康服务的可及性、便捷性和精准性。上海市以获得感为着力点,推出"15分钟健身圈"、家门口的医疗服务等举措,让群众享受便捷优质的健康服务。"15分钟健身圈"通过合理布局社区体育设施,推动全民健身与全民健康深度融合,让群众在家门口就能享受到优质的健身服务。家门口的医疗服务则通过推进分级诊疗和医联体建设,促进优质医疗资源下沉基层,为居民提供连续、协同的健康管理服务,提升群众就医获得感。江苏省建立体医融合服务供给新机制,积极推动体育与医疗资源的有效整合,为居民提供个性化、多元化的健康服务。该省通过实施社会体育指导员健康指导能力提升计划,开展国民体质监测和运动风险评估,为群众提供科学健身指导服务;同时发挥基层医疗卫生机构的健康管理功能,为慢性病患者提供运动干预和健康教育服务。浙江省、安徽省也积极打造群众身边的体医融合服务网络,努力满足不同人群的健康需求。浙江省实施体医融合服务基层行项目,推动县级体育部门与医疗卫生机构开展协作,为基层群众提供便捷的体医融合服务;安徽省大力推进社会体育指导员与全科医生签约服务,为签约居民提供个性化的体医融合健康管理方案,有效提升了基层群众的健康获得感。可以看出,长江三角洲城市群在"体医融合"智慧化发展中始终坚持以人民为中心的发展思想,从人民群众的现实需求出发,着力破除体育与医疗服务"最后一公里"的堵点，努力实现优质健康服务资源的均衡布局，不断增强人民群众的获得感、幸福感、安全感。这种以人为本的服务理念体现了长江三角洲城市群在体医融合发展中对以人民为中心发展思想的忠实践行，对增进民生福祉、提升群众生活品质的执着追求。它为区域协同推进体医融合提供了鲜明的价值导向和现实关怀。

总之，长江三角洲城市群在推进"体医融合"智慧化发展中，秉持"健康优先"和"以人为本"的双重理念。各地将健康作为区域发展的核心，积极响应国家号召，制定政策推动全民健身设施建设与医疗资源整合，构建全生命周期的健康服务体系。同时，注重提升居民健康服务的可达性与个性化，通过"15分钟健身圈"、基层体医融合服务等举措，解决服务的"最后一公里"问题，提升群众的健康获得感。

### 3.2.2 机制协同

在推进"体医融合"智慧化发展过程中，长江三角洲城市群积极探索建立了一系列行之有效的区域协同机制，涵盖了组织领导、投入保障、人才培养、科技创新等多个方面，形成了较为完善的制度性安排，为体医融合的区域协同发展提供了有力支撑。

（1）建立了高位推动、统筹协调的组织领导机制。长江三角洲城市群的各省市党政主要负责人高度重视体医融合发展，将其作为一项重大民生工程和战略任务，纷纷成立由省市主要领导任组长的"体医融合"协同发展领导小组，加强对体医融合工作的统一领导，研究解决重大问题，协调推进重点工作。领导小组下设办公室，负责日常工作的组织协调和督促落实。同时，建立联席会议制度，由领导小组定期或不定期召开会议，及时沟通信息，研究部署重点工作，凝聚工作合力。在此基础上，各地成立了由区域内体育、卫生健康、教育、民政、残联、红十字会等部门组成的"体医融合"协同发展联盟，搭建区域内体育与医疗部门、行业组织、科研机构、企业等的协同平台，加强交流合作，促进资源共享，推动"体医融合"协同发展不断走向纵深。例如，在上海市卫生健康委员会、上海市体育局的指导下，上海建立了医体融合运动促进健康创新中心，集聚沪上体育、医疗领域的优势资源，开展协同创新，打造体医融合发展的新引擎。这些举措构建了政府统筹领导、部门协同推进、社会广泛参与的组织领导体系，形成了纵向到底、横向到边的工作合力，有效推动了体医融合区域协同发展工作的顺利开展。

(2) 建立了多元参与、可持续的投入保障机制。各地政府充分认识到，没有必要的投入保障，体医融合发展就难以为继。为此，长江三角洲区域内各省市在"十四五"规划和年度预算中均设立了体医融合专项资金，加大财政投入力度，重点支持公共体育与医疗服务设施的规划建设、公共体育健身与医疗服务供给、体育与医疗融合的科技创新等。2020年，上海市、江苏省、浙江省、安徽省四省市体医融合专项资金投入均超过1亿元，有力保障了体医融合重点项目的实施推进。同时，各地政府积极引导社会力量参与，创新投融资方式，鼓励社会资本通过特许经营、政府购买服务等方式参与体医融合项目建设与运营。江苏省体育局、江苏省卫生健康委员会联合印发《关于促进体医融合发展的意见》，鼓励社会资本进入体育与健康融合领域。通过建立政府引导、社会参与、多元投入的可持续投入保障机制，有效撬动了社会资源，拓宽了投融资渠道，为体医融合区域协同发展提供了坚实的物质基础。

(3) 建立了交叉融合、优势互补的人才培养机制。体医融合事业的发展关键在人才。长江三角洲城市群高度重视体医融合人才培养，区域内各高校加强协作，推动体育、医学专业的交叉融合，大力开展体医融合复合型人才培养。上海体育学院（现上海体育大学）与上海中医药大学合作共建了运动康复学院，开设运动康复、运动防护、健身指导等专业，培养既懂体育又懂医学的复合型人才。同济大学将体育医学与康复医学有机结合，开设了运动医学专业，注重培养具备体医融通能力的高层次人才。上海市同济医院还专门开设了运动医学科这个科室。此外，区域内各地还积极开展体医融合职业技能培训，提升从业人员的专业素质。上海市每年开展社会体育指导员、社会体育骨干培训，培训人数上万人次，重点提升体医融合服务能力。江苏省连续举办全省社会体育指导员健身技能大赛，将体医融合知识纳入比赛内容，引导更多社会体育指导员投身体医融合服务。同时，加强人才交流合作，建立人才资源共享机制，鼓励高校、医院、体育场馆等单位合作，实现人才的合理流动。浙江省出台了支持高校与科研院所开展协同创新的政策，鼓励省内外高水平大学、科研院所与体育单位、医疗机构开展人才交流与合作，推动人才资源的优化配置。这些举措有效促进了体医融合人才的培养和储备，为"体医融合"智慧化发展提供了必要的智力支持。

(4) 建立了协同创新、成果共享的科技创新机制。科技创新是推动体医融合发展的关键动力。长江三角洲城市群发挥区域创新资源富集的优势，建立体医融合科技创新平台，推动体育科技与医学科技的交叉融合，开展关键核心技术攻关。上海市医体融合运动促进健康创新中心、上海市运动促进健康科普基地等整合了上海体育学院、华山医院、同济大学等高校和科研院所的创新资源，联合开展体医融合关键技术研发和成果转化应用。江苏省成立了运动与健康工程协同创新中心，该创新中心以南京体育学院为主体，协同中国生理学会运动生理学专业委员会、国家体育总局体育科学研究所等多家企事业单位，持续深耕"体卫融合"新领域，以南京体育学院、南京医科大学、苏州大学等为依托，建立省级体医融合科技创新平台，开展体医融合关键共性技术研究，促进科技成果的转移转化。浙江省发展和改革委员会、浙江省体育局印发了《浙江省体育改革发展"十四五"规划》，启动实施一批体医融合科技创新重点专项，支持开展互联网+体医融合关键技术研发，推动科技创新成果在体医融合领域的应用示范。弋江区作为安徽省首批、芜湖首个进行"体医融合"深化试点县区，致力于形成可复制、易推广的健康干预模式，为在全省推广体医融合和非医疗健康干预奠定坚实的实践基础与理论基础。安徽省依托安徽医科大学、安徽体育运动职业技术学院等高校，开展体医融合科学研究和技术攻关，取得了一批标志性成果。此外，2021年江苏省人民医院（南京医科大学第一附属医院）、常州市体育医院、扬州市体育康复医院、南京市溧水区中医院、镇江市丹徒区世业镇卫生院等5个单位被江苏省体育局列为运动促进健康中心试点单位。通过建立协同创新、成果共享机制，长江三角洲城市群有效整合了创新资源，促进了体医融合领域的科技进步，为体医融合"智慧化"发展注入了强大动力。

总之，长江三角洲城市群在推进"体医融合"智慧化发展过程中建立了高位推动、统筹协调的组织领导机制，多元参与、可持续的投入保障机制，交叉融合、优势互补的人才培养机制，以及协同创新、成果共享的科技创新机制，形成了一套行之有效的区域协同机制。这些机制的建立为体医融合区域协同发展提供了强有力的制度保障，有效促进了体医融合事业在长江三角洲城市群的蓬勃发展，为打造体医融合区域发展共同体奠定了坚实基础。

### 3.2.3 内容协同

长江三角洲城市群在推进"体医融合"智慧化发展过程中注重内容协同，着力构建全方位、多层次的融合发展格局。

（1）协同推进体医融合服务体系建设。区域内各地加强统筹规划和资源整合，大力发展体育医疗、运动康复、健身指导等服务，推动形成布局合理、功能完善的体医融合服务网络。上海市制定了《上海市关于构建更高水平全民健身公共服务体系的实施意见》，推动体育与医疗资源有效对接，鼓励社会力量举办体医融合机构,为群众提供便捷优质的健康服务。具体而言,上海市支持医疗机构与体育场馆、健身俱乐部等开展合作,建立体医融合联合门诊,开展运动损伤诊疗、康复训练指导等服务;鼓励体育企业与医疗机构合作,研发个性化体育健康服务产品,满足群众多样化健康需求。江苏省体育局、江苏省卫生健康委员会联合印发了《关于促进体医融合发展的意见》,支持社会资本举办体医融合服务综合体,加快构建覆盖全省的"15分钟体医融合服务圈"。江苏省积极引导体育、医疗等社会资源集聚,在社区、乡镇布局一批体医融合服务中心,为居民提供体质监测、运动处方、健康咨询等一站式服务;支持在公共体育场馆、医疗机构设置体医融合服务站点,为周边居民提供便捷的健康服务。浙江省体育局印发了《浙江省体育产业发展十四五规划》,提出要推进省市县三级体医融合服务体系建设,支持举办体医融合服务机构和服务网点,完善服务功能,提升服务品质。浙江省以基层社区、乡镇为重点,推动公共体育设施与医疗卫生机构一体化、邻近化布局,为群众参与体育锻炼、获得医疗康复服务创造便利条件;鼓励体育企业与医疗机构强强联合,整合优势资源,打造一批集健身指导、运动康复、体质测试等于一体的体医融合服务综合体。

(2)协同开展体医融合健康干预行动。区域内各地制定并实施体医融合健康干预行动计划,针对不同人群开展分类指导和服务。浙江省启动实施全民健身健康行动,以社区、机关、企事业单位、学校等为重点,开展形式多样的体医融合健康干预,提高居民健康素养和健康水平。浙江省将体医融合健康干预纳入国民体质监测和慢性病管理服务,建立居民电子健康档案,为居民提供个性化的运动健身处方和生活方式指导;在社区广泛开展体医融合进社区活动,组织体育、医疗专业人员为居民进行健康体检、体质测评,制定科学运动处方,普及健康知识,引导居民养成健康生活方式[1]。安徽省在全省范围内开展体医融合进社区活动,组织体育、医疗专业人员深入社区,为居民提供健康体检、运动处方、健身指导等服务,有效改善了居民健康状况。安徽省充分发挥基层医疗卫生机构和全民健身设施的作用,建立社区体医融合健康服务站,为居民提供便捷的健康指导和干预服务;定期举办体医融合科普讲座、健康沙龙等活动,邀请体育健身、医疗康复等领域专家现场答疑解惑,帮助居民掌握科学健身和疾病预防知识,提高自我健康管理能力[2]。上海市在中小学校广泛开展体医融合进校园活动,为学生进行体质健康测试,开具学生运动处方,指导学生科学参与体育锻炼,促进学生身心

---

[1] 浙江省统计局. 浙江统计年鉴2021[M]. 北京:中国统计出版社,2021.
[2] 安徽省体育局. 安徽体育年鉴2022[M]. 北京:中国统计出版社,2022.

健康发展；在养老机构、社区卫生服务中心等开展体医融合惠老服务，为老年人提供定期体检、健康评估、康复理疗、运动干预等服务，提高老年人生活质量；针对慢性病高发人群，提供运动干预处方服务，为慢性病患者制订个性化运动方案，通过科学运动干预，有效控制病情，减少并发症发生。

（3）协同实施体医融合示范工程。长江三角洲城市群以创建体医融合示范城市、示范单位为抓手，集中力量打造一批高水平体医融合项目，发挥示范引领作用。上海市启动创建首批10家市级体医融合示范基地，重点建设一批集医疗康复、体育健身、健康管理等功能于一体的综合服务载体，促进体医融合服务模式创新发展。例如，江苏省积极贯彻落实全民健身国家战略，提升公共体育服务水平，在体医融合发展方面进行积极探索并初具成效，在打造江苏省"体医融合"示范基地的同时，先后建立常州体育医院、苏州的运动云医院、扬州市体育康复医院等一批体医融合服务平台。江苏省遴选认定了20个省级体医融合示范区（街道），引导各地加快体医融合特色服务供给，打造体医融合服务品牌。例如，南京市建邺区云锦路依托社区卫生服务中心建成集健康体检、体质测评、运动处方、康复理疗等功能于一体的体医融合综合服务中心，形成1+$N$服务模式，服务辐射周边10余个社区，惠及居民2万余人；石家庄市桃园社区卫生服务中心也是其中的一个体医融合示范工作室，该中心提供体质监测、运动指导、慢性病干预、课题研究和科普宣传等"体医融合"服务。浙江省支持建设一批互联网+体医融合示范项目，推动智慧健康养老、智慧医疗服务等新业态发展，促进体医融合与信息技术深度融合。例如，杭州市余杭区第一人民医院建成云医体融合服务平台，利用大数据、云计算等信息技术，整合医疗健康与体育资源，为居民提供在线健康咨询、运动指导、康复训练等服务，实现体医融合服务智慧化、便捷化；宁波市北仑区梅山街道社区卫生服务中心建设基于5G技术的体医融合智慧服务系统，通过可穿戴设备实时采集居民运动健康数据，进行智能分析和健康评估，为居民提供个性化的健康管理服务，有效提升体医融合服务效率和水平。

总之，长江三角洲城市群各地立足于区域资源禀赋和发展基础，加强分工协作、优势互补，大力实施体医融合示范工程，推动形成一批叫得响、立得住、推得开的体医融合服务品牌，以点带面推进区域"体医融合"协同发展，以便更好地满足人民群众健康需求。下一步，长江三角洲城市群将进一步深化"体医融合"协同发展，加快构建覆盖全人群、全周期的健康服务体系，为增进人民健康福祉、推动区域高质量发展提供有力支撑。

### 3.2.4 政策协同

在"体医融合"智慧化发展过程中，长江三角洲城市群通过顶层设计协同、专项政策协同、配套政策协同和联动协同形成了全方位、多层次的体医融合政策合力。政策协同为"体医融合"智慧化发展提供了制度保障，明确了发展目标和重点任务，推动了区域内人才、技术、信息等创新要素的流动与整合，提升了服务供给质量与效率。

（1）顶层设计协同。长江三角洲城市群主要领导多次召开会议，就推进"体医融合"协同发展达成共识，制定了一系列政策文件，明确了"体医融合"协同发展的目标任务和重点举措。2018年11月，习近平总书记在首届中国国际进口博览会上宣布，支持长江三角洲区域一体化发展并上升为国家战略。2019年12月，中共中央、国务院印发了《长江三角洲区域一体化发展规划纲要》，提出推动体育和医疗康复协同发展，发展健身休闲、体育旅游、运动康复等产业。在国家层面政策引领下，长江三角洲城市群各省市将体医融合作为区域一体化的重要内容，纳入区域协同发展的总体部署。2020年10月27日，长三角三省一市体育局联合印发《长三角地区体育一体化高质量发展的若干意见》，就深化体育领域务实合作达成共识，明确了推进体育与卫生健康深度融合发展的重点任务。这些顶层政策的出台为长江三角洲城市群的"体医融合"协同发展提供了根本遵循和行动指南。

（2）专项政策协同。长江三角洲城市群各地出台了体医融合专项政策，从规划布局、服务供给、人才培养、科技创新等方面推动"体医融合"协同发展。2021年3月29日，浙江省发展改革委、浙江省体育局印发了《浙江省体育改革发展"十四五"规划》，提出实施体医融合发展行动计划，创新科学健身指导服务供给模式，推行医务人员运动健身知识和社会体育指导员健康科普知识的交叉培训，提高健身指导技能水平。推进科学健身指导服务进机关、进社区、进镇村、进学校、进企业。2018年4月2日上海市人民政府印发的《"健康上海2030"规划纲要》等卫生健康事业发展的纲领性文件也明确提出，要加强非医疗健康行为干预，以及构建体医结合的疾病管理与健康服务体系。这些专项政策的实施推动了长江三角洲城市群体医融合服务的普及与均等化，为人民群众提供了多层次、多样化的健康服务。

（3）配套政策协同。长江三角洲城市群在人才培养、科技创新、信息共享等方面出台配套政策，为"体医融合"智慧化发展提供有力支撑。在人才培养方面，上海市人民政府发展研究中心于2022年9月5日在官网推出《深入推进上海"体医融合"的难点和堵点研究》，建议"突出社会需求导向，加强体医融合人才培养"。江苏省明确支持高等院校、医疗机构、体育科研院所联合培养体医融合复合型人才，鼓励体医融合人才通过挂职、培训等方式在区域内流动。江苏省印发的《关于促进体医融合发展的意见》明确提出"制定江苏省体医融合从业人员培养方案，把体医融合人才培养纳入各级体育和卫生健康人才培养计划，逐步健全人才的引进、培养、激励机制"。在科技创新方面，浙江省提出加快建设国家体医融合科技创新中心，支持高校、科研院所、医疗机构等开展协同创新，重点突破一批体医融合关键核心技术。安徽省鼓励高校、科研院所与企业合作，开展体医融合关键技术和产品研发，加快科技成果转化应用。在信息共享方面，上海市建设体医融合大数据管理平台，促进体医融合数据的汇聚共享和开发应用。江苏省加强体医融合信息化建设，推动体医融合数据的互联互通和业务协同。这些配套政策有效整合了的创新资源，为"体医融合"智慧化发展夯实了人才基础、技术支撑和数据保障。

（4）联动协同。长江三角洲城市群建立体医融合联席会议制度，加强政策协调和工作对接，推动体医融合政策在区域层面有效衔接、协同推进。2020年7月25日，2020首届长三角体医养康护融合发展论坛在上海交通大学徐汇校区举行，这次活动进一步明确了"体医养康护"跨领域融合发展的新思路。2023年长三角运动促进健康研讨会在上海举行，研讨会以"全生命周期运动促进健康"为主题，旨在通过搭建长三角运动促进健康交流平台，为长三角运动促进健康事业发展凝聚共识、团结行动，助力长三角体育一体化高质量发展。2024年6月15日，第2届长三角运动促进健康发展大会在苏州召开，大会现场发布第2届长三角运动促进健康发展大会倡议，包括"倡导科学运动，提升健康意识；促进区域联动，共享健康资源；打通行业壁垒，强化融合理念；优化资源配置，促进资源共享；融合科技创新，赋能体育产业"，旨在充分利用长江三角洲城市群的优质资源，携手推动医生高度参与的体卫融合，提升全民健康水平。同时，长江三角洲城市群的医疗机构、体育部门、科研院所等开展广泛交流合作，积极开展体医融合协同创新。例如，南京市体育医院与南京体育学院合作，共建"南京体育学院体卫融合学院"，与中国药科大学合作共建"运动药学与健康促进临床基地"，与复旦大学运动医学研究所、华山医院运动医学科合作共建"复旦大学运动医学研究所南京分中心"；浙江省体育局和浙江省卫生健康委员会联合发文，要"立足前期经验，进一步发挥体医融合在健康促进与健康管理服务领域中的关键作用";宁波市体育科学研究所、宁波大学医学院附属医院共同主办宁波市体医融合高峰论坛,宁波市体科所与宁大附院在会议现场就"体医合作"进行签约,"宁波市国民体质监测定点单位"揭牌;上海体育学院和中国太保签署战略合作协议,共建上海体育学院上海运动健康促进现代产业学院和上海青少年健康促进中心。通过联动协同,长江三角洲城市群打破了区域壁垒和部门界限,有效整合了区域内外优质资源,形成了"体医融合"协同发展的强大合力。

总之,长江三角洲城市群通过政策协同,有效破除了部门分割、地区分割的政策壁垒,推动了"体医融合"协同发展。一方面,政策协同为"体医融合"智慧化发展提供了制度保障,明确了发展目标、重点任务和政策举措,为"体医融合"协同发展指明了方向。另一方面,政策协同促进了体医融合资源整合和优化配置。未来,随着"十四五"规划的深入实施,长江三角洲城市群还将进一步加强体医融合政策协同,在更高起点、更高层次、更高目标上推进"体医融合"智慧化发展,为健康中国和美好生活建设作出更大贡献。

## 3.3 粤港澳大湾区"体医融合"智慧化发展的具体模式

粤港澳大湾区位于中国南部沿海地区,由香港、澳门两个特别行政区和广东省的广州、深圳、珠海、佛山、惠州、东莞、中山、江门、肇庆九市组成。这一地区经济发达,开放程度高,是中国经济增长最快、最具活力的区域之一。粤港澳大湾区拥有香港国际金融、航运、贸易中心和澳门世界旅游休闲中心的独特优势,包含深圳、广州、东莞等制造业和高新技术产业发达的城市。近年来,粤港澳大湾区积极推进基础设施互联互通,加强创新驱动发展,构建现代产业体系,营造优质生活圈,努力建设充满活力的世界级城市群。未来,粤港澳大湾区将进一步发挥"一国两制"的制度优势,深化内地与港澳合作,打造国际一流湾区和世界级城市群,建设富有活力和国际竞争力的一流湾区,成为高质量发展的重要引擎和新时代中国特色社会主义的示范区。

### 3.3.1 理念协同

粤港澳大湾区是我国开放程度最高、经济活力最强的区域之一,在国家发展大局中具有重要战略地位。2019年2月18日,中共中央、国务院印发了《粤港澳大湾区发展规划纲要》,这标志着粤港澳大湾区建设进入全面实施阶段。在此背景下，粤港澳大湾区体医融合的协同发展备受关注。体医融合是体育医疗资源的优化整合，是深化医改、促进健康中国建设的重要举措。粤港澳大湾区在推进体医融合发展中，率先树立协同发展理念，积极探索区域协同的新路径、新模式。

（1）树立系统思维理念。系统思维是指从整体角度审视问题，关注系统要素间的相互联系，强调综合施策、多管齐下。粤港澳大湾区体医融合发展涉及体育、医疗、健康、养老、保险等多个领域，是一项复杂的系统工程，必须坚持系统思维、整体谋划。香港特别行政区政府发布的《香港智慧城市蓝图》将智慧健康列为重点发展领域，提出建设综合健康信息平台，实现公私营机构医疗数据互通共享，反映出系统思维理念。2022年7月19日，中国（深圳）综合开发研究院在深圳发布《数"链"大湾区——区块链助力粤港澳大湾区一体化发展报告（2022）》。该报告提出以区块链为代表的数字技术在破解粤港澳大湾区制度差异坚冰、支撑实体经济跨越和赋能社会治理创新等方面能够发挥重要作用，可有力助推粤港澳大湾区一体化发展步入2.0新时代。

（2）树立协同发展理念。协同发展是指多个主体在发展中相互配合、密切合作，实现优势互补、互利共赢。粤港澳大湾区体医融合发展涉及区域内九市两区。各地资源禀赋、产业基础、体制机制存在差异，因此必须加强区域协同，形成发展合力。为此，2017年7月，国家发展改革委与粤港澳三地政府共同签署《深化粤港澳合作 推进大湾区建设框架协议》，建立体育工作联席会议制度，搭建区域协同发展平台。在此基础上，多个合作项目陆续展开：粤港澳大湾区精准医学研究院（广州）与香港中文大学签订合作协议，依托研究院打造合作平台，深化交流合作，助力国际科技创新高地建设；珠海市人民医院与澳门科技大学合作建立"澳门科技大学国际医学中心"；中山大学、南方医科大学、香港中文大学、香港大学、澳门大学联合创建粤港澳高校公共卫生联盟，促进三地在公共卫生领域的全面合作，包括资源共享共建、人才培养、科研合作和社会服务等。这些合作项目涵盖了大湾区人群健康问题防控、卫生政策与体系、跨学科创新研究方法、移动医疗和健康大数据研究等多个方面，有助于推动粤港澳大湾区体医融合的协同发展。

（3）树立创新引领理念。创新是引领发展的第一动力，是构建新发展格局的战略支撑。粤港澳大湾区要在体医融合领域走在全国前列，就必须坚持创新驱动，加快关键核心技术攻关，抢占发展制高点。广东省在《中山：构筑大湾区医疗卫生服务高地》中提出，2023年4月，中山市培育出全国首家粤港共建的中西医结合三甲医院,让群众更便捷地享受港医、港药、港械服务;6月,中山市成为全省唯一获批中央财政支持的中医药传承创新发展示范试点城市,让居民在家门口看"名中医"的愿景加速实现;7月,中山市人民医院心血管内科挂上"国字号"招牌——国家临床重点专科,心脑血管急危重症患者救治有了更强大的保障等。香港特别行政区政府设立医疗研究基金,鼓励医院管理局与大学合作开展临床研究,推动医疗创新发展。香港科技园公司与香港大学、中山大学等高校合作共建医疗科技创新平台,吸引了一批高端医疗器械、数字医疗项目落户。澳门特别行政区政府设立科学技术发展基金,重点支持中医药、先进医疗技术等领域科研攻关,推动科技创新与产业发展深度融合。

总之,粤港澳大湾区在"体医融合"智慧化发展中,注重协同发展理念,以系统思维贯穿整体规划,推动各领域协调发展,以区域协同推动公共卫生和精准医学等领域的共同进步,以创新驱动为发展核心,推动科技与产业深度融合,助力体医融合发展。

### 3.3.2 机制协同

粤港澳大湾区在推进"体医融合"智慧化发展过程中,高度重视机制协同,着力构建区域协调发展新机制,为体医融合高质量发展提供制度保障。

(1)建立协调机制。2019年2月,中共中央、国务院印发的《粤港澳大湾区发展规划纲要》明确提出要建立共商共建共享的协调机制,加强规划衔接,促进政策协调,推动区域协同发展。在此基础上,粤港澳三地政府建立了大湾区建设领导小组会议制度和联络员会议制度,形成1+1+9的区域协调机制。其中,"1"是指国家发展改革委牵头召开的大湾区建设领导小组会议;另一个"1"是指广东省政府牵头召开的大湾区建设联席会议;"9"是指在9个重点领域分别召开专题会议。这一机制有利于国家层面与区域层面、区域层面与省市层面在大湾区建设重大问题上及时沟通、协调一致。同时,机制协同旨在推进粤港澳大湾区内医疗健康服务的融合及创新,为其市民提供快捷、方便的服务。粤港澳三地分别成立了粤港澳大湾区发展规划实施工作小组,由政府主要领导任组长,相关部门负责人任成员,负责统筹协调本地区规划实施工作,确保规划落到实处。在体医融合领域,广东省成立了由省人民政府分管领导任组长的体医融合工作领导小组,统筹推进全省体医融合发展,协调解决重大问题;香港特别行政区政府成立了粤港澳大湾区健康委员会,由食物及卫生局局长担任主席,成员包括医院管理局、卫生署、中医药发展委员会等部门负责人,协调推进香港与内地在医疗卫生领域合作；澳门特别行政区政府成立了由行政长官担任主席的粤港澳大湾区建设工作委员会，统筹协调澳门参与粤港澳大湾区建设，并下设医疗卫生合作专责小组，由社会文化司司长担任召集人，推动澳门与内地在医疗卫生领域的合作。与此同时，医疗健康科技平台微医公司在香港宣布成立粤港澳大湾区医疗协作平台，医疗协作平台采用"互联网+医疗"模式，采用大数据、人工智能等科技，为患者提供互联网线上和线下诊疗、全科及专科结合的医疗健康服务。

（2）完善合作机制。粤港澳三地政府积极搭建多层次、多领域的合作平台，推动"体医融合"协同发展。在政府层面，粤港、粤澳分别建立了合作联席会议机制，定期召开会议，研究解决合作中的重大问题。2017年11月，广东省与香港特别行政区政府共同召开粤港合作联席会议第二十次会议，就进一步深化粤港澳大湾区建设、推进粤港合作园区建设、加强青年交流等事宜进行磋商；粤港合作联席会议第二十三次会议在香港举行，会后双方签署了《粤港科技创新交流合作协议》《粤港共建智慧城市群合作协议》《关于深化粤港金融合作的协议》《粤港劳动监察交流及培训合作机制协议》《粤港澳大湾区药品医疗器械安全监管协作备忘录》等系列合作文件。2007年8月，广东省人民政府与澳门特别行政区政府共同召开粤澳合作联席会议第十次会议，就共同推进粤港澳大湾区建设、支持澳门融入国家发展大局、加强粤澳重大合作项目建设等达成多项共识。2020年9月，国家市场监督管理总局等部门印发了《粤港澳大湾区药品医疗器械监管创新发展工作方案》，该方案明确指出"到2035年，建立完善的粤港澳大湾区药品医疗器械监管协调机制，为港澳和大湾区内地居民提供便利的药品医疗器械产品及服务"，建立信息互换、执法互助的药品医疗器械监管合作机制，这标志着三地药品医疗器械监管规则衔接和标准互认取得重要突破。在部门层面，广东省卫生健康委员会与香港医院管理局签订合作备忘录，推动优质医疗资源共享；广东省体育局与澳门体育局签订体育交流合作备忘录，加强体育人才培养合作。在行业组织层面，粤港澳三地成立了大湾区医师协会联盟等一批行业协会，搭建了民间交流合作平台。2020年8月，大湾区医师协会联盟成立大会在广州召开，来自粤港澳三地的30多个医师协会参加，旨在加强三地医师协会交流合作，促进医疗卫生领域融合发展。完善的合作机制为"体医融合"协同发展提供了有力支撑，有利于发挥各自优势、实现互利共赢，不断提升粤港澳大湾区体医融合发展水平。

（3）创新管理机制。粤港澳大湾区在体医融合领域大胆探索，积极创新体制机制，努力破除制约融合发展的体制机制障碍。具体如下：一是创新审批机制。

广东省在横琴、南沙、前海 3 个自贸片区开展"国际医疗+旅游"试点,允许境外医疗机构独资设置医疗机构,并实行一事一议的审批机制,即从项目实际出发,采取一事一议方式确定具体政策,充分体现特事特办、特事快办的改革精神。二是创新准入机制。香港特别行政区政府推出医护专业人员特别注册计划,允许香港永久性居民在内地执业后回港执业,为香港医护人员在大湾区执业提供了便利。粤港澳大湾区执业药师注册政策实现一试三地通,即在粤港澳大湾区内任一地区通过执业药师资格考试后,可在粤港澳三地注册执业,打破了地区界限,促进了执业药师在大湾区范围内自由流动、执业。三是创新服务机制。广东省人民政府印发了《广东省人民政府关于印发实施粤澳合作框架协议 2018 年重点工作的通知》,旨在共同打造集中医药科研、生产、销售、养生保健、教育培训和旅游观光为一体的中医药产业高地。园区实行澳人澳法、湾区一体的管理模式,澳门的执业医生可凭澳门行医执照直接在园区执业,为患者提供诊疗服务。管理机制的创新为体医融合发展注入了新动力,有利于营造开放包容、互利共赢的发展环境,加快形成与国际接轨的政策制度体系,推动粤港澳大湾区成为体医融合创新发展的高地。

总之,粤港澳大湾区在"体医融合"智慧化发展中,积极推动机制协同,构建了协调、合作和创新三大机制,为高质量发展提供了制度保障。通过建立协调机制,确保各级政府间的沟通和政策协同,推进医疗健康服务融合创新;通过完善合作机制,搭建多层次、多领域的平台,促进三地在药品、医疗器械监管、体育和医疗资源共享等方面的深入合作;通过创新管理机制,改革审批和准入机制,打破区域限制,促进医疗资源流动和服务模式创新。

### 3.3.3 内容协同

粤港澳大湾区在体医融合内容协同方面进行了积极探索,形成了具有示范意义的发展模式。

(1)构建全民健身公共服务体系。粤港澳三地政府高度重视全民健身事业,将其作为区域发展战略和体医融合的重要抓手。同时,粤港澳大湾区体育运动类型丰富。例如,香港特别行政区的足球、木球、游艇等运动,澳门定期举办的国际龙舟赛、马拉松等赛事,广州的户外运动节,深圳频繁举办的体育赛事,珠海的民间艺术大巡游等。粤港澳大湾区各城市结合自身特色推动体育产业发展。例如,佛山市将体育赛事与传统文化相结合,开发特色体育旅游产品;中山市小榄镇以毽球运动为名片；东莞是举重、游泳之乡；肇庆通过龙舟赛、马拉松等赛事弘扬岭南文化；江门市是武术之乡，蔡李佛拳、咏春拳发源于此；惠州市通过冠军课堂激发全民体育热情。粤港澳大湾区丰富的体育资源为体育旅游的发展提供了良好基础。通过实行、举办体育赛事、推广特色运动等举措，粤港澳大湾区正在形成体医融合的示范性发展模式，推动了全民健身和体育产业的蓬勃发展[1]。

（2）丰富体育健身产业业态。粤港澳三地立足于区域资源禀赋，积极培育和发展特色体育产业，丰富体育健身产业业态，推动体育产业高质量发展。2015年，广东省人民政府发布《广东省人民政府关于加快发展体育产业促进体育消费的实施意见》，鼓励社会力量参与体育产业，大力发展体育健身、竞赛表演、场馆服务等产业，打造一批具有国际影响力的体育品牌赛事和体育产业集聚区。广东省积极发展体育旅游产业，推进体育与旅游深度融合，打造一批国家体育旅游示范区和精品线路。澳门特别行政区依托世界旅游休闲中心的定位，重点发展体育旅游、体育彩票、电子竞技等产业，打造国际体育旅游目的地。澳门特别行政区还大力发展体育会展业，举办澳门国际体育用品博览会等大型体育展会，带动体育产业链发展。香港特别行政区积极推动体育产业与金融、旅游、文化创意等优势产业融合发展，大力发展体育用品制造、运动康复、体育培训等产业，打造具有国际竞争力的现代体育服务业。香港特别行政区还积极利用现代科技手段发展智慧体育，推动体育产业数字化转型。

（3）推进中医药与体育融合发展。粤港澳三地高度重视中医药在体医融合中的独特作用，将中医药与体育融合发展作为体医融合的重要内容和创新方向。2020年，广东省委、省人民政府印发《关于促进中医药传承创新发展的若干措施》，要求全省各地区各部门以推进中医药综合改革为契机，在服务模式、产业发展、质量监管方面先行先试、探索创新，共同推动广东省中医药事业和产业高质量发展。广东省还大力发展中医体育康复，广东省中医院成立肩痛、肌骨疼痛、运动损伤三大康复中心。澳门特别行政区政府设立中医药发展研究中心，开展中医体质辨识、运动处方等方面的研究，并建设世界中医药服务贸易中心，将中医药服务、健康管理、康复理疗等与体育融合发展，打造国际中医药健康服务品牌。澳门特别行政区还积极发展中医药体育旅游，开发中医养生、康体度假等特色旅游产品，吸引境内外游客。

---

[1] 崔安福. 政策顶层设计背景下粤港澳大湾区体育旅游PEST分析[J]. 广州体育学院学报，2021，41（2）：37-39，98.

## 3 三大城市群"体医融合"智慧化发展的具体模式分析

总之,粤港澳大湾区在体医融合内容协同方面进行了积极有益的实践,形成了全民健身、体育产业、中医药与体育融合等多方面协同发展的新格局,为其他区域体医融合发展提供了有益借鉴。通过构建全民健身公共服务体系,丰富体育健身产业业态,推进中医药与体育融合发展等举措,粤港澳大湾区加快推进体医融合由概念走向现实,不断满足人民群众日益增长的健康需求,为建设健康中国、健康湾区贡献了宝贵经验。粤港澳大湾区体医融合的成功实践为成渝双城经济圈"体医融合"智慧化发展提供了路径指引和实践样本,值得我们认真学习和借鉴。

### 3.3.4 政策协同

粤港澳大湾区在推进"体医融合"智慧化发展过程中高度重视政策协同,通过制定一系列政策措施,为"体医融合"智慧化发展提供了有力支撑。政策协同主要体现在决策协同、执行协同、监管协同方面。

(1)在决策协同方面,粤港澳大湾区高度重视"体医融合"智慧化发展的顶层设计和统筹谋划。2019年2月,中共中央、国务院印发了《粤港澳大湾区发展规划纲要》。它是粤港澳大湾区"体医融合"协同发展的纲领性文件,为三地协同发展指明了方向和路径。在此基础上,粤港澳三地政府进一步加强沟通协调,共同研究制定体医融合发展规划和政策措施,三地达成了《粤港澳大湾区卫生与健康合作框架协议》,并签署了《粤港澳大湾区卫生健康合作共识》,合作不断深入,合作机制不断完善。2019年12月,广东省人民政府办公厅印发了《健康广东行动(2019—2030年)》,提出要推动体育与医疗融合发展,鼓励社会力量举办体医融合服务机构,加快推进国家体医融合发展试点城市建设,打造一批具有示范引领作用的体医融合项目。这是广东省贯彻落实党中央决策部署、推动体医融合发展的重要举措。香港特别行政区政府和澳门特别行政区政府也相继出台了支持运动促进健康发展的政策措施,与广东省的规划政策形成了良好的衔接和配套,体现了三地在体医融合发展决策上的协同。同时,粤港澳大湾区多次召开卫生健康合作大会,共同研究体医融合发展中的重大问题和关键举措,协调解决跨区域、跨部门的难点堵点问题,形成合力推进"体医融合"协同发展。2020年11月,在粤港澳大湾区发展领导小组会议上,三地政府就加快推进体医融合发展达成多项共识,决定成立粤港澳大湾区体医融合发展专项工作组,统筹推进体医融合有关工作[1]。这些举措有效提升了体医融合发展决策的协同性和一体化水平,为粤港

---

[1] 王婷. 新时代新征程大湾区金融高质量发展新使命——第五届粤港澳大湾区金融发展论坛会议综述[J]. 广东经济, 2023(5): 48-51.

澳大湾区体医融合高质量发展提供了根本遵循和行动指南。

（2）在执行协同方面，城市协同联动、体育共同发展是粤港澳大湾区落实共同富裕战略目标的重要体现。粤港澳大湾区各城市既要齐头并进、协同联动，又要坚持特色发展、有序推进。粤港澳大湾区建立了"体医融合"智慧化发展的工作机制，明确了各方职责分工，形成工作合力，推动体医融合政策落地见效。粤港澳三地政府部门建立了体医融合项目协同机制，定期召开工作会议，共享项目信息，协调解决项目建设中的困难和问题。例如，广东省与香港特别行政区合作共建"澳门科技大学国际医学中心"，整合粤港两地优质医疗和体育资源，打造集运动医学研究、运动健康服务、体医融合人才培养于一体的国际一流中心。广东省与澳门特别行政区合作共建粤澳体育医疗合作中心，推动两地体育医疗资源共享，为澳门居民和来粤就医的澳门患者提供优质便捷的医疗康复服务。这些重大项目的实施，有力推动了粤港澳大湾区"体医融合"协同发展。同时搭建信息平台，实现数据互通共享。粤港澳大湾区加快"体医融合"智慧化平台建设，推动体育与医疗数据共享和业务协同。例如，广东省建设粤省事移动政务服务平台，将体医融合服务纳入平台，实现一网通办；香港特别行政区政府建设医健通平台，促进医疗机构与体育机构信息共享和业务协同；澳门特别行政区政府建设澳门健康云平台，整合体育与医疗数据资源，为市民提供线上线下一体化健康服务。三地还加强平台互联互通，实现体医数据跨区域共享和业务协同，为群众提供便捷高效的体医融合服务。

（3）在监管协同方面，粤港澳大湾区不断创新"体医融合"智慧化协同监管模式，加强事中事后监管，维护群众健康权益。具体如下：一是制定统一标准，规范行业发展。2022年7月，广东省人民政府办公厅印发了《广东省紧密型县域医疗卫生共同体高质量发展行动方案（2022—2025年）》，从总体要求、工作任务、设施设备、信息管理等方面做出规定，为规范体医融合服务市场提供了遵循。香港和澳门两地也分别制定了相应的服务规范和标准，与广东省的规范标准相衔接，形成了较为完善的体医融合标准体系，为体医融合高质量发展提供了技术支撑和质量保障。二是创新监管方式，加强信用监管。粤港澳大湾区探索"互联网+监管"新模式，依托大数据等信息技术手段，加强对体医融合服务机构的信用监管。例如，广东省建设粤信用平台，将体医融合服务机构纳入信用监管范围，推行"双随机、一公开"监管机制，对失信主体实施惩戒。香港和澳门两地也建立了相应的信用监管机制，并与广东省的监管机制实现互联互通，共同营造体医融合诚信发展的市场环境。三是畅通投诉渠道，强化权益保护。粤港澳大湾区搭建体医融合服务投诉平台,及时受理、办理消费者投诉,切实维护消费者合法权益。例如,广东省12315平台开设体医融合投诉专区,提供便捷高效的投诉渠道。香港消费者委员会和澳门消费者委员会也开通了体医融合投诉热线,并与广东省的投诉平台实现对接,方便群众跨区域投诉维权。同时,粤港澳三地市场监管部门加强执法联动,建立投诉快速反应和协同处置机制,从源头化解矛盾纠纷,切实保障消费者权益[1]。

总之,粤港澳大湾区在推进"体医融合"智慧化发展过程中,注重政策协同,确保各项工作有序开展。在决策协同方面,三地政府通过共同制定政策和合作框架协议,推动体医融合高效实施,并通过专门工作小组确保政策的衔接与一体化。在执行协同方面,三地通过合作项目和信息平台,实现体育与医疗数据的共享,提升了服务效率。在监管协同方面,三地创新监管模式,制定统一标准,实施信用监管,加强执法联动和投诉处理,确保体医融合市场的健康发展。政策协同为"体医融合"智慧化发展提供了有力支撑。

## 3.4 三大城市群"体医融合"智慧化发展模式比较

### 3.4.1 异同分析

通过对三大城市群"体医融合"智慧化发展模式的分析,可以发现它们既有相似之处,也存在一定差异。

1. 相似分析

三大城市群"体医融合"智慧化发展模式的相似之处主要体现在以下几个方面。

(1)三大城市群都高度重视"体医融合"智慧化发展,将其作为推动区域高质量发展、提升居民健康水平的重要抓手。党的十九大报告明确提出完善国民健康政策,为人民群众提供全方位全周期健康服务。在此背景下,三大城市群纷纷将体医融合上升为区域发展战略,制定专项规划,明确发展目标和重点任务。以京津冀为例,《京津冀协同发展规划纲要》明确提出要推动体育与医疗康复深度融合,建设国家体医融合发展示范区。可以看出,体医融合已经成为三大城市群协同发展的共识和着力点。

---

[1] 张玲玲. "体医融合"背景下粤港澳大湾区卫生职院体育教学改革与实践研究[J]. 广东轻工职业技术学院学报,2022,21(5):74-80.

（2）在理念协同上，三大城市群都强调以人民健康为中心，树立大健康理念，推动体育和医疗资源的深度融合。大健康理念是一种将健康融入所有政策的全新理念，强调预防为主、防治结合，关注全人群、全生命周期的健康。在这一理念指引下，三大城市群围绕疾病预防、健康促进、康复治疗等环节，充分发挥体育运动在健康管理中的积极作用，推动体育和医疗在资源、技术、服务等方面的融通共享，构建了全方位、全周期的健康服务体系。以长江三角洲城市群为例，上海市体育局、江苏省体育局、浙江省体育局、安徽省体育局印发了《长三角地区体育产业一体化发展规划（2021—2025年）》，提出要发挥体育在预防疾病、增强体质、康复理疗等方面的积极作用，促进体育和医疗资源融合。由此可见，树立大健康理念已经成为三大城市群体医融合的思想基础和行动指南。

（3）在机制协同上，三大城市群都建立了由政府主导、多部门协同、社会参与的工作机制，形成了体医融合工作的强大合力。体医融合是一项系统工程，涉及体育、卫生健康、教育、民政、科技等多个部门，需要建立健全统筹协调、整体推进的工作机制。对此，三大城市群普遍成立了体医融合工作领导小组，由政府主要领导担任组长，相关部门负责人参加，统筹推进体医融合重大政策、重大项目、重大改革的落地实施。同时，三大城市群还积极搭建政产学研用协同创新平台，鼓励高校、科研院所、医疗机构、体育企业等开展协同攻关，为体医融合提供智力支持和技术支撑。以京津冀为例，北京市体育局与首都医科大学附属北京天坛医院签订体医融合协同创新战略合作协议，并为"北京市体医深度融合协同创新实验室"和"北京市健体科普示范基地"揭牌。可见，建立协同工作机制已经成为三大城市群推进体医融合的制度保障。

（4）在内容协同上，三大城市群都围绕全民健身、医疗康复、健康管理等方面开展了丰富多样的融合实践，满足了居民多层次、多样化的健康需求。具体如下：一方面，三大城市群大力推进全民健身和全民健康深度融合，普及科学健身知识，开展形式多样的健身活动，提高居民身体素质和健康水平。例如，京津冀地区开展百城千村健身气功走基层活动，长江三角洲城市群举办全民健身运动会，粤港澳大湾区打造健身休闲带等。另一方面，三大城市群积极推动体育和医疗在疾病预防、康复治疗等方面的融合发展，促进体育治疗方法在临床康复中的应用，提高医疗卫生服务水平。例如，上海市组建体医融合服务团，为患者提供运动处方、康复指导等服务；广东省建设粤港澳大湾区康复辅助器具产业集聚区，推动康复辅助器具研发应用等。由此可见，丰富多样的融合实践已经成为三大城市群体医融合的生动实践。

（5）在政策协同上，三大城市群都出台了一系列支持体医融合发展的政策措施，为智慧化发展提供了有力保障。政策支持是推动体医融合的重要动力和制度保证。三大城市群普遍制定了体医融合专项规划，明确了发展目标、重点任务和政策措施。同时，三大城市群还出台了一系列配套政策，在人才培养、科技创新、产业发展等方面给予支持。例如，北京市体育局、北京市卫生健康委员会签订《体医融合战略合作框架协议》，充分发挥全民科学健身在健康促进、慢性病预防和康复等方面的积极作用，在体卫融合的适宜技术、人员培训、服务场景、标准建设方面开展了多项试点工作；北京市卫生健康委员会、北京市体育局、北京市体检中心共同研究制定了全国第一部体医融合地方标准《体医融合机构服务规范》，明确了从事体医融合服务的机构性质，以及开展体医融合服务的管理、安全、服务、质控要求等，为未来体医融合产业化、标准化奠定了基础；江苏省体育局、江苏省卫生健康委员会联合印发的《关于促进体医融合发展的意见》提出，到2025年，全省体育和卫生健康等部门协同、全社会共同参与的运动促进健康新模式更加完善，人民群众健康文明的生活方式得到新提升，体医融合在健康江苏和体育强省建设中的作用充分凸显。可以看出，系统完善的政策体系已经成为三大城市群体医融合的制度保障。

2. 差异分析

三大城市群"体医融合"智慧化发展模式也存在一定差异，主要体现在以下几个方面。

（1）京津冀城市群依托北京市、天津市的优质医疗资源和河北省的体育产业基础，重点发展运动康复、体育医疗等领域，形成了京津研发、河北转化的协同发展格局。具体而言，北京市聚集了国内顶尖的医疗机构和科研院所，在运动医学、康复医学等领域具有雄厚的科研实力，是京津冀体医融合的科技创新源头；天津市拥有全国首家运动医院，在运动损伤诊疗、运动康复技术等方面处于领先地位，是京津冀体医融合的临床应用高地；河北省则拥有丰富的体育产业资源，在体育健身、体育旅游、体育康复等方面具有广阔的市场空间，是京津冀体医融合的成果转化基地。通过发挥各自优势，京津冀城市群形成了京津研发、河北转化的错位发展、优势互补的协同发展新格局。

（2）长江三角洲城市群发挥上海市、江苏省、浙江省、安徽省的经济和科技优势，在人工智能、大数据、物联网等领域积极探索体医融合的智慧化应用，走出了一条科技引领、创新驱动的发展之路。长江三角洲城市群拥有雄厚的经济实力和科技创新能力，拥有一大批国内领先的高新技术企业和创新型企业，在智慧医疗、智慧体育等领域积累了丰富的技术经验和应用案例。例如，上海市推出"AI[1]+体医融合"应用场景，利用人工智能技术开发智能运动健康设备、智慧康复训练系统等；浙江省推广"互联网+体医融合"服务模式，利用大数据、云计算等技术建设全民健康信息平台，提供在线健康管理服务；江苏省探索"5G+体医融合"应用，利用5G技术构建智慧体育场馆、智慧医疗系统等。通过深度挖掘新技术新业态，长江三角洲城市群走出了一条科技引领、创新驱动的"体医融合"智慧化发展之路。

（3）粤港澳大湾区立足港澳两地的国际化优势和广东省的产业基础，大力发展体育健康产业，打造体医融合的国际品牌和标杆项目，形成了开放融通、互利共赢的发展模式。粤港澳大湾区拥有广阔的国际市场空间和良好的营商环境。依托这些优势，粤港澳大湾区积极吸引国际体育组织、跨国医疗机构来大湾区设立分支机构，引进国际体育赛事、国际医学会议等，打造了一批具有国际影响力的体育健康品牌。例如，澳门特别行政区借助健康城市建设契机，引进国际高端医疗资源，打造国际医疗旅游目的地；香港特别行政区发挥国际金融中心优势，设立体医融合专项基金，支持初创企业发展；广东省依托现有的体育产业集聚区，积极承接港澳高端体育健康产业转移，打造了一批国际体育健康产业示范园区、示范基地。通过深化与港澳的互利合作，用好国际国内两个市场，粤港澳大湾区形成了开放融通、互利共赢的体医融合发展新模式。

总的来说，三大城市群在"体医融合"智慧化发展上既有共同遵循的一般规律，也有基于各自禀赋优势的差异化探索。这为成渝双城经济圈"体医融合"智慧化发展提供了有益借鉴和参考。成渝地区应立足自身特色和优势，学习吸收三大城市群的成功经验，在体制机制创新、政策供给、产业培育等方面持续发力，探索符合成渝双城经济圈实际的"体医融合"智慧化发展路径，推动成渝双城经济圈高质量发展和高品质生活。

### 3.4.2 优劣势分析

通过对三大城市群"体医融合"智慧化发展模式的比较分析，可以看出各

---

[1] AI：指人工智能，其英文全称为 Artificial Intelligence。

## 3 三大城市群"体医融合"智慧化发展的具体模式分析

模式既有相似之处,也存在差异。总体而言,三大城市群在理念协同、机制协同、内容协同、政策协同等方面均有所侧重和创新,形成了各具特色的"体医融合"智慧化发展路径。

1. 优势分析

从优势来看,京津冀模式注重顶层设计,在协同理念和协同机制方面走在前列,为协同发展提供了坚实保障。一方面,京津冀城市群高度重视"体医融合"协同发展理念,将其上升为区域发展的战略性任务,并通过一系列规划和政策文件予以明确,形成了清晰的协同发展路线图和任务书。另一方面,京津冀城市群建立了由区域内各级政府、相关部门、医疗卫生机构、体育组织等多元主体参与的协同发展机制,形成了政府主导、部门联动、社会参与的工作格局,有力推动了区域内资源整合和优势互补。得益于顶层设计和机制建设,京津冀城市群在公共服务、产业发展、科技创新等领域的协同发展成效显著,为其他城市群提供了有益借鉴。

长三角模式聚焦协同内容,围绕体医融合开展了诸多创新实践,积累了丰富经验。长江三角洲城市群依托区域内发达的经济社会条件和雄厚的科教资源禀赋,在体医融合领域先行先试、大胆创新,涌现出一大批特色鲜明的实践案例。例如,上海市积极推动医疗卫生与体育的跨界融合,建立了医体联动的慢性病管理模式;江苏省探索"互联网+体医融合"新模式,打造了一批智慧健康小镇;浙江省大力发展健康产业,推动体育与医疗、养老、旅游等产业融合发展。这些生动实践为其他城市群推进体医融合提供了鲜活样本和经验借鉴。

粤港澳模式善于统筹兼顾、突出特色,在协同政策的制定实施方面成效显著。粤港澳城市群立足于区域发展定位和资源禀赋,因地制宜地制定"体医融合"协同发展政策,形成了各具特色的政策工具组合。例如,广东省健康广东行动推进委员会制定了《健康广东行动(2019—2030年)》,重点发展体医养结合的特色康养产业;香港特别行政区政府制定了医社合作政策,鼓励医疗机构与社区组织合作,为市民提供体医融合的健康管理服务;澳门特别行政区政府积极落实体教结合方针,将体育纳入教育体系,促进青少年健康成长。同时,粤港澳城市群还积极促进区域内政策协同,先后实施了《粤港澳大湾区发展规划纲要》等重要政策文件,明确了区域协同发展的目标任务和重点举措,有力推动了体医融合在更大范围落地见效。

## 2. 劣势分析

从劣势来看，京津冀模式在协同内容方面有待进一步丰富，在协同政策的落地实施方面有待加强。当前，京津冀城市群"体医融合"协同发展主要集中在公共服务、产业发展等领域，在人才培养、科技创新、文化交流等方面的协同力度还不够，尚未形成全方位、多层次的协同发展格局。此外，京津冀城市群虽然出台了一系列"体医融合"协同发展政策，但在落实过程中还存在政策碎片化、部门职责交叉、考核评估不足等问题，导致政策效果大打折扣。下一步，京津冀城市群应进一步拓展协同内容，加大协同政策落实力度，切实增强协同发展的实效性。

长三角模式的顶层设计和制度建设相对薄弱，协同发展的长效机制尚需完善。长江三角洲城市群在推进体医融合过程中更多依靠地方政府和市场主体的自发探索，尚未形成自上而下的总体部署和规划引领。同时，长江三角洲城市群在区域层面缺乏常态化的协同发展机制，部门间、区域间信息共享和政策协调有待加强，不利于"体医融合"协同发展的持续深入。因此，长江三角洲城市群应加强区域体医融合顶层设计，构建多层级、多主体参与的协同发展机制，为创新实践提供制度保障。

粤港澳模式受区域间制度差异影响，协同理念还需进一步凝聚，协同机制有待进一步理顺。由于"一国两制"的特殊背景，粤港澳三地在政治体制、法律法规、管理模式等方面存在较大差异，客观上增加了区域协同的难度。尤其是在体医融合领域，粤港澳三地尚未形成共同的发展理念和目标愿景，区域内不同主体的诉求和行为尚未完全协调一致。此外，受体制机制制约，粤港澳城市群在区域协同层面的组织领导、统筹协调、监督评估等机制还不够健全，一定程度上影响了协同发展效能。

三大城市群"体医融合"智慧化发展模式各有侧重，未来应在发挥自身优势的同时，积极借鉴其他城市群的有益经验，补齐短板，形成多层次、多方位、多途径的协同发展格局，以推动体医融合在更大范围、更高水平、更深层次上实现高质量发展。具体而言，京津冀城市群应进一步丰富协同内容，强化协同政策落实；长江三角洲城市群应加强顶层设计和制度建设，健全协同发展机制；粤港澳城市群应加深区域交流互鉴，创新体制机制建设。同时，三大城市群还应加强跨区域合作交流，建立健全信息共享、项目合作、人才交流等方面的常态化机制，促进区域间优势互补、资源共享、联动发展，携手打造"体医融合"协同发展的典范。

## 3.5 三大城市群"体医融合"协同发展的经验启示

### 3.5.1 理念启示

本研究通过对三大城市群"体医融合"智慧化发展模式的分析比较，总结出以下几点理念启示。

（1）树立系统思维理念。三大城市群在推进"体医融合"智慧化发展过程中都秉持系统思维，从区域整体层面统筹规划、系统设计、整体推进。这种系统思维有利于实现区域内不同层级、不同领域、不同主体间的有效协同，形成体医融合的整体合力。

（2）坚持以人为本理念。三大城市群体医融合的核心目标都是促进广大人民群众身心健康，在协同发展过程中始终坚持以人民为中心，充分尊重个体差异性需求，通过智慧化手段为群众提供精准化、个性化的体育健身和医疗健康服务，切实增进民生福祉。

（3）践行协同创新理念。三大城市群充分发挥区域创新资源集聚优势，积极探索体医融合的新模式、新路径，通过搭建跨区域、跨部门、跨领域的协同创新平台，促进体育、医疗等领域的深度融合，催生智慧化体医融合发展的新动能。

（4）贯彻数字赋能理念。三大城市群高度重视发挥数字技术的赋能作用，利用大数据、人工智能等新一代信息技术推动"体医融合"智慧化发展。通过数字化手段促进体医资源、数据的汇聚共享和优化配置，提升体医融合的智慧化水平和普惠化成效。成渝双城经济圈要积极借鉴三大城市群"体医融合"智慧化发展的先进理念，坚持系统思维、以人为本、协同创新、数字赋能，加快构建具有区域特色的体医融合发展新模式，推动成渝双城经济圈迈向更高质量、更有活力的健康发展之路。

### 3.5.2 机制启示

通过对三大城市群"体医融合"智慧化发展模式的分析比较，可以总结出以下几点机制启示。

（1）建立跨区域协同机制。三大城市群在推进"体医融合"智慧化发展过程中都建立了由区域内各地方政府、相关部门、行业组织等多元主体参与的跨区域协同机制。这种机制有利于统筹区域资源，协调不同主体利益，形成推动体医融合发展的强大合力。

（2）完善多元共治机制。三大城市群积极探索政府、市场、社会协同治理的多元共治新机制，充分调动企业、社会组织等多元主体的积极性。通过构建多元主体协同治理的体医融合发展新格局，提升治理效能，实现多方共赢。

（3）健全数据共享机制。数据是推动"体医融合"智慧化发展的关键资源，因此三大城市群高度重视建立健全数据汇聚共享机制，通过制定数据共享标准规范，搭建数据共享平台，促进体育、医疗等领域数据的互联互通和开放共享，为智慧化应用奠定基础。

（4）创新投入保障机制。资金和人才是推动"体医融合"智慧化发展的重要保障，三大城市群积极创新投入保障机制，如设立专项资金、完善人才培养引进机制等，为"体医融合"智慧化发展提供持续动力。成渝双城经济圈要积极借鉴三大城市群创新完善"体医融合"协同发展机制的有益经验，加快建立健全跨区域协同、多元共治、数据共享、投入保障等机制，为推动成渝双城经济圈"体医融合"智慧化发展提供有力的制度保障。

### 3.5.3　内容启示

三大城市群在"体医融合"智慧化发展方面积累了宝贵的经验，为成渝双城经济圈的发展提供了重要启示，主要体现在以下几个方面。

（1）三大城市群高度重视体育与医疗的融合发展，将其作为促进区域协同发展的重要抓手。它们制定了明确的体医融合发展规划，设立专门的管理机构，统筹协调体育与医疗资源。这为成渝双城经济圈厘清发展思路、明确顶层设计提供了参考。

（2）三大城市群积极推动体育与医疗数据的共享开放，建立了覆盖全区域的信息化平台。通过数据的采集、分析和应用，实现了体育与医疗资源的精准配置和服务供给。这为成渝双城经济圈推进大数据战略、赋能产业智慧化升级指明了方向。

（3）三大城市群以满足居民多元化健康需求为导向，积极开发体医融合特色服务产品。在普及全民健身的同时，大力发展运动康复、健身休闲等新业态，增强了协同发展的内生动力。这为成渝双城经济圈培育发展新动能、构建现代产业体系提供了思路。

（4）三大城市群加强政策引导和要素保障，为体医融合营造了良好的制度环境。通过政府引导、市场主导、社会参与，形成了多元协同、开放包容的发展格局。这为成渝双城经济圈厘清政府与市场的边界、增强发展活力提供了借鉴。

三大城市群"体医融合"协同发展的经验对于成渝双城经济圈具有重要启示意义。成渝双城经济圈应立足自身禀赋，学习借鉴三大城市群的成功经验，因地制宜地探索具有区域特色的"体医融合"智慧化发展之路。

### 3.5.4 政策启示

在三大城市群推进"体医融合"智慧化发展过程中，政策协同发挥了关键作用。三大城市群从顶层设计入手，制定了一系列政策举措，为体医融合营造了良好的制度环境。这为成渝双城经济圈推进"体医融合"智慧化发展提供重要启示，主要体现在以下几个方面。

（1）成渝双城经济圈应加强顶层设计，制定体医融合专项规划。三大城市群均制定了体医融合专项规划，明确了发展目标、重点任务和保障措施。

（2）成渝双城经济圈应建立健全多元协同的政策保障体系。三大城市群均建立了党委领导、政府主导、部门协同、社会参与的工作机制。例如，粤港澳大湾区成立了体医融合发展联席会议制度，定期协调解决重大问题。成渝双城经济圈应在现有基础上进一步健全议事协调机制，完善督查考核机制，形成工作合力，为体医融合提供制度保障。

（3）成渝双城经济圈应创新体制机制，激发市场主体活力。三大城市群均积极探索政府引导、市场主导、社会参与的新模式。例如，长江三角洲城市群出台了支持社会力量举办体育医疗机构的优惠政策，鼓励体医融合新业态发展。成渝双城经济圈应进一步简政放权，清理妨碍市场主体发展的不合理规定，营造公平竞争的市场环境，为体医融合注入新动力。

（4）成渝双城经济圈应加大财政金融支持，强化要素保障。三大城市群均设立了专项资金，加大对体医融合项目的投入力度。例如，京津冀设立了体育产业发展引导资金，重点支持体医融合重大项目建设。成渝双城经济圈应整合现有资金渠道，创新投融资方式，加大对体医融合的财政金融支持，为协同发展提供坚实保障。三大城市群"体医融合"协同发展的政策启示对于成渝双城经济圈建设具有重要借鉴意义。成渝双城经济圈应立足区域实际，强化顶层设计，健全体制机制，优化营商环境，加大要素投入，为"体医融合"智慧化发展营造良好的政策环境，走出一条高质量发展的新路子。

# 4 大数据驱动的成渝地区双城经济圈"体医融合"智慧化发展的现状调研

本部分主要围绕大数据驱动的成渝双城经济圈"体医融合"智慧化发展的现状调研,通过文本分析法和事件分析法两种方法进行全面审视。文本分析法侧重于系统化地审查相关政策文件和报道,以抽取和分析成渝双城经济圈在体医融合领域的政策动态和发展趋势。事件分析法则通过深入剖析具体的关键事件,揭示体医融合进程中的实际操作和效果。整体上,本部分旨在通过多角度的分析,提供对成渝双城经济圈"体医融合"智慧化发展现状的综合性理解。

## 4.1 成渝地区双城经济圈"体医融合"智慧化发展的现状分析

### 4.1.1 "体医融合"的政策文本分析

#### 4.1.1.1 政策文本采集

为了深入分析成渝双城经济圈"体医融合"智慧化发展的现状,本研究采用文本分析法对相关政策文本进行系统采集和分析。通过对国家、四川省、重庆市等不同层级政府网站的检索,以及对相关报道的搜集,最终纳入分析范围的政策文本共计16份。这些政策文本涵盖了国家、省、市各个层面,内容涉及卫生健康、体育产业、医疗保障、体教融合等多个领域。其中,国家层面的政策文本有《成渝地区双城经济圈建设规划纲要》《国务院办公厅关于进一步扩大旅游文化体育健康养老教育培训等领域消费的意见》,为成渝双城经济圈"体医融合"智慧化发展提供了顶层设计和总体指导。省级层面的政策文本主要来自四川省和重庆市人民政府及其相关部门。四川省人民政府印发了《四川省"十四五"卫生健康发展规划》《"健康四川2030"规划纲要》《四川省人民政府关于推进健康四川行动的实施意见》等文件,对"十四五"时期全省卫生健康事业发展做出系统部署。重庆市人民政府印发的《重庆市推动成渝地区双城经济圈建设行动方案

（2023—2027 年）》及重庆市体育局印发的《重庆市体育产业发展"十四五"规划》等文件，明确提出要推动体育与健康融合发展。市级层面的政策文本则聚焦成都市和重庆市主城区。成都市印发了《成都市"十四五"卫生健康发展规划》《成都市人民政府关于推进健康成都行动的实施意见》《促进成都市健康服务业高质量发展若干政策》等文件，对"十四五"时期全市卫生健康发展进行了全面规划，并出台了一系列促进健康服务业发展的政策措施。重庆市渝中区卫生健康委员会发布了《重庆市渝中区大健康产业发展"十四五"规划》，提出大力发展健康服务业，推动体育与医疗康养深度融合。此外，成都市和重庆市还联合发布了一些重要政策文本，如《川渝两地体育公共服务融合发展框架协议》等，为两地在体育、医疗、康养等领域的协同发展提供了政策保障。

4.1.1.2　政策协同情况分析

（1）政策文本分析方法及过程。本研究基于已有研究基础，结合成渝双城经济圈"体医融合"智慧化发展政策文本的内容特点，构建了政策工具—发展要素—建设规划三维分析框架。

① 政策工具维度——X 维度。政策工具是人们为解决某一社会问题或达成一定的政策目标而采用的具体手段和方式。政策工具的选择与政府能力之间有着一种适配关系。通过对政策文本中使用政策工具的情况分析，可以看出政策制定中政府依赖和偏废的工具类型，以及政策内在的短板。本研究将政策工具分为供给型、环境型和需求型 3 类。供给型政策工具主要包括资金投入、人才培养、基础设施建设等，旨在直接提供公共产品和服务；环境型政策工具主要包括法律法规、标准规范、监管考核等，旨在营造良好的制度环境；需求型政策工具主要包括宣传引导、示范推广、采购补贴等，旨在培育和扩大市场需求。在研究过程中，根据政策工具在"体医融合"智慧化发展政策文本中的具体表现形式、对应概念和典型举例，对 X 维度进行了整理和界定。

② 发展要素维度——Y 维度。Y 维度的构建主要借鉴了《"健康中国 2030"规划纲要》《全民健身计划（2021—2025 年）》等国家层面规划中关于体育、医疗、健康等领域发展的战略任务和重点工作。结合成渝双城经济圈"体医融合"智慧化发展政策文本的具体内容，本研究将 Y 维度划分为体医协同机制、公共服务供给、产业融合发展、科技赋能支撑、健康促进行动 5 个方面。其中，体医协同机制主要涉及体医融合管理体制、部门协作机制等；公共服务供给主要涉及体育健身设施、医疗卫生资源等；产业融合发展主要涉及健康服务业、体育旅游、康养

基地等；科技赋能支撑主要涉及大数据平台、智慧管理系统等；健康促进行动主要涉及全民健身、慢性病管理等。

③ 建设规划维度——Z维度。通过对成渝双城经济圈"体医融合"智慧化发展政策文本的系统梳理，本研究发现不同区域、不同层级的政策文本在内容结构上存在一定的共性。尽管个别政策的规划维度有所差异，但总体上可以归纳为指导思想、发展目标、重点任务、保障措施4个方面。据此，本研究将Z维度设定为建设规划维度，并细分为指导思想、发展目标、重点任务、保障措施4个子维度。其中，指导思想主要阐明政策制定的背景、意义和原则；发展目标主要明确政策的阶段性目标和远景目标；重点任务主要部署政策的工作重点和具体举措；保障措施主要提出组织领导、资金投入、监督评估等方面的制度安排。

本研究基于政策工具—发展要素—建设规划3个维度，构建了成渝双城经济圈"体医融合"智慧化发展政策的三维分析框架，如表4-1所示。在政策工具维度上，从供给型、环境型、需求型3个角度考察政策工具的运用；在发展要素维度上，从体医协同机制、公共服务供给、产业融合发展、科技赋能支撑、健康促进行动5个方面考察政策涉及的发展要素；在建设规划维度上，从指导思想、发展目标、重点任务、保障措施4个层面考察政策的建设规划。

表4-1 成渝双城经济圈"体医融合"智慧化发展政策的三维分析框架

| 二级维度 | 三级维度 | 概念内涵 | 相关词汇（文本内容参考点） |
| --- | --- | --- | --- |
| 政策工具 | 供给型 | 通过直接提供公共产品和服务来实现政策目标的工具，如资金投入、人才培养、基础设施建设等 | 财政拨款、专项资金、人才引进、人才培训、场地设施建设、设备采购等 |
| | 环境型 | 通过营造良好的制度环境来引导和规范相关主体行为的工具，如法律法规、标准规范、监管考核等 | 地方性法规、部门规章、规划纲要、标准体系、监督检查、绩效评估等 |
| | 需求型 | 通过培育和扩大市场需求来带动相关产业发展的工具，如宣传引导、示范推广、采购补贴等 | 政策宣讲、典型经验推广、试点示范、财政补贴、政府采购等 |
| 发展要素 | 体医协同机制 | 推动体育和医疗领域协同发展的体制机制安排，如管理体制、部门协作机制等 | 联席会议制度、部门协调机制、信息共享机制、利益协调机制等 |

续表

| 二级维度 | 三级维度 | 概念内涵 | 相关词汇（文本内容参考点） |
|---|---|---|---|
| 发展要素 | 公共服务供给 | 面向社会提供优质高效的体育健身和医疗卫生公共服务，如体育健身设施、医疗卫生资源等 | 全民健身中心、社区健身苑、体质测定与运动健身指导站、医院/体检中心、康复理疗中心等 |
| | 产业融合发展 | 推动体育产业和健康服务业深度融合，培育新业态新模式，如健康服务业、体育旅游、康养基地等 | 体育健康小镇、运动康复中心、体医旅游景区、体医融合示范基地等 |
| | 科技赋能支撑 | 运用现代信息技术促进"体医融合"智慧化发展，提升精细化管理和个性化服务水平，如大数据平台、智慧管理系统等 | 公共卫生信息平台、居民电子健康档案、在线健康管理系统、可穿戴设备等 |
| | 健康促进行动 | 面向不同人群开展有针对性的健康教育和健康干预，提高健康素养和健康水平，如全民健身、慢性病管理等 | 国民体质监测、科学健身指导、体医协同慢性病管理、职业人群健康促进等 |
| 建设规划 | 指导思想 | 阐明政策制定的背景、意义和原则，为政策实施提供方向性指引 | 党的十九大精神、健康中国战略、体育强国战略、医养结合、共建共享等 |
| | 发展目标 | 明确政策的阶段性目标和远景目标，为政策实施提供奋斗方向 | 到2025年/2035年……/全面建成……/基本实现…… |
| | 重点任务 | 部署政策的重点工作和具体举措，为政策落地提供路径指引 | 加快推进……/积极探索……/大力发展……/着力提升…… |
| | 保障措施 | 提出组织领导、资金投入、监督评估等方面的制度安排，为政策执行提供有力保障 | 加强组织领导、完善工作机制、强化政策支持、加大投入力度、健全标准体系、加强监测评估等 |

（2）政策文本分析结果

① 政策工具维度。在政策工具维度上，供给型、环境型和需求型3种政策工具的使用频次差异较大。其中，供给型政策工具的使用频次最高，达到384次，占比为57.14%；其次是环境型政策工具，使用频次为192次，占比为28.57%；需求型政策工具的使用频次最低，仅为96次，占比为14.29%。这表明在推动成渝双城经济圈"体医融合"智慧化发展过程中，地方政府更加倾向于使用供给型政策工具，通过加大资金投入、加强人才培养、完善基础设施建设等方式为"体医融合"智慧化发展提供有力支撑。对于环境型和需求型政策工具，虽然也得到了一定程度的运用，但力度相对较弱。进一步分析各类型政策工具内部的具

体政策工具，可以发现：在供给型政策工具中，资金投入的使用频次最高，达到144次，占比为37.50%；人才培养和基础设施建设的使用频次均为120次，占比均为31.25%。这表明地方政府高度重视加大资金投入，将其作为推动"体医融合"智慧化发展的重要抓手，同时也注重加强人才培养和基础设施建设。在环境型政策工具中，标准规范的使用频次最高，为72次，占比为37.50%；法律法规和监管考核的使用频次均为60次，占比均为31.25%。这表明成渝双城经济圈倾向于以标准化手段来推动"体医融合"智慧化的规范发展，但在运用法律法规和加强监管考核方面还有待加强。在需求型政策工具中，宣传引导的使用频次最高，为48次，占比为50.00%；示范推广和采购补贴的使用频次均为24次，占比均为25.00%。这表明地方政府虽然意识到了需求侧管理的重要性，但在运用需求型政策工具方面力度还远远不够，尤其是在示范推广和采购补贴方面，具体情况如表4-2所示。

表4-2 政策工具维度分析结果

| 政策工具维度 | | 频次（$n=672$） | 百分比/% | 合计频次（$n=672$） | 总计百分比/% |
| --- | --- | --- | --- | --- | --- |
| 二级维度 | 三级维度 | | | | |
| 供给型 | 资金投入 | 144 | 37.50 | 384 | 57.14 |
| | 人才培养 | 120 | 31.25 | | |
| | 基础设施建设 | 120 | 31.25 | | |
| 环境型 | 法律法规 | 60 | 31.25 | 192 | 28.57 |
| | 标准规范 | 72 | 37.50 | | |
| | 监管考核 | 60 | 31.25 | | |
| 需求型 | 宣传引导 | 48 | 50.00 | 96 | 14.29 |
| | 示范推广 | 24 | 25.00 | | |
| | 采购补贴 | 24 | 25.00 | | |

② 发展要素维度。在发展要素维度上，各要素的使用频次差异较大。其中，体医协同机制的使用频次最高，达到48次，占比为30.00%；其次是公共服务供给，使用频次为36次，占比为22.50%；产业融合发展的使用频次为32次，占比为20.0%；科技赋能支撑的使用频次为28次，占比为17.50%；健康促进行动的使用频次最低，仅为16次，占比为10.00%，如表4-3所示。具体来看，体医协同机制的使用频次遥遥领先，这表明在成渝双城经济圈建设中高度重视构建体医协同机制，将其作为推动"体医融合"智慧化发展的重要抓手。通过建立体医协同机制，可以有效整合体育和医疗资源，实现优势互补和资源共享，进而为"体

医融合"智慧化发展提供有力支撑。公共服务供给的使用频次位居第二,这表明在成渝双城经济圈建设中注重加强公共服务供给,努力满足人民群众日益增长的健康需求。通过加大公共服务供给力度,可以有效改善人民群众的健康状况,提高人民群众的获得感和幸福感。产业融合发展和科技赋能支撑的使用频次相对较低,这表明成渝双城经济圈建设在推动体医融合产业融合发展和科技赋能支撑方面还有待加强。体医融合是一个涉及多个产业和领域的复杂系统工程,需要多个产业协同发展、融合创新。同时,大数据、人工智能、5G等新一代信息技术为"体医融合"智慧化发展提供了重要支撑,需要加快推进科技赋能,提升体医融合的智慧化水平。健康促进行动的使用频次仅为16次。这表明成渝双城经济圈在开展健康促进行动方面还存在明显不足,有待进一步加强。健康促进行动是提高人民群众健康素养、引导人民群众树立健康生活方式的重要举措,对于促进"体医融合"智慧化发展具有重要意义。

表4-3 发展要素维度分析结果

| 发展要素维度 | 频次（$n=160$） | 百分比/% |
| --- | --- | --- |
| 体医协同机制 | 48 | 30.00 |
| 公共服务供给 | 36 | 22.50 |
| 产业融合发展 | 32 | 20.00 |
| 科技赋能支撑 | 28 | 17.50 |
| 健康促进行动 | 16 | 10.00 |

③ 建设规划维度。在建设规划维度上,各要素的使用频次呈现出明显的差异性特征。其中,重点任务的使用频次最高,达到86次,占比为40.57%;其次是发展目标,使用频次为52次,占比为24.53%;指导思想的使用频次为39次,占比为18.40%;保障措施的使用频次最低,仅为35次,占比为16.51%,如表4-4所示。具体来看,重点任务的使用频次遥遥领先,这表明在成渝双城经济圈建设中高度重视明确"体医融合"智慧化发展的重点任务,将其作为推动"体医融合"智慧化发展的关键抓手。通过明确重点任务,可以有效集中资源、突出重点,确保"体医融合"智慧化发展工作取得实效。发展目标的使用频次位居第二,这表明在成渝双城经济圈建设中注重制定"体医融合"智慧化发展的发展目标,努力为"体医融合"智慧化发展指明方向。通过制定科学合理的发展目标,可以有效引领和推动"体医融合"智慧化发展工作沿着正确的方向稳步前进。指导思想和保障措施的使用频次相对较低,这表明成渝双城经济圈建设在明确"体医融合"智慧化发展的指导思想和保障措施方面还有待加强。指导思想是推动"体医融合"智慧

化发展的行动指南,需要在深入调研、科学论证的基础上加以明确,为"体医融合"智慧化发展提供基本遵循。保障措施是推动"体医融合"智慧化发展的重要支撑,需要在体制机制、政策法规、资金投入、人才培养等方面为"体医融合"智慧化发展提供有力保障。

表4-4 建设规划维度分析结果

| 建设规划维度 | 频次（$n$=212） | 百分比/% |
| --- | --- | --- |
| 指导思想 | 39 | 18.40 |
| 发展目标 | 52 | 24.53 |
| 重点任务 | 86 | 40.57 |
| 保障措施 | 35 | 16.51 |

④ 政策工具维度和发展要素维度交叉分析。从政策工具和发展要素两个维度的交叉分析来看,供给型政策工具在各个发展要素中的使用频次最高,其中在体医协同机制中的使用频次最高,达到42次;其次是环境型政策工具,在体医协同机制中的使用频次也较高,为26次;需求型政策工具的使用频次最低,在各个发展要素中的分布也较为均衡,使用频次在11~18次。具体来看,在体医协同机制这一发展要素中,资金投入的使用频次最高,达到18次,这表明在成渝双城经济圈建设中高度重视通过加大资金投入来推动体医协同机制的建立健全。人才培养和基础设施建设的使用频次均为12次,位居第二,凸显了人才培养和基础设施建设在推动体医协同发展中的重要作用。在公共服务供给这一发展要素中,资金投入的使用频次依然最高,达到12次,人才培养和基础设施建设的使用频次也达到10次,这表明成渝双城经济圈注重通过加大资金投入、加强人才培养、完善基础设施建设来提升体医融合公共服务的供给水平。在产业融合发展这一发展要素中,资金投入的使用频次为10次,人才培养和基础设施建设的使用频次均为8次,这表明在成渝双城经济圈建设中重视发挥资金、人才、设施等要素的作用,以推动体医产业深度融合发展。在科技赋能支撑这一发展要素中,资金投入的使用频次为8次,人才培养和基础设施建设的使用频次均为6次,这表明在成渝双城经济圈建设中注重通过加大科技投入、培养科技人才、完善科技基础设施等举措来提升体医融合发展的科技支撑能力。在健康促进行动这一发展要素中,资金投入、人才培养、基础设施建设的使用频次均较低,仅为4次,这表明成渝双城经济圈建设在利用资金、人才、设施等要素推动健康促进行动方面还有待加强。从政策工具来看,在供给型政策工具中,资金投入的使用频次遥遥领先,达到52次,这

表明在成渝双城经济圈建设中高度重视加大资金投入力度，为"体医融合"智慧化发展提供坚实的物质基础。人才培养和基础设施建设的使用频次也较高，分别为40次，这表明在成渝双城经济圈建设中着力强化人才培养与基础设施建设这两大领域的基础性作用。在环境型政策工具中，标准规范的使用频次最高，达到30次，这表明在成渝双城经济圈建设中注重通过制定标准规范来规范"体医融合"智慧化发展行为。在需求型政策工具中，宣传引导的使用频次最高，为18次，这表明在成渝双城经济圈建设中重视发挥宣传引导的促进作用，营造良好的"体医融合"智慧化发展氛围。政策工具维度和发展要素维度交叉分析结果如表4-5所示。

表4-5 政策工具维度和发展要素维度交叉分析结果　　　　单位：次

| 政策工具维度 | | 发展要素维度 | | | | | 总数 |
|---|---|---|---|---|---|---|---|
| 二级维度 | 三级维度 | 体医协同机制 ($n$=82) | 公共服务供给 ($n$=60) | 产业融合发展 ($n$=48) | 科技赋能支撑 ($n$=38) | 健康促进行动 ($n$=22) | ($n$=250) |
| 供给型 | 资金投入 | 18 | 12 | 10 | 8 | 4 | 52 |
| | 人才培养 | 12 | 10 | 8 | 6 | 4 | 40 |
| | 基础设施建设 | 12 | 10 | 8 | 6 | 4 | 40 |
| 环境型 | 法律法规 | 8 | 6 | 4 | 4 | 2 | 24 |
| | 标准规范 | 10 | 8 | 6 | 4 | 2 | 30 |
| | 监管考核 | 8 | 6 | 4 | 4 | 2 | 24 |
| 需求型 | 宣传引导 | 6 | 4 | 4 | 2 | 2 | 18 |
| | 示范推广 | 4 | 2 | 2 | 2 | 1 | 11 |
| | 采购补贴 | 4 | 2 | 2 | 2 | 1 | 11 |

⑤ 政策工具维度和建设规划维度交叉分析。从政策工具和建设规划两个维度的交叉分析来看，供给型政策工具在建设规划各个维度中的使用频次最高，其中在重点任务维度的使用频次最高，达到64次；其次是环境型政策工具，在重点任务维度的使用频次也较高，为38次；需求型政策工具的使用频次最低，在各个建设规划维度中的分布也较为均衡，使用频次在14~22次。具体来看，在指导思想这一建设规划维度中，资金投入的使用频次最高，达到12次，这表明在成渝双城经济圈建设中高度重视通过加大资金投入来明确"体医融合"智慧化发展的指导思想。人才培养和基础设施建设的使用频次均为10次，位居第二，凸显了人才培养和基础设施建设在厘清"体医融合"智慧化发展指导思想中的重要作用。在发

展目标这一建设规划维度中,资金投入的使用频次依然最高,达到 16 次,人才培养和基础设施建设的使用频次也达到 12 次,这表明成渝双城经济圈注重通过加大资金投入、加强人才培养、完善基础设施建设来明确"体医融合"智慧化发展的发展目标。在重点任务这一建设规划维度中,资金投入的使用频次高达 24 次,人才培养和基础设施建设的使用频次也达到 20 次,这表明在成渝双城经济圈建设中重点围绕资金、人才、设施等关键要素,细化"体医融合"智慧化发展的重点任务。在保障措施这一建设规划维度中,资金投入的使用频次为 12 次,人才培养和基础设施建设的使用频次均为 10 次,这表明成渝双城经济圈注重从资金、人才、设施等方面入手制定保障措施,为"体医融合"智慧化发展提供有力支撑。从政策工具来看,在供给型政策工具中,资金投入的使用频次最高,达到 64 次,这表明在成渝双城经济圈建设中高度重视加大资金投入力度,将其作为"体医融合"智慧化发展的重点建设内容。人才培养和基础设施建设的使用频次也较高,均为 52 次,这表明在成渝双城经济圈建设中注重发挥人才培养和基础设施建设的支撑作用。在环境型政策工具中,标准规范的使用频次最高,达到 40 次,这表明在成渝双城经济圈建设中着力通过建立规范体系来引导和管控体医融合的智慧化发展进程。在需求型政策工具中,宣传引导的使用频次最高,为 22 次,这表明成渝双城经济圈重视发挥宣传引导的促进作用,营造良好的"体医融合"智慧化发展氛围。政策工具维度和建设规划维度交叉分析结果如表 4-6 所示。

表 4-6 政策工具维度和建设规划维度交叉分析结果  单位:次

| 政策工具维度 | | 建设规划维度 | | | | 总数 ($n$=322) |
| --- | --- | --- | --- | --- | --- | --- |
| 二级维度 | 三级维度 | 指导思想 ($n$=60) | 发展目标 ($n$=60) | 重点任务 ($n$=60) | 保障措施 ($n$=60) | |
| 供给型 | 资金投入 | 12 | 16 | 24 | 12 | 64 |
| | 人才培养 | 10 | 12 | 20 | 10 | 52 |
| | 基础设施建设 | 10 | 12 | 20 | 10 | 52 |
| 环境型 | 法律法规 | 6 | 8 | 12 | 6 | 32 |
| | 标准规范 | 8 | 10 | 14 | 8 | 40 |
| | 监管考核 | 6 | 8 | 12 | 6 | 32 |
| 需求型 | 宣传引导 | 4 | 6 | 8 | 4 | 22 |
| | 示范推广 | 2 | 4 | 6 | 2 | 14 |
| | 采购补贴 | 2 | 4 | 6 | 2 | 14 |

⑥ 发展要素维度和建设规划维度交叉分析。从发展要素和建设规划两个维度的交叉分析来看，体医协同机制在建设规划各个维度中的使用频次最高，其中在重点任务维度的使用频次高达 20 次，这表明在成渝双城经济圈建设中高度重视通过完善体医协同机制来推动"体医融合"智慧化发展。公共服务供给在重点任务维度的使用频次也较高，达到 16 次，凸显了公共服务供给在"体医融合"智慧化发展重点任务中的关键作用。具体来看，在指导思想这一建设规划维度中，体医协同机制的使用频次最高，为 8 次，这表明在成渝双城经济圈建设中注重从体医协同机制入手，明确"体医融合"智慧化发展的指导思想。公共服务供给和产业融合发展的使用频次均为 6 次，位居第二，反映出公共服务供给和产业融合发展在厘清"体医融合"智慧化发展指导思想中的重要地位。在发展目标这一建设规划维度中，体医协同机制的使用频次依然最高，达到 12 次，公共服务供给和产业融合发展的使用频次也达到 8 次，这表明在成渝双城经济圈建设中注重从体医协同机制、公共服务供给、产业融合发展方面入手，明确"体医融合"智慧化发展的发展目标。在重点任务这一建设规划维度中，体医协同机制的使用频次高达 20 次，公共服务供给的使用频次也达到 16 次，产业融合发展和科技赋能支撑的使用频次均为 12 次，这表明在成渝双城经济圈建设中重点围绕体医协同机制、公共服务供给、产业融合发展、科技赋能支撑关键领域，细化"体医融合"智慧化发展的重点任务。在保障措施这一建设规划维度中，体医协同机制的使用频次最高，为 8 次，公共服务供给、产业融合发展、科技赋能支撑的使用频次均为 6 次，这表明在成渝双城经济圈建设中注重从体医协同机制、公共服务供给、产业融合发展、科技赋能支撑方面入手制定保障措施，为"体医融合"智慧化发展提供有力支撑。值得注意的是，健康促进行动在建设规划各个维度中的使用频次均最低，总频次仅为 16 次，这表明成渝双城经济圈在制定"体医融合"智慧化发展建设规划时，对健康促进行动的重视程度还有待提高。这一方面可能与健康促进行动内涵宽泛、涉及领域广泛有关，另一方面也反映出在成渝双城经济圈建设中对健康促进行动的认识还不够深入，健康促进行动在"体医融合"智慧化发展建设规划中的体现还不够充分。发展要素维度和建设规划维度交叉分析结果如表 4-7 所示。

## 4 大数据驱动的成渝地区双城经济圈"体医融合"智慧化发展的现状调研

表 4-7　发展要素维度和建设规划维度交叉分析结果　　　　　　单位：次

| 发展要素维度 | 建设规划维度 | | | | 总数 ($n$=160) |
|---|---|---|---|---|---|
| | 指导思想 ($n$=26) | 发展目标 ($n$=38) | 重点任务 ($n$=68) | 保障措施 ($n$=28) | |
| 体医协同机制 | 8 | 12 | 20 | 8 | 48 |
| 公共服务供给 | 6 | 8 | 16 | 6 | 36 |
| 产业融合发展 | 6 | 8 | 12 | 6 | 32 |
| 科技赋能支撑 | 4 | 6 | 12 | 6 | 28 |
| 健康促进行动 | 2 | 4 | 8 | 2 | 16 |

### 4.1.2　"体医融合"的典型事件分析

#### 4.1.2.1　典型事件采集

为深入剖析成渝双城经济圈"体医融合"智慧化发展的实践样态，本研究采用案例分析法对成渝双城经济圈体医融合领域的典型事件进行采集。通过实地走访的方式，选取了成渝双城经济圈"体医融合"智慧化发展的 4 个典型案例，即重庆市长寿区云集智慧健康小镇、成都市温江区国际医学城、内江市市中区体医融合先行先试区、成都市运动促进健康服务中心，开展了深入细致的现场观察。通过实地考察，本研究直观了解了 4 个案例在规划布局、功能定位、建设进展等方面的基本情况，为后续分析奠定了坚实的感性认知基础。

#### 4.1.2.2　实践落实情况分析

（1）典型案例 1：重庆市长寿区云集智慧健康小镇（以下简称云集智慧健康小镇）。云集智慧健康小镇是成渝双城经济圈"体医融合"智慧化发展的典型代表。通过实地考察，本研究对该案例的规划布局、功能定位、建设进展进行了深入调研。

① 在规划布局方面，云集智慧健康小镇坐落于重庆市长寿区云集镇，规划面积约 5 平方公里，涵盖健康管理、康养度假、智慧医疗、体育休闲等多个功能板块。云集智慧健康小镇以生态、健康、智慧、活力为规划理念，打造集医疗康复、健康管理、养老养生、文化体育、旅游度假等功能于一体的复合型健康小镇。在空间布局上，云集智慧健康小镇分为医疗康复区、健康管理区、康养度假区、体育休闲区等功能分区，各区之间既相对独立又有机衔接，形成了完整、

高效、协同的空间结构。具体而言，医疗康复区重点建设高端医疗康复中心、国际医学中心等，引进国内外知名医疗机构和专家团队，提供医疗救治、康复理疗、健康管理等高品质医疗健康服务；健康管理区主要建设健康管理中心、体检中心、医学影像中心等，为入驻企业和居民提供健康体检、健康咨询、健康评估、健康干预等专业化、个性化的健康管理服务；康养度假区着力打造养生度假酒店、中医药康养中心、温泉康养中心等康养度假设施，为游客提供养生保健、休闲度假、文化体验等多元化康养服务；体育休闲区重点建设国际体育中心、户外运动公园、自行车主题公园等，引进国内外知名体育赛事和品牌，打造集体育健身、运动康复、赛事观光等功能于一体的时尚体育休闲目的地。同时，云集智慧健康小镇还规划建设了智慧健康大数据中心、互联网+智慧健康服务平台等智慧化基础设施，利用大数据、云计算、人工智能等新一代信息技术，推动医疗健康与体育休闲深度融合，构建智慧化的健康服务和产业发展生态圈，实现健康全生命周期管理和服务。

② 在功能定位方面，云集智慧健康小镇致力于打造国际一流、国内领先的体医融合示范区。一方面，云集智慧健康小镇依托长寿区雄厚的医疗卫生资源禀赋，大力发展医疗康复、健康管理等高端医疗服务，推动医疗健康产业提质升级；另一方面，云集智慧健康小镇积极引进国内外知名体育企业和品牌赛事，大力发展体育健身、运动康复等时尚体育业态，促进体育产业与医疗健康产业深度融合。同时，云集智慧健康小镇还充分利用智慧化手段，推动体医融合与信息技术的创新结合，构建了覆盖预防、治疗、康复、健康管理全产业链条的智慧健康服务体系。具体而言，在医疗康复方面，云集智慧健康小镇引进了重庆医科大学附属第三医院、陆军军医大学第一附属医院等知名医疗机构，建成了一批高水平的医疗康复中心，提供骨科、康复、理疗等专业医疗康复服务，打造西部地区医疗康复高地；在健康管理方面，云集智慧健康小镇与重庆碚好健康管理有限公司等企业合作共建健康管理中心，建立了居民电子健康档案和健康大数据平台，为居民提供健康体检、健康评估、健康干预等一站式健康管理服务，推动从治已病到治未病的健康管理模式转变；在体育休闲方面，云集智慧健康小镇先后引进了迪卡侬、特步等知名体育用品企业，建成了一批高品质的体育健身场馆设施，举办了环云集绿道自行车骑行赛、重庆市游泳锦标赛等一系列体育赛事活动，打造体育休闲新高地；在智慧化应用方面，云集智慧健康小镇建成了云集健康 App、云集健康微信公众号等移动端应用，利用物联网、人工智能等技术手段，实现了居民健康信息采集、健康评估、健康干预的智能化、移动化、个性化，构建了"医

疗+体育+养老+旅游"的智慧健康服务闭环。

③ 在建设进展方面，云集智慧健康小镇自 2019 年启动建设以来，已取得了阶段性成果。在硬件设施建设方面，云集智慧健康小镇先后建成了一批高标准的医疗康复中心、体育健身中心、康养度假设施等，初步形成了较为完善的公共服务设施体系。在产业培育方面，云集智慧健康小镇已引进了多家国内外知名医疗机构和体育企业，初步形成了门类齐全、结构合理的产业集群。在智慧化应用方面，云集智慧健康小镇建成了全域覆盖的 5G 网络和物联网系统，上线了云集健康 App 等智慧化应用平台，实现了健康数据采集、存储、分析、应用的全流程智能化管理。具体而言，在基础设施建设方面，云集智慧健康小镇建成了占地面积 1.5 万平方米的体育健身中心，设有标准游泳池、羽毛球馆、乒乓球馆、瑜伽室、健身房等功能分区，可同时容纳 2000 余人健身；建成了占地面积 8 万平方米的康养度假酒店，拥有养生客房 210 间，配套中医药诊疗室、茶艺室、瑜伽室、温泉泡池等康养设施，形成了集养生保健、休闲度假等功能于一体的康养度假综合体。在产业集聚方面，云集智慧健康小镇已吸引了 30 余家知名企业落户，涉及医疗服务、体育健身、康养度假、智慧健康等领域，初步形成了全产业链发展格局。在智慧化应用方面，云集健康 App 已接入了医疗机构、体检机构、养老机构，建立了健康大数据中心，可提供在线问诊、远程会诊、健康咨询等服务；云集智慧健康小镇还利用 AR/VR 技术开发了虚拟健身房、虚拟康复中心等应用场景，为居民提供沉浸式、个性化的健康管理服务；同时，云集智慧健康小镇还布设了 100 余个智能健康监测设备，对居民的血压、心率、血糖等健康指标进行实时监测和大数据分析，并通过云集健康 App 进行健康预警和干预，初步实现了健康管理的智能化、精准化。

（2）典型案例 2：成都市温江区国际医学城（以下简称医学城）。医学城位于成都市温江区永宁镇，规划面积约 20 平方公里，是集医疗服务、医学研发、康养旅游、医药制造等功能于一体的大型医学城项目。医学城以生态、智慧、国际化为发展理念，努力打造集医疗、康养、科研、教育等功能于一体的国际一流、国内领先的现代化医学城。在空间布局上，医学城分为医疗服务区、医学研发区、康养旅游区、医药制造区等功能分区，各区之间功能互补、资源共享，形成了产城融合、职住平衡的空间格局。其中，医疗服务区重点建设国际医院、专科医院、中医药医院等，引进国内外知名医疗机构，提供高端医疗服务；医学研发区主要建设生物医药研发中心、医学检验中心、动物实验中心等，搭建医学研发公共服务平台，推动医学科技创新；康养旅游区着力打造国际康养中心、中医药康养基地、温泉康养小镇等，发展医养结合、旅居养老等新业态；医药制造区重点引进国内外知名医药企业，建设高端医疗器械园、生物医药产业园等，打造医药产业集群。同时，医学城还规划建设了 5G 网络、物联网、人工智能等新一代信息基础设施，推动医疗健康与信息技术融合发展，建设智慧医疗、智慧康养等应用场景，为医学城智慧化发展提供有力支撑。

医学城致力于打造具有全球影响力的国际医学创新中心。一方面，医学城立足于成都优质的医疗资源禀赋，大力发展高端医疗服务，建设国家区域医疗中心、国际医学交流中心等，提升医疗服务能力和水平；另一方面，医学城依托成都市温江区生物医药产业基础，大力发展生物医药研发制造，建设国家生物医药产业创新中心、国际一流药品医疗器械研发基地等，推动医药产业创新发展。同时，医学城还积极发展康养旅游、医养结合等新业态，打造国际康养度假胜地，促进医疗健康与旅游、养老等产业融合发展。此外，医学城还充分利用智慧化手段，推动医疗健康与互联网、大数据、人工智能等新技术深度融合，建设智慧医疗服务平台、智慧康养服务系统等，促进医疗服务智慧化转型，构建全生命周期的健康管理服务模式。

在基础设施建设方面，医学城加快推进道路、供水、供电、通信等市政基础设施建设，建成了占地面积 1500 亩的起步区，初步形成了五纵五横的道路骨架和功能分区。在重点项目建设方面，医学城已建成投用成都市温江区人民医院国际医学中心大楼，建成了一批高水平医疗服务设施；建成了药明康德西部总部基地、海思科创新药研发中心等一批生物医药研发机构，初步形成了医学研发集聚区；建成了颐养天年国际养生园、嘉和医养中心等一批医养结合项目，打造了康养旅游示范区；建设了全球精准医学产业园、医谷创新产业园等一批医药产业载体，吸引了 100 余家医药企业落户。在智慧化应用方面，医学城建成了国际医学创新大数据中心，汇聚了医疗健康、生物医药等领域的海量数据资源，搭建了医学大数据共享开放平台；建成了智慧云医协同服务平台，整合医疗服务、健康管理、养老服务等数据资源，为市民提供线上线下一体化的智慧医疗服务；建成了国际医学创新 AIoT 应用示范区，利用人工智能、5G 等技术手段，打造了智能导诊、远程会诊、智慧病房等应用场景，推动医疗服务流程再造和模式创新。

（3）典型案例 3：内江市市中区体医融合先行先试区。内江市市中区作为四川省体医融合先行先试区，在推进"体医融合"智慧化发展方面进行了积极的探索与实践。2023 年 7 月 13 日，内江市市中区卫生健康局印发了《内江市市中区"十四五"卫生健康发展规划》（以下简称《规划》），为市中区"体医融合"智慧化发展指明了方向。《规划》提出，到2025年，市中区将基本建成与全面建成小康社会相适应的医疗卫生服务体系，居民健康素养水平和健康预期寿命持续提高，主要健康指标优于全市平均水平。为实现上述目标，《规划》从体医融合的理念协同、机制协同、内容协同、政策协同等方面提出了具体举措。在理念协同方面，《规划》强调要树立大卫生、大健康理念，推动体育和医疗卫生领域的融合发展，促进全民健身与全民健康深度融合。市中区将加强全民健身公共服务，推进公共体育设施免费或低收费开放，推动社会体育指导员与社区医生联动，为群众提供健康指导服务。在机制协同方面，《规划》提出要建立体卫融合工作联席会议制度，加强部门间沟通协调，形成工作合力。市中区将整合体育、卫生健康等部门资源，建立体医融合数据共享机制，推动体质监测、运动处方等数据的互联互通和共享应用。在内容协同方面，《规划》提出要推进体医融合服务模式创新，鼓励医疗机构与体育场馆合作，开展体医融合健康服务。市中区将依托现有医疗卫生机构，建设一批国民体质监测站、运动康复中心等体医融合服务机构，为群众提供体质监测、运动处方、运动康复等服务。同时，市中区将大力发展智慧健康产业，推动可穿戴设备、移动应用等智慧健康产品的研发和应用，为群众提供个性化、精准化的健康管理服务。在政策协同方面，《规划》提出要加大政策支持力度，制定体医融合发展专项政策，完善支持体医融合发展的政策体系。市中区将加大财政投入，设立体医融合发展专项资金，支持体医融合服务机构建设、智慧健康产品研发等。同时，市中区将完善医保支付政策，将运动康复等体医融合服务纳入医保支付范围，提高群众获得感。

  通过实地考察，本研究对内江市市中区体医融合发展的典型事件进行了采集与分析。具体如下：一是建立了体医融合工作联席会议制度。2021年3月，市中区成立了体医融合工作联席会议，由区政府分管领导任总召集人，区教体局、卫健局主要负责人任副总召集人，区发改局、财政局、医保局、市场监管局、体育总会等部门为成员单位。联席会议定期召开，统筹推进体医融合重点工作，协调解决重大问题，形成了体医融合工作的强大合力。二是制定出台了一系列支持体医融合发展的政策措施。例如，内江市卫生健康委制定了《内江市"三个一"整合型重大慢性病防治服务体系建设试点实施方案》，成立了融合体育与医疗元素的专项领导小组及办公室。同时，内江市出台了《内江市医防融合工作实施方案（试行）》等政策，从建设目标、路径、责任分工、管理评价等方面强化体医融合的体制机制建设，确定"23453"工作原则，各试点县（市、区）制定对应方案并落实推进机制，推进将运动干预纳入市、县、乡、村一体化防治体系建设，构建融合运动处方、体质监测与疾病防治的全周期健康服务网络。三是创新体医融合服务模式。市中区积极推动医疗机构与体育场馆合作，开展体医融合健康服务。例如，市中区人民医院与区全民健身中心合作，建立了运动医学康复中心，开展运动损伤诊疗、运动康复训练、体质监测等服务。市中区中医院与区全民健身中心合作，建立了中医体质辨识与干预基地，开展中医体质辨识、中医养生保健等特色服务。市中区妇幼保健院与区妇女儿童活动中心合作，建立了女性健康管理中心，开展女性体质监测、盆底康复等特色服务。多元化、特色化的体医融合服务不断涌现，有效满足了群众多层次、多样化的健康需求。四是大力发展智慧健康产业。市中区积极引进智慧健康领域的龙头企业和创新项目，推动可穿戴设备、移动应用等智慧健康产品的研发和应用。例如，引进了某知名互联网医疗企业，建设基于5G、物联网的智慧医疗平台，提供在线问诊、远程会诊、健康管理等服务；引进了某体育科技企业，建设基于人工智能的智能体育装备，提供科学健身指导、实时监测预警等服务。

（4）典型案例4：成都市运动促进健康服务中心。成都市运动促进健康服务中心是成都市在四川省率先探索市—区—院三方共建体医融合新模式的典型案例。通过实地考察，本研究对成都市运动促进健康服务中心的建设与运营情况进行了深入调研与分析。

① 顶层设计引领，多方协同推进。成都市运动促进健康服务中心是在成都市体育局的统筹部署下，由成都市全民健身中心（成都市国民体质监测中心）、成都第一骨科医院、青羊区文化体育和旅游局三方通力合作建立的。2023年，三方签署了《成都市运动促进健康服务中心共建合作协议》，明确了共建目标、合作内容和保障措施，为中心高质量运行提供了制度基础。可以看出，成都市运动促进健康服务中心的建立离不开体育、卫生健康、文旅等多部门的协同推进，是体医融合工作格局形成的生动实践。

② 资源整合优化，构建服务闭环。成都市运动促进健康服务中心按照"运动风险评估（体质测评+医学检查）—运动处方—运动干预+运动康复"的闭环模式，为市民提供一站式、全流程的科学健身指导服务。该中心拥有600平方米的测试场地，配备了体质监测、运动康复等先进设备，硬件设施完善；同时配备了近百名专家教授、医生、康复师、社区运动健康师等专业人员，软件实力雄厚。通过整合体育、医疗等多方资源，成都市运动促进健康服务中心构建起运动项目的全程科学管理体系，形成了体医融合服务闭环。

③ 创新服务供给，提升服务效能。成都市运动促进健康服务中心坚持开门服务与送服务上门相结合，创新服务供给方式，提升服务可及性与精准性。一方面，该中心面向社会开放，为市民提供运动损伤预防、运动能力提升、运动康复等多元化服务。另一方面，该中心主动走进基层社区、学校等，开展体质测评、运动处方、科普讲座等服务，计划覆盖100个以上社区。同时，该中心立足不同人群特点，因地制宜探索特色体医融合模式，提供精准化、个性化服务。创新服务供给有效提升了成都市运动促进健康服务中心的服务效能。

④ 体医融合走深，助力健康成都。成都市运动促进健康服务中心的建立是成都市大力推动体医融合、助力健康成都建设的重要举措。该中心以提升全民体质健康水平为目标，通过科学运动促进健康，为市民提供专业、权威的健康管理服务。该中心的运行有力推动了全民健身与全民健康深度融合，为健康成都建设注入了强大动力。

### 4.1.3 "体医融合"的共性特征分析

#### 4.1.3.1 理念发展共性

通过对成渝双城经济圈体医融合相关政策文本和典型事件的分析，可以发现其在理念发展层面呈现出一定的共性特征。首先，体医融合理念在成渝两地均得到了广泛认同和积极响应。成都市、重庆市作为西部地区的经济中心，在推动体医融合发展方面走在了全国前列。两地政府高度重视体医融合工作，将其作为促进区域协同发展、打造健康中国的重要抓手，并出台了一系列政策措施予以支持。这为体医融合在成渝双城经济圈的发展奠定了良好的理念基础。其次，两地在体医融合理念的内涵界定上趋于一致。通过梳理两地体医融合相关政策文本不难发现，成渝两地均强调要将体育和医疗资源有机结合，发挥体育在预防、康复、健身等方面的积极作用，推动体育和医疗协同发展，最终实现体医融合。这一理念突破了传统体育与医疗相互独立的局面，为两个领域的深度融合指明了方向。再次，成渝两地在体医融合的目标定位上高度契合。纵观两地出台的相关规划和政策，无不将体医融合作为推进健康中国建设、满足人民群众多层次健康需求的重要途径。体医融合既是国家战略在区域层面的落地见效，也是成渝双城经济圈高质量发展的应有之义。两地围绕这一目标，在规划布局、政策供给、资源配置等方面进行了积极探索和有益尝试。最后，成渝两地在推动体医融合发展的路径选择上呈现出相似性。通过对典型事件的梳理可以看出，两地在推动体医融合发展过程中，均注重发挥市场机制的决定性作用，鼓励社会力量参与，促进体医资源的优化配置;同时强化政府引导和支持,完善相关政策和标准,为体医融合营造良好的制度环境。此外,两地还积极运用现代信息技术手段,推动体医融合与大数据、人工智能等新技术的深度融合,赋能"体医融合"智慧化发展。

综上所述,成渝双城经济圈在体医融合理念发展层面呈现出认识高度一致、内涵界定趋同、目标定位契合、发展路径相似的共性特征。这些共性为两地深化"体医融合"协同发展奠定了坚实的理念基础,对于推动成渝双城经济圈体医融合事业高质量发展具有重要意义。

4.1.3.2 人才培养共性

人才是推动体医融合发展的关键要素。通过对成渝双城经济圈体医融合相关政策文本和典型事件的分析,可以发现两地在体医融合人才培养方面呈现出一定的共性特征。首先,成渝两地均高度重视体医融合人才队伍建设。随着健康中国战略的深入实施和人民群众健康需求的不断提升,体医融合领域对复合型人才的需求日益凸显。成都、重庆两地政府充分认识到人才在推动体医融合发展中的关键作用,将其作为体医融合工作的重中之重,并在相关政策文本中予以明确。这为加强体医融合人才培养提供了有力的政策支撑。其次,成渝两地在体医融合人才培养模式上呈现出相似性。通过梳理两地体医融合人才培养的典型事件可以看出,成渝两地均注重校地、校企、校医合作,并建立了产学研用协同育人机制。一方面,两地依托当地高校资源,积极开设体育康复、运动医学等相关专业,加大体医融合专业人才的培养力度;另一方面,鼓励高校与医疗机构、体育企业等开展深度合作,促进人才培养与实践需求精准对接,提升人才培养的针对性和实效性。再次,成渝两地在体医融合人才培养内容上突出应用导向。立足体医融合事业发展需要,两地在人才培养过程中更加注重实践应用能力的培养。通过开设实验实训课程、组织见习实习等,强化学生的动手能力;同时积极开展体医融合领域的学术研讨、技能竞赛等,搭建人才交流平台,提升体医融合人才的应用水平。此外,两地还注重体医融合人才继续教育,定期组织在职人员开展专业培训,帮助其及时更新知识、提升技能。最后,成渝两地在体医融合人才培养的政策供给上趋于一致。为加快体医融合人才培养,两地政府均制定了一系列扶持政策:在人才引进方面,实施更加开放的人才政策,降低人才引进门槛,完善人才激励机制;在人才使用方面,创新用人机制,畅通用人渠道,为体医融合人才脱颖而出提供舞台;在人才发展方面,加大资金投入,优化发展环境,为体医融合人才的成长提供有力保障。

综上所述,成渝双城经济圈在体医融合人才培养层面呈现出重视程度高、培养模式同、培养内容实、政策供给优的共性特征。两地通过协同发力,加快构建与体医融合事业发展相适应的人才培养体系,为体医融合高质量发展提供了有力的人才支撑。未来,成渝两地还需在人才培养理念、培养模式、培养评价等方面进一步深化合作,促进人才资源共建共享,为"体医融合"协同发展提供更加坚实的人才保障。

## 4.2 成渝地区双城经济圈"体医融合"智慧化发展的问题分析

### 4.2.1 理念差异:协同发展理念有待提高

成渝双城经济圈作为我国重要的区域经济增长极,在推动"体医融合"智慧化发展方面肩负着重要使命。然而,当前两地在协同发展理念层面还存在一定差异,这制约了体医融合事业的进一步发展。协同发展理念是推动区域间合作共赢的思想基础和行动指南。只有树立协同发展理念,才能凝聚区域发展共识,激发协同发展动力,实现优势互补、错位发展。纵观成渝两地体医融合发展现状,尽管已经取得了一定成效,但协同发展的理念还未真正深入人心。部分地区和部门仍然存在本位主义思想,更多地关注自身利益,缺乏协同发展的大局观和长远眼光。这种思想认识上的差异导致两地在体医融合发展目标、路径选择、资源配置等方面缺乏统一性和协调性,难以形成合力。主要表现为:一是发展定位不清晰,缺乏错位发展意识。部分地区过于强调自身优势,在产业选择、项目布局等方面存在同质化竞争问题,难以实现优势互补和错位发展。二是利益诉求不一致,缺乏利益共享机制。体医融合涉及体育、医疗、康养、旅游等多个行业,利益主体较为复杂。部分主体更加注重局部和眼前利益,缺乏整体利益和长远利益的考量,在利益分配和责任划分上难以达成一致,影响了协同发展的积极性和主动性。三是资源整合不到位,缺乏资源共建共享机制。体医融合是一项系统工程,需要体育、医疗、康养等领域的资源要素深度融合。但当前成渝两地在资源整合方面还存在较大差距,尚未建立健全资源共建共享机制。一些公共服务资源分散、重复建设问题突出,信息资源孤岛现象普遍,资源要素流动不畅,协同效应发挥不够,难以满足协同发展的需要。四是协作方式不顺畅,缺乏常态化协调机制。成渝两地在体医融合领域已开展了一些务实合作,但总体上还处于起步探索阶段。区域间缺乏常态化、制度化的协调对话机制，部门间信息共享不充分、工作衔接不紧密，协同发展更多依赖临时性、应急性举措，难以形成常态化、制度化的工作格局。

总之，协同发展理念是"体医融合"智慧化发展的内在要求和必然选择。成渝两地在协同发展理念方面还存在诸多差异和问题，这在客观上制约了"体医融合"协同发展的深度和广度。破解这些难题需要在凝聚共识、创新机制、优化布局、完善政策等方面持续用力，不断增强协同发展的内生动力和制度保障，推动体医融合实现更高质量、更有效率、更可持续的发展。

### 4.2.2 制度瓶颈：顶层设计欠缺与政府推动不足

制度瓶颈是制约成渝双城经济圈"体医融合"智慧化发展的重要因素之一。当前，两地在推进体医融合过程中面临着顶层设计欠缺和政府推动不足的双重困境。顶层设计是指从全局和战略高度对事物发展做出的总体谋划和系统安排。在区域协同发展中，科学的顶层设计是确保各项事业有序推进的重要前提。然而，纵观成渝两地体医融合发展现状，顶层设计还存在明显短板。主要表现为：一是缺乏统一的规划引领。体医融合涉及体育、医疗、康养等多个领域，是一项复杂的系统工程，需要统筹谋划、整体推进。但当前成渝两地尚未制定专门的体医融合发展规划，在发展目标、路径、重点等方面缺乏系统设计和整体考虑，更多是基于各自实际开展探索，难以形成协同发展的整体合力。二是缺乏有效的协调机制。体医融合是一个涉及多部门、多主体、多要素的复杂过程，需要建立健全统筹协调、上下联动的工作机制。但目前两地在体医融合领域尚未建立常态化的协调机制，部门间职责边界模糊、政出多门现象较为普遍，区域间缺乏制度化的协商对话平台，难以实现资源共享、优势互补和协同推进。三是缺乏配套的标准规范。体医融合是一个新生事物，在相关标准规范方面还存在许多空白。当前成渝两地在体医融合项目建设、服务提供、质量评价等方面尚无统一标准，跨区域的互认互通机制还不健全，不同区域和部门间缺乏基本的政策协同，难以实现一体化发展。与顶层设计欠缺相伴而生的是政府推动不足问题。作为体医融合的重要推动者，政府理应成为协同发展的"领头羊"。但从实际情况看，成渝两地政府在统筹规划、政策引导、资源整合等方面的力度还不够大、措施还不够实。主要体现在：一是思想认识不到位。部分地方政府对体医融合的重要性和紧迫性认识不足，对协同发展的思路和路径把握不清、统筹谋划不够、工作推动不实，缺乏勇于探索、善于创新的进取意识。二是组织保障不健全。体医融合事关多个部门和领域,但当前成渝两地尚未建立健全统筹推进的工作机构,缺乏专门的议事协调机制,难以形成工作合力。有的地方虽然成立了议事协调机构,但运行不规范、作用发挥不充分,流于形式。三是政策供给不精准。在政策制定方面,部分政策缺乏前瞻性、针对性和可操作性,难以为"体医融合"协同发展提供有力支撑。在政策落实方面,政策执行不严、监管不力、考核不实等问题依然存在,政策效果打了折扣。四是资金投入不到位。体医融合是一个需要大量资金投入的过程,但当前政府在专项资金安排、金融支持、社会资本引入等方面还存在不足,难以满足体医融合多元化、个性化的资金需求。

总之,制度瓶颈已成为制约成渝双城经济圈"体医融合"智慧化发展的硬梗阻。破除这一瓶颈需要成渝两地进一步解放思想、更新观念,加快构建系统完备、科学规范、运行有效的体医融合制度体系,强化顶层设计,完善配套政策,健全工作机制,为"体医融合"协同发展提供坚实的制度保障。同时,两地政府还应进一步强化责任担当,发挥好规划引领、政策引导、资源整合等重要作用,当好体医融合的领路人、聚合剂和催化剂,以更大的决心和力度推动体医融合走深走实,不断开创协同发展新局面。

### 4.2.3 市场瓶颈:社会化力量不足与市场运营滞后

在成渝双城经济圈"体医融合"智慧化发展进程中,市场层面存在的诸多问题亟待解决。当前,成渝两地在推进体医融合过程中面临着社会化力量不足和市场运营滞后的双重困境。社会化力量是推动体医融合发展的重要生力军。然而,纵观成渝两地体医融合发展现状,社会化力量的参与度和贡献度还比较有限。主要表现为:一是社会资本参与不足。体医融合项目建设需要大量资金投入,仅依靠政府投入难以满足实际需求。但当前成渝两地在吸引和引导社会资本参与体医融合方面的措施还不够有力,社会资本进入的渠道不够畅通、方式不够多元,社会资本参与的积极性和主动性也不高。二是社会组织发展滞后。社会组织是推动体医融合发展的重要力量,在提供服务、反映诉求、规范行为等方面可以发挥积极作用。但目前成渝两地体医融合领域的社会组织发展还比较滞后,数量少、规模小、实力弱,在行业自律、诉求表达、利益协调等方面的作用发挥不充分。三是社会参与程度不高。体医融合是一项惠及全民的事业,需要社会各界的广泛参与和大力支持。但从目前情况看,成渝两地社会公众对体医融合的认知度和参与度还不高,缺乏形成合力、共同推进的良好氛围。与社会化力量不足相伴而生的是市场运营滞后问题。市场是配置资源的决定性力量,也是推动体医融合发展的内生动力。但从实际情况看，成渝两地体医融合的市场化运营还存在诸多不足。主要体现在：一是市场主体培育不够。体医融合涉及健身、体育、医疗、康复等多个领域，需要一大批具有专业能力和市场意识的企业、机构等市场主体参与其中。但当前成渝两地体医融合领域的市场主体总量不足、规模偏小、实力较弱，缺乏龙头企业带动，产业链条不完整，配套服务滞后，市场活力不强。二是市场秩序不规范。体医融合是一个新兴领域，在相关法律法规、管理制度、行业规范等方面还不够健全，市场秩序比较混乱。部分企业和机构存在虚假宣传、价格欺诈、服务不达标等问题，侵害了消费者合法权益，扰乱了正常市场秩序。同时，缺乏有效的信用惩戒机制，失信行为时有发生。三是市场机制不完善。体医融合的健康发展需要建立统一开放、竞争有序的市场体系。但目前成渝两地在要素自由流动、价格市场调节、公平竞争监管等方面的市场机制还不够完善，政府干预过多，市场在资源配置中的决定性作用发挥不充分。四是营销手段不到位。当前，成渝两地体医融合企业和机构在市场营销方面的意识和能力还比较欠缺，缺乏整合营销、精准营销的理念和做法，营销手段单一，营销渠道不畅，难以适应日益专业化、精细化、个性化的市场需求。

总之，市场瓶颈问题已成为制约成渝双城经济圈"体医融合"智慧化发展的重要掣肘。破除这一瓶颈需要成渝两地加快构建统一开放、竞争有序的现代市场体系，培育壮大市场主体，规范市场秩序，完善市场机制，增强市场意识，推动体医融合向市场化、专业化、品牌化发展。同时，还要积极引导社会力量参与，拓宽投资渠道，优化准入环境，加强行业自律，提高公众参与度，为体医融合注入市场活力和社会动力，不断开创协同发展新局面。

### 4.2.4 人才瓶颈：运动康复人才匮乏

人才资源短板正日益凸显为成渝双城经济圈"体医融合"智慧化建设的关键瓶颈。当前，成渝两地在推进体医融合过程中面临着运动康复人才匮乏的突出问题。一方面，运动康复人才总量不足。体医融合是一项涉及体育、医疗、康复等多学科的系统工程，因此对复合型人才提出了更高要求。但从目前情况看，成渝两地运动康复领域的人才储备还远远不能满足体医融合发展需求。无论是体育领域还是医疗康复领域，既懂运动又懂医学的复合型人才都十分稀缺。许多从事运动康复工作的人员专业背景比较单一，缺乏系统的理论知识和实践技能，难以适应体医融合发展的需要。另一方面，运动康复人才结构不合理。体医融合需要各层次、各类型人才协同发展，形成合理的人才梯队。但当前成渝两地运动康复人才结构还不够优化,高层次人才特别是领军人才和学科带头人比较匮乏,中高级人才数量也明显不足,基层一线人才素质参差不齐,人才结构的不合理影响了体医融合事业的可持续发展。同时,运动康复人才分布不均衡。体医融合需要人才资源的合理配置,实现区域均衡发展。但从实际情况看,成渝两地运动康复人才分布很不平衡,主要集中在少数发达地区和大型医疗机构,而广大基层和农村地区运动康复人才十分匮乏,人才孤岛现象比较突出,难以满足基层群众日益增长的运动康复服务需求。此外,运动康复人才培养体系不健全。人才培养是推动体医融合发展的基础性工作,需要构建科学完善的培养体系。目前成渝两地在运动康复人才培养方面还存在明显短板和弱项。主要表现为:一是培养模式比较单一,以学历教育为主,继续教育和在职培训比较薄弱;二是培养标准不统一,缺乏规范化、标准化的培养方案和课程体系;三是培养力量不充分,高校和职业院校参与不够,师资力量薄弱;四是培养质量有待提高,实践培养比重偏低,培养与需求还有一定差距。运动康复人才培养体系的不健全在一定程度上制约了人才供给和质量提升。运动康复人才发展环境也有待优化。人才发展需要良好的环境支撑,包括体制机制、发展平台、待遇保障等。当前成渝两地在优化运动康复人才发展环境方面还有不少改进空间。例如,人才评价机制不够科学,偏重学历论文,忽视能力业绩;人才激励机制不够灵活,待遇保障有待提高;人才流动机制不够顺畅,区域和部门间壁垒依然存在;人才发展平台不够完善,缺乏高水平的科研平台和实践基地等。这些问题在一定程度上影响了人才的积极性和创造力,制约了运动康复人才队伍建设。

总之,运动康复人才匮乏已成为制约成渝双城经济圈"体医融合"智慧化发展的重要瓶颈。破解这一瓶颈需要成渝两地加大人才培养力度,优化人才培养体系,创新人才培养模式,提高人才培养质量,建立多元化、多层次、多渠道的人才培养格局;需要加强人才交流合作,促进人才区域均衡配置,推动人才柔性流动和共享;需要优化人才发展环境,完善人才评价和激励机制,搭建人才发展平台,为人才成长创造良好条件;需要强化人才支撑保障,加大财政投入力度,完善政策法规体系,营造尊重人才、重视人才的良好氛围,为体医融合事业发展提供坚实的人才支撑和智力保障。

### 4.2.5 政策瓶颈:协同发展尚未形成政策合力

成渝双城经济圈"体医融合"智慧化发展亟须加强政策协同与体制机制创新。当前,成渝两地在推进体医融合过程中尚未形成协同发展的政策合力。主要表现为：一是政策协同机制不健全。体医融合涉及体育、卫生健康、医疗保障、民政等多个部门，需要建立健全政策协同机制，加强部门间的沟通协调和政策衔接。但目前成渝两地在体医融合政策制定和实施过程中部门间协同配合还不够紧密，缺乏常态化、制度化的政策协同机制，政策碎片化现象比较突出，政策合力不强。二是政策供给不平衡。体医融合在不同地区、不同领域、不同环节的发展水平和现实需求存在差异，需要提供差异化、精准化的政策供给。但从实际情况看，成渝两地在体医融合政策供给方面还存在一定的不平衡性，对基层、农村、社区等薄弱领域和关键环节的政策供给还不够精准到位，对不同主体和不同需求的政策供给还不够灵活多样，难以适应体医融合发展的多样性和复杂性。三是政策创新动力不足。体医融合是一项具有开拓性、创新性的系统工程，需要不断探索创新、先行先试。当前成渝两地在体医融合政策创新方面的动力还不够强劲，创新意识和创新能力还有待提高。一些地方和部门在政策制定过程中，思路不够开阔，观念比较陈旧，方式比较单一，缺乏引领性、突破性的政策创新，难以适应新时代体医融合发展的新要求。四是政策落实不到位。政策出台后，还需要抓好落实，确保政策落地见效。从实际情况看，成渝两地在体医融合政策落实方面还存在一定的偏差和不到位。一些政策缺乏配套措施，执行不力；一些政策缺乏督查问责，落实不严；其中，一些政策缺乏评估反馈，效果不明；一些政策缺乏宣传解读，认知不清。这些问题在一定程度上影响了体医融合政策的权威性和有效性。五是政策评估反馈不足。体医融合政策是一个动态调整、不断完善的过程，需要建立政策评估反馈机制，根据实施效果和各方反馈及时调整完善。当前成渝两地在体医融合政策评估反馈方面还存在明显不足，缺乏系统性、针对性的政策评估，缺乏常态化、制度化的反馈渠道，政策实施部门与服务对象、利益相关方之间的信息反馈和沟通协调还不够顺畅，影响了政策优化和完善。

总之，政策瓶颈问题已成为制约成渝双城经济圈"体医融合"智慧化发展的重要因素。破除这一瓶颈需要成渝两地加强政策统筹，建立健全政策协同机制，促进政策精准供给，激发政策创新活力，狠抓政策落地落实，强化政策评估反馈，不断提升体医融合政策的科学性、协同性、创新性、有效性，形成推动体医融合高质量发展的强大政策合力，为加快构建成渝双城经济圈"体医融合"智慧化发展新格局提供有力政策支撑和制度保障。

# 5 大数据驱动的成渝地区双城经济圈"体医融合"智慧化发展的理论模型

本部分详细探讨了成渝双城经济圈在大数据驱动下的"体医融合"智慧化发展模式的提出和理论模型的构建。从政策合作到技术应用,涵盖了多元主体的协同发展结构、现代化信息技术的支撑,以及健康服务的职能导向定位,形成了一套系统的分析框架。通过大数据驱动的成渝双城经济圈"体医融合"智慧化发展的理论模型的构建,强调了数据共享、技术整合及跨部门合作的重要性,旨在通过智慧化手段提高公众健康服务水平和治理效能。通过智慧化发展强化成渝地区的体医资源整合,促进区域内健康产业的创新和协作,为推动区域经济发展和提升居民生活质量提供了新的思路及解决方案。

## 5.1 成渝地区双城经济圈"体医融合"智慧化发展模式的提出

2020年4月,重庆市卫生健康委员会与四川省卫生健康委员会签署了《推动成渝地区双城经济圈建设川渝卫生健康一体化发展合作协议》,内容涵盖"协同推进健康中国行动、健全'互联网+医疗健康'服务体系,推动健康产业协作发展"等内容,战略合作协议的签订为促进成渝两地体医融合事业的深度协同奠定了基础。2021年10月,中共中央、国务院印发《成渝地区双城经济圈建设规划纲要》,提出"增加医疗、文化、体育资源供给。优化市政设施功能……"。由此可见,成渝两地正积极利用数字经济的新优势,共同努力成为数字产业的新高地。通过推动智慧化转型,可以实现成渝双城经济圈体医融合高质量发展,科学描绘成渝双城经济圈中大数据驱动的"体医融合"智慧化发展特征。深入分析大数据对"体医融合"协同发展的推动作用,对于指导成渝双城经济圈不同地区实现协调健康发展,形成新的发展格局具有极其重要的意义。

因此，构建大数据驱动的成渝双城经济圈"体医融合"智慧化发展理论模型的核心关注点在于借助大数据及相关数字技术的力量，以切实提升公众健康服务水平和解决体医融合在协同治理过程中遇到的各种难题，包括但不限于协同效率低下、资源共享障碍等问题。应通过综合应用大数据、人工智能、区块链、云计算等前沿数字技术，深度挖掘体医融合在数据治理上的潜在价值，推进成渝双城经济圈治理流程和要素的全面数字化转型。此举旨在确保体医融合服务的有效供给，进而全面提升治理效能。大数据驱动的核心动力源于响应民众对健康的需求并解决管理上的挑战。在此基础上，大数据的高效应用构成了赋能的根基，而数据元素之间的联通及其价值的深度挖掘则是实现智慧化协同的关键。大数据驱动的具体内容是对体医融合的治理流程及管理要素进行全面的革新，最终目标是提升"体医融合"智慧化协同治理的效能。

### 5.1.1　成渝地区双城经济圈"体医融合"智慧化发展模式特征分析

成渝双城经济圈作为中国西部地区的经济发展先锋，展现出前所未有的活力和吸引力。不仅成功引领了创新资源的集聚与流通，还在推动区域经济融合和创新发展方面扮演了核心角色。在探究成渝双城经济圈"体医融合"智慧化协同治理的深层次机制时，不可忽视的是其中所蕴含的权力共享原则。此原则不仅标志着协同治理相较于其他互动形态所达到的更高层次，也体现了通过共享治理权力以实现共同目标的核心价值。在这一过程中，多元化的治理主体通过利益的共享与合作进一步加强了互联互通。进一步来说，协同治理的实质在于参与各方在追求共同目标的同时，共享信息、知识及资源。这种共享不仅提高了治理过程的透明度和效率，也为协同合作提供了坚实的基础。

（1）多元主体协同发展结构。"体医融合"智慧化发展模式依赖于政府、医疗机构、体育组织、教育机构、企业及广大民众的共同参与和协作。政府主导策略的制定与资源调配，私营企业与非营利机构则在专业领域内发挥作用，共同推动体育与医疗健康的融合发展。成渝两地政府应构建与"体医融合"智慧化协同治理相适应的配套制度，引导、激励与监督各级政府主导部门统筹推动"体医融合"智慧化协同治理的系统工程。然而，在我国的行政体系内存在一个显著的问题——部门之间的条块分割问题。这一问题导致各部门间横向联系边界清晰，相互间的沟通与合作频繁受阻。由于纵向管理体系中治理权力的层层下放和逐级分配机制，信息传递过程中的效率大大降低，进而对信息的及时性和准确性造成影响。与此同时，在我国卫生健康领域，长期以来形成了一种以政府为中心的单一治理模式，这种模式同样体现在体医融合的实践中。传统的体医融合服务模式，如国民体质监测机构、体医融合门诊及社区卫生服务中心等，均是在政府的主导下运行的，而市场和社会力量的参与度相对较低。特别是在推进体医融合这一跨领域治理项目时，上述问题凸显，导致治理过程中出现了较为明显的碎片化现象。这种碎片化不仅影响了资源的有效配置和利用，也阻碍了跨领域协同合作的深度和广度。在体医融合的背景下，这种碎片化表现为医疗健康和体育产业之间缺乏有效的信息共享和资源整合，进而影响了整个产业链的协同发展和创新效能。大数据驱动下的去中心化数据生产和传播机制开始逐步削弱政府在权力结构中的单一主导地位，为政府、市场、社会乃至公民个体之间的平等对话创造了条件，有力地促进了参与式治理模式的发展，并为打破政府"包办"的局面提供了新的可能。

具体而言，大数据驱动能够有效促进跨部门、跨层级之间的交互模式优化，实现技术和数据的深度融合。这种融合不但促进了职能与业务的整合，更有力推动了组织边界的重新塑造，从而在保留政府部门专业分工结构的同时，突破了传统的条块壁垒。同时，基于协同治理数据共享，可以促进医疗、体育等领域的数据互通与融合，并在此基础上发展出更多个性化、精准化的健康管理和服务模式。这种基于数字技术的跨部门、跨层级协同治理格局，有助于提升政府治理的效率和效果，从而为公众提供更为优质的健康服务，推动体医融合领域的持续创新和发展。

（2）现代化信息技术支撑。高新科技的进步，特别是 5G、新型通信技术和云计算等，为"体医融合"提供了强大的技术支持。这类技术的应用极大地提升了体医融合服务的质量和效率，推动了智慧体育和智慧医疗等新兴业态的发展，为人们提供了更为健康、便捷的生活方式。随着技术的不断进步，新的体医融合服务和运营模式应运而生，进一步丰富了"体医融合"的内容和形式。通过建立健全的信息共享平台，利用大数据分析推动个性化体育健康管理和精准医疗服务，提高体育活动的参与度和医疗健康服务的效率和质量。但当前"体医融合"的现代化技术应用大多停留在信息预约、初级数据检测和简单健康评估管理等阶段。真正实现技术与体育、医院等内部信息系统深度融合的程度还有待提高。许多高科技精密智能仪器设备也尚未获得医护人员、老年人等相关利益主体的广泛认可和熟知，限制了其在体育锻炼和医疗预防中的有效运用。同时，在成渝双城经济圈内缺乏统一、规范的体医融合技术标准体系，导致智能终端与慢性病防治的数据信息平台交互标准不统一，监测数据准确性低。因此，通过整合大数据资源，建立跨领域的信息共享平台，有效连接体育与医疗两大领域，可以推动技术融合向更深层次发展，可以进一步实现运动康复器械与医疗监测设备的技术升级，使其更加精准地服务于个体健康管理和疾病预防。依托大数据分析，成渝双城经济圈内的个性化健康管理服务基于用户的健康数据提供量身定制的健康管理方案，基于云计算支持远程医疗咨询服务，使不同区域不同的民众享受到相同的专业医疗咨询服务。此外，通过提供精准的医疗服务，根据个人遗传信息和生活习惯制定个性化的治疗方案，可以有效提升治疗效果，并减少非必要的医疗开支。

（3）健康服务职能导向定位。2019年7月15日颁布的《健康中国行动（2019—2030年）》明确提出，根据不同人群特点有针对性地加强健康教育与促进，让健康知识、行为和技能成为全民普遍具备的素质和能力，实现健康素养人人有。大数据驱动的"体医融合"智慧化协同创新发展是新时代中国特色社会主义健康中国和体育强国建设，以及成渝双城经济圈深度融合与协调发展的客观需要，是缓解人们日益增长的健康需求与现实供给不平衡不充分的发展之间矛盾的重要手段，是体育、医疗、健康服务业延伸融合的内在诉求，更是打造全民健康生活方式的重要途径。从系统论的角度深究，"体医融合"智慧化的业务构成涵盖疾病预防、疾病非医疗干预、疾病康复、健康体适能、运动医学监督、智慧化路径等多个健康服务领域。在成渝双城经济圈内部进行的深入调查显示，体医健康服务管理与运营方面普遍存在不足，尚未完全跨入智慧化服务的新时代。尽管社区卫生服务中心配备了模块化的管理系统，但这些系统的智能化水平仍旧有限，且在功能配置上缺乏针对体医健康服务特定需求的设计。这种现状导致无法对社区居民的健康数据进行高效的系统化管理、细致化处理及实时监测。在成渝双城经济圈的"体医融合"智慧化发展模式中，应以居民的具体健康需求为服务核心，着力提供涵盖生命全周期的综合性健康管理解决方案。应重视慢性疾病等关键健康问题的精准管理与及时干预，通过健康教育、体育指导、健康评估、体质监测、疾病早筛、医疗护理及运动康复等服务，确保社区居民享受到适切、精准且及时的健康管理服务。尤其是注重疾病预防与青少年健康，通过及时的体格检查和预防性干预，加上针对性的体育活动建议如运动处方，从根本上强化了社区居民的健康自我管理意识和能力。这一健康服务职能导向的高度定位不仅显著提升了社区健康服务的覆盖面和精准度，还利用大数据和物联网等现代信息技术极大地优化了健康服务流程，显著提高了服务效率和效果，这标志着现代健康管理服务新范式在成渝双城经济圈的成功实践。

## 5 大数据驱动的成渝地区双城经济圈"体医融合"智慧化发展的理论模型

（4）网络化决策机制选择。网络化决策机制旨在高效整合人力与技术资源，尤其是在管理与执行任务的复杂情境中，强调将人的判断力和智慧纳入闭环控制系统的关键环节，以实现对智慧化平台的高效指挥和协同控制。成渝双城经济圈"体医融合"智慧化发展模式以网络化决策机制来应对体医融合发展过程中的多元挑战。与传统模式主要关注发展周期、质量和成本的简单框架不同，此网络化模式强调更为广泛的合作，利用信息网络寻求合作并建立合作伙伴关系，通过搭建开放的平台，促进不同领域（如生物医学、物联网技术、数据分析等）专家的深度合作，共同探索体医融合领域中的新技术、新方法。这种跨界协作不仅有利于集聚各方面的智慧，还能够在多元视角的碰撞中催生出创新解决方案，通过构建高效的信息共享机制和资源管理系统，实现对项目所需技术、人才和设备等资源的动态优化配置。这种机制允许项目根据实际进展和外部环境变化灵活调整资源分配方案，从而保证项目的高效推进。在此基础上，确保信息安全及保密，同时注重强化与产业界的联系，加速科研成果向实际应用的转化。通过与企业的紧密合作，将研究成果快速应用于产品开发和服务创新中，提升体医融合的市场竞争力。这一策略不仅涉及如何精准调度和优化内部及外部的广泛资源，还包括对合作伙伴之间技术保密协议的遵守情况的考量，以及如何有效平衡项目资源的动态组织与技术经验的长期积累之间的关系。通过这种综合性决策机制，旨在提升体医融合发展的创新协作效率，促进智慧化发展模式下体医融合创新的持续健康发展。

### 5.1.2 成渝地区双城经济圈"体医融合"智慧化发展模式比较分析

体医融合的发展模式展现了从传统模式向智慧化发展模式的显著转变。在传统模式下，体医融合主要由政府部门主导，包括卫生健康部门和体育局等，而民营企业和非营利组织的参与度相对较低。这种模式下的职能相对固定，协同合作少，组织结构僵化，资源配置效率低，运行机制缺乏灵活性。相对而言，智慧化发展模式则代表一种多元化参与的新趋势，涵盖政府、私营企业、非营利组织及学术机构，通过数据共享和技术协作推进健康服务和产品创新。在这一模式下，职能交叉融合，组织结构更为灵活，资源通过大数据平台集成，实现有效整合和利用。同时，利用物联网、云计算、大数据分析等前沿技术实现体医融合运行的智能化和自动化，快速响应公众健康需求，提供个性化、精准化服务。这种智慧化发展模式不仅优化了资源配置和利用效率，而且促进了服务和产品的创新，展现了体医融合领域的未来发展方向。"体医融合"发展模式比较分析如表5-1所示。

表 5-1　"体医融合"发展模式比较分析

| 维度 | 传统发展模式 | 智慧化发展模式 |
| --- | --- | --- |
| 机构 | 政府主导,包括卫生健康部门、体育局等;民营企业和非营利组织参与度低 | 政府、私营企业、非营利组织、学术机构等多元化参与;通过数据共享和技术协作推进健康服务和产品创新 |
| 职能 | 职能相对固定,协同合作少,存在信息孤岛现象 | 职能交叉融合,优化重组;体育与医疗部门等可共享数据,共同开展项目 |
| 组织 | 组织结构僵化,难以适应变化 | 采用灵活的组织结构,如项目化管理、网络化协作;适应环境变化和跨领域合作需求 |
| 资源 | 资源配置受条块分割限制,共享利用效率低 | 大数据平台集成多方资源,包括物质资源、数据资源、技术资源等,便于有效整合和利用,进而提高资源使用效率,促进服务和产品创新 |
| 运行 | 运行机制缺乏灵活性,响应速度慢 | 利用物联网、云计算、大数据分析等技术实现智能化、自动化运行;快速响应公众健康需求,提供个性化、精准化服务 |

## 5.2　成渝地区双城经济圈"体医融合"智慧化发展模式的理论框架

本研究提出的"体医融合"智慧化发展模式遵循"相互融合"和"相互内嵌"的原则,使成渝双城经济圈域内各城市拥有更多的智慧运动场馆,以在人工智能、互联网、大数据等技术的引领和驱动下,形成智能终端运用广泛、分工准确、功能互补的服务格局。因此本研究将依据利益相关者理论、健康促进理论、善治理论等,结合现有的研究成果,构建大数据驱动的成渝双城经济圈"体医融合"智慧化发展模式。

从理论构建而言,利益相关者理论强调在任何组织或项目中必须考虑和平衡所有利益相关者的利益和需求。在"体医融合"的背景下,成渝双城经济圈需要识别和考虑政府、医疗机构、体育组织、科研机构、企业及公众等各方的利益和需求。在构建框架时,应通过大数据分析识别各利益相关者的关键需求和期望,有效协调多方主体需求,以促进各方之间的合作和协同发展,识别发展的多元主体。健康促进理论强调通过多种手段和策略来提高人群的健康水平，包括环境改善、健康教育、政策支持等。在"体医融合"的智慧化发展中，大数据技术重点应用于分析健康趋势、评估健康促进措施的效果，以及提供个性化的健康建议和干预方案。此外，通过大数据分析，可以有效地整合资源，发现健康促进的最佳实践，从而设计出更加有效的健康促进策略和项目，进一步完善内在结构和协同机制。善治理论侧重于提高治理质量和效率，确保透明、负责任和参与性的决策过程。在构建"体医融合"的智慧化发展模式时，通过大数据技术提高决策的信息化水平，增强政策制定和执行的透明度。强调利益相关者的参与，通过数据驱动提供实时数据分析和反馈机制，促进各利益方的积极参与和协作，从而提高治理效能和项目的成功率，以构成互动发展模型。基于此，大数据驱动的成渝双城经济圈"体医融合"智慧化发展模式是从多元主体识别到主体互动发展的过程，具体包括"多元主体识别—数据结构塑造—主体交互发展—协同机制确定"的理论框架。

## 5.2.1 多元主体识别

大数据驱动下的成渝双城经济圈"体医融合"智慧化发展依赖于多元主体的有效识别。在主体多元化下，发展要素丰富多样，因此应着重强调各参与方之间的沟通与合作、相互配合与调整、互补性与均衡。在推动成渝双城经济圈"体医融合"智慧化发展的框架内，不仅需保障参与各方的权利与利益，更应通过共同协商在目标设定、政策实施、责任分担与质量监控等关键环节达成一致，共同构建一个新型的协同发展模式。以大数据技术为基础，强调通过多维数据分析和智能决策支持促进体育和医疗健康领域的深度融合与高效发展。核心要义在于：确立以政府、高校、企业、医疗机构及社会组织等为代表的多元共治主体。治理主体通过大数据平台的共享与交互，增强治理参与度和民主意识，共同塑造一个开放、互动、共赢的治理生态。在此过程中，各主体需秉持协同意识与责任意识，通过数据驱动的决策支持系统，精确识别并响应区域内体育与医疗健康发展的需求和挑战。

总体上看，学术界对协同治理主体做了以下两个层面的划分。在宏观层面，学术界通常将协同治理的主体划分为政府、市场和社会三大板块[1]。这种划分基于

---

[1] 戚建刚，兰皓翔. 基层治理视角下的知识产权行政保护能力研究——以机构改革后湖北省 W 市 13 个区的市场监管局为样本[J]. 北京行政学院学报，2022（2）：47-54.

对社会治理结构的宏观理解,强调不同主体在社会治理体系中所扮演的独特角色和相互作用。有研究者则进一步划分各主体,其中政府包括了基层政府机构和基层政府派出机构——街道办事处,市场主体包括相关企业,社会主体包括社会组织、管理社区具体事务的社区组织及具有社区归属感和责任感的社区居民[1]。在微观层面,学术界的划分则更加细致和具体,强调个体和小规模组织在社会治理中的作用。这种视角将多元参与者划分为政府、社会组织、基层组织、公民和市场主体[2]。宏观与微观层面的划分虽然侧重点不同,但二者并非相互独立,而是相互补充、交织在一起的。宏观层面的划分强调的是治理主体的类型和范围,以及它们在整个社会治理体系中的角色定位;微观层面的划分则更侧重于治理过程中各个主体的具体作用、相互关系,以及如何在更细微的层面上促进治理效果的提升。

宏观层面与微观层面的划分区别在于:宏观层面的划分更多关注于治理主体的整体结构和功能分类,是基于从上而下的视角,侧重于理解社会治理的框架和主要参与者;微观层面的划分则是基于从下而上的视角,更加关注个体和小规模组织在社会治理中的实际行动、相互作用及其产生的影响。二者之间的联系在于:宏观与微观划分虽然方法不同,但它们共同构成了对社会治理多元主体全面的理解。宏观层面的结构设定为微观层面的行动提供了背景和框架,而微观层面的实践和创新为宏观治理提供了活力和可持续的动力。在实际治理过程中,这两个层面是相互渗透、相互影响的。例如,基层政府机构和社区组织之间的互动不仅是微观治理活动,还是宏观治理结构的体现。

#### 5.2.1.1 政府

为推进成渝双城经济圈"体医融合"智慧化发展,必须坚持以政府为领导、政策为动力的核心原则。要求在政府层面提出战略规划,确保通过国家与地方政府的协作与支持,形成"体医融合"智慧化发展的持久框架。通过中央和地方两级政府的共同参与和保障,构筑体育和医疗深度整合发展的法规与体系,以为体育与医疗提供一个规范化和制度化的环境。因此识别"体医融合"智慧化协同发展的政府主体,必然要明晰政府的具体概念。学界重点从广义和狭义的角度辨析政

---

[1] 张邦辉,吴健,李恬漩. 再组织化与社区治理能力现代化——以成都新鸿社区的实践为例[J]. 中国行政管理,2019(12):65-70.
[2] 邵静野. 中国社会协同治理机制建设研究[D]. 长春:吉林大学,2014.

府的概念。广义的政府是指各国家机关构成的整体，即人们通常所讲的国家政权，包括立法、行政、司法、军事机关等；狭义的政府是指国家行政机关，人们在日常生活中较广泛地采用狭义的政府概念[1]。

本研究在成渝双城经济圈"体医融合"智慧化发展中所阐述的政府主要指国家行政机关，主要包括中央机构、地方政府和基层政府派出机构。根据"体医融合"协同发展，可以将其划分为国务院和各中央部委的中央政府层级、包括省级和地市级政府的地方政府层级、县级市和乡镇人民政府及其派出机构的基层政府层级。

（1）大数据驱动下政府在"体医融合"智慧化发展中的角色与责任。在大数据驱动的背景下，政府在推动"体医融合"智慧化发展中扮演的角色与承担的责任是实现城市公共安全和提升公众健康水平的重要策略。这一过程中，政府不仅是规划和协调的主导者，还是信息与技术应用的推动者。

政府作为公共政策的制定者和领导者，承担着制定有利于体医融合的政策框架的责任。这不仅包括引导社会资源向健康产业倾斜，还涉及为智慧化协同提供政策支持和方向指引。作为数据共享和技术应用的推动者，政府需通过建立全民健康信息数据库和应用大数据分析，有效整合体育与医疗资源，促进信息共享和服务创新。同时，政府还需要承担多方协同的组织者角色，搭建平台，促进政府、企业、医疗机构、体育组织及公众之间的有效沟通和合作，共同推进体医融合的实施。

政府在推动"体医融合"智慧化协同的过程中负有多重责任。首先，政府需要负责制度供给和资源配置，制定促进体医融合发展的政策和标准，合理配置公共资源，支持相关科技创新和基础设施建设。其次，推动技术创新和应用也是政府的重要责任，政府应鼓励和支持大数据、人工智能等先进技术在体医融合中的应用，提升服务智能化、精准化水平。促进公私合作也是政府的关键责任之一，积极推动公私伙伴关系（PPP，Public-Private Partnership）模式，吸引私营部门参与体医融合项目，共同开发和提供高质量的健康服务。再次，政府还应提升公众健康意识，通过教育和宣传活动，加深公众对健康生活方式的认识，提高公众参与体育活动和健康管理的积极性。最后，政府需建立和完善体医融合项目的监督管理和效果评估机制，确保项目目标的实现和资源的有效利用。

---

[1] 刘小燕. 政府形象传播的本质内涵[J]. 国际新闻界，2003（6）：49-54.

（2）大数据驱动下政府在"体医融合"智慧化发展中的作用。在大数据驱动的背景下，市场化改革推动了政府在外部环境中角色的转变，其地位和目标随着政府分权化改革的推进而发生变化。尽管相关企业在技术和数据支持方面占据着主导地位，但在整体管理中，政府仍扮演着不可替代的角色。

① 促进建立和优化"体医融合"大数据平台。首先，政府应积极建设和优化体医融合的大数据平台，整合体育、健康、医疗等多来源的数据资源。其次，政府应促进不同领域数据资源的整合与开放共享，通过建立统一的数据标准和格式，实现数据的互联互通。同时，必须制定严格的数据安全标准和隐私保护措施，采用先进的技术手段进行数据加密和匿名化处理，确保数据使用的安全性和个人隐私的保护。再次，政府应推动大数据技术的创新，支持采用人工智能、云计算等现代信息技术提升平台的处理能力。能力建设和人才培养也是推进大数据平台建设的关键，需要政府投资于相关硬件设施的建设和专业人才的培养。最后，通过政策引导和监管，政府应确保大数据平台的运营遵循公平、公正、透明的原则，促进公平竞争，防止数据垄断和滥用，从而确保大数据平台在"体医融合"智慧化发展中能够发挥出最大的效能，支持政府决策，服务于公众健康和社会福祉。

② 促进多元主体参与"体医融合"智慧化发展。在"体医融合"智慧化发展的过程中，促进多元主体参与是实现综合、高效治理的关键。政府通过制定激励政策、提供资金支持、搭建合作平台，并开展技术与能力培训等手段，能够显著提升企业、研究机构、社会组织及公众的参与积极性。这不仅降低了各方面参与的门槛和风险，还通过资源共享和能力互补加速了创新解决方案的制定和应用。同时，政府需要制定严格的规范和标准，确保体医融合活动的健康有序发展，保护消费者权益。此外，通过教育宣传提高公众的健康意识和参与意愿，形成一个良好的社会氛围，进一步推动体医融合的智慧化发展。这种多方参与、协同合作的模式，不仅加速了技术和服务的创新，更提升了公众健康水平，展现了政府在引导和推动健康产业发展中的重要作用。

③ 强化"体医融合"智慧化服务供给。通过促进医疗健康数据的整合与智能分析，推动人工智能和大数据技术的应用，政府能够显著提高疾病预防、诊断、治疗和健康管理的效率和精确度。此外，政府通过推广远程医疗服务、运用互联网和物联网技术，打破了服务地域限制，使更多人群享受到优质的医疗资源。政府激励创新医疗产品和智能健康服务的开发，如智能穿戴设备和健康监测应用，它们不仅为公众提供了便捷的健康管理工具，还通过一站式健康信息服务平台为

公众提供了全面的健康管理解决方案。在推动智慧化服务供给的同时,政府加强对这些服务和产品的质量监管,确保其安全可靠,符合行业标准,从而有效推动"体医融合"智慧化发展,为公众健康水平的提升提供了有力保障。

④ 加强"体医融合"智慧化发展的政策支持和监管。在"体医融合"智慧化发展的背景下,加强政策支持和监管是确保项目顺利推进和高质量完成的关键因素。政府应当出台一系列具有前瞻性和指导性的政策,旨在为体育和医疗行业的融合提供明确的方向和强有力的支持。这些政策不仅涉及财政投入和税收优惠,也包括对创新技术和新兴业态的支持,以激发市场活力和创新能力。同时,政府需要建立一个全面、细致的监管体系,监督体医融合过程中的各项活动,确保其符合国家规定和行业标准,保障消费者权益,防范和解决可能出现的风险和问题。此外,政府还应促进跨部门协作,打破信息孤岛,实现数据、资源和知识的共享。通过协调医疗、体育、教育、科技等相关部门,形成合力,共同推进体医融合的发展。在保障公众健康和安全的同时,注重保护个人隐私和数据安全,避免因数据滥用而引发的问题。政策支持和监管不仅要促进行业健康发展,还应鼓励公众参与和社会监督,建立健全反馈机制,持续优化政策措施,从而为"体医融合"智慧化发展提供坚实的政策基础和监管保障,并确保这一过程更加透明、公开,真正符合公众的利益和需求。

5.2.1.2 企业

随着社会分工的日益精细化和生产力的持续提升,市场组织逐渐从自给自足的家庭单位发展为专业化、多元化的经济实体。在这一进程中,剩余产品的生成促使交易行为应运而生,市场组织因交易需求而诞生,从而促进了商品经济的发展。在成渝双城经济圈"体医融合"智慧化发展需求下,市场组织的角色不再局限于生产和交易,更扩展至创新驱动和资源整合,而在大数据技术的助力下,市场组织能够更有效地响应和满足公共健康安全的需求。在合作机制的重塑与优势互补这一宏观背景下,市场组织与政府间的合作关系展现出新的发展契机。企业作为市场的主体,不仅拥有丰富的人力资源、信息资源、物资和财富,更具备灵活的决策机制和创新能力,能够快速响应市场变化,有效地利用大数据技术,推动"体医融合"智慧化发展。

(1) 大数据驱动下企业在"体医融合"智慧化发展中的角色与责任。在探索成渝双城经济圈"体医融合"智慧化发展路径的过程中,政府与企业之间的互动展现出其不同于传统模式的独特性。政府在这一过程中扮演着策略制定者、指导者和推动者的角色,而企业作为市场经济发展的核心动力,肩负起创造财富和推动社会进步的双重使命。在大数据的引领下,二者的关系变得更加紧密,共同促进了"体医融合"智慧化发展。在此背景下,市场规则成为企业寻求创新与进步的舞台。借助信息技术的深度应用和创新,企业不断探索在生产、交易及分配等方面的新模式,推动了市场潜力商品和管理方式的革新。在成渝双城经济圈"体医融合"智慧化发展中,大数据的应用不仅促进了信息的高效交换和共享,也在两地政府与企业之间建立了一个更加互信、互利的合作平台。企业在这一过程中,通过利用大数据等信息技术,不仅能够更有效地响应市场需求,实现自身的价值最大化,也能够为"体医融合"智慧化发展贡献力量。

企业参与成渝双城经济圈"体医融合"智慧化发展的方式主要包括:一是构筑与共享大数据平台。企业应主动构筑健康、体育与医疗领域的大数据集合平台,通过高级数据分析技术挖掘信息价值,支撑"体医融合"的科学决策和个性化服务创新。此外,企业应倡导数据共享原则,与政府、医疗机构及体育组织等建立紧密的数据交换与合作机制,确保资源的有效流通与利用,共同促进健康管理和医疗服务的智慧化升级。二是研发智能健康产品和服务。在产品与服务创新方面,企业需利用尖端技术,如人工智能、物联网等,研发智能化健康监测设备和个性化健康管理解决方案。这不仅能满足市场对高质量健康服务的需求,也能通过技术手段深化"体医融合"的内涵,实现健康信息的实时监控、分析与干预,进而提升公众的健康水平。三是推动智慧医疗和健康体育基础设施建设。企业还应参与智慧医疗和健康体育基础设施的建设与升级,如投资建立智慧医院、远程医疗服务中心和健康数据处理中心等。这些基础设施的建立,不仅为企业打开了新的市场空间,更为成渝双城经济圈内的居民提供了更加便捷、高效的医疗与健康服务。四是开展公益慈善活动。在履行社会责任方面,企业应积极开展与"体医融合"相关的公益慈善活动,如举办健康促进公益活动、支持体育赛事和运动健康推广、提供贫困地区医疗援助等。通过这些活动,企业不仅能提升自身品牌形象和社会影响力,还能实质性地贡献于公共健康的提升。可见,企业不仅能在成渝双城经济圈"体医融合"智慧化发展中发挥核心作用,也能在实现自身商业目标的同时贡献于公共健康与社会福祉的提升,展现企业的社会价值和责任担当。

(2)大数据驱动下企业在"体医融合"智慧化发展中的作用。

① 数据驱动的个性化运动健康管理。在大数据技术的加持下,企业在"体医融合"的个性化运动健康管理方面展现出巨大的潜力,承担着重要的责任。企

业通过深度整合和智能分析个体的生理、遗传、环境及生活习惯等多维度数据,能够构建全面的个人运动健康档案,并依此为个体量身定制科学、合理的运动健康管理策略。这一过程涉及从广泛的数据源中收集数据,如个人基因信息、实时运动生理数据、医疗历史记录及日常生活习惯等,借助于云计算、大数据分析等先进技术,企业将相关数据进行有效的整合与分析,挖掘出对运动健康管理有价值的信息。随后,通过运用机器学习和人工智能技术,在海量的运动健康数据中识别出关键的健康风险因素,构建疾病预测模型,为个性化的健康管理和预防措施提供科学依据。基于以上深度分析,企业制定出符合个体生理特征和生活习惯的运动健康管理计划,并通过智能设备辅助个体执行方案,实现健康状态的实时监控和管理。此外,个性化运动健康管理的实施离不开企业提供的持续运动监控和反馈机制。企业通过不断收集和分析个体的运动健康数据,对比初始运动健康档案和实时数据,及时调整运动健康管理方案,以适应个体运动健康状态的变化。通过建立有效的反馈机制,企业不仅能帮助个体了解自身健康管理的进展,还能激发其积极参与健康管理的意愿,从而实现个性化健康管理的最优化。由此可见,企业在大数据驱动的个性化健康管理中,不仅扮演了数据整合者和分析师的角色,更是健康管理方案的创新者和执行者。通过精细化的数据处理、智能化的健康管理及持续的监控和反馈,企业引领着"体医融合"智慧化发展,为现代社会提供了更科学、高效和人性化的运动健康管理解决方案,展现出企业技术创新和服务模式创新的能力,以及其在推动社会运动健康进步方面的重要作用。

②"体医融合"智慧化服务的创新。在"体医融合"智慧化服务的创新框架内,企业通过融合大数据和人工智能技术,在体育运动领域推动创新实践,不仅极大丰富了体育运动的形式和内容,还提高了运动效率和安全性,从而在促进公众健康方面发挥出重要作用。更重要的是企业在"体医融合"服务模式和管理体系上进行了深度革新,以满足现代社会对高效、精准医疗服务的需求。这一创新过程涉及资源配置的优化、服务效率的提升及"体医融合"决策的精确性增强。企业通过这种运动的科学化、智能化提供技术支持,进一步强化了运动与健康管理之间的紧密联系。在这一过程中,体育运动成为智慧医疗服务创新的一个重要领域。首先,基于个人健康数据的深度分析,企业为个体提供定制的运动计划。在创建运动计划过程中考虑个人的身体状况、健康目标和生活习惯,根据实时数据调整运动强度和内容,确保运动既高效又安全。例如,通过可穿戴设备能够实时监测运动者的心率、血氧饱和度等关键指标,并通过智能算法预测运动风险,实时调整运动计划,有效预防运动伤害。其次,在促进运动参与度方面,企业通

过开发互动性强的运动应用和平台，来激发公众参与体育运动的兴趣。基于相关平台提供在线教练指导、虚拟运动挑战等服务，帮助运动者与他人进行数据分享和竞赛，增加运动的趣味性和社交性，从而提高公众长期坚持运动的动力。此外，企业通过积极探索运动科技产品的开发，如智能运动鞋、运动服等，利用高科技材料和传感技术，提升运动性能，保护运动者免受伤害。例如，智能运动鞋不仅可以监测步态和运动强度，还能根据运动数据提供个性化的运动指导和反馈，帮助运动者优化运动姿势，提高运动效果。在"体医融合"智慧化服务的创新中，体育运动领域的创新不仅表现为个性化运动计划的提供、提升运动参与度策略的制定及运动科技产品的开发，更体现在通过科技手段增强体育运动的安全性、有效性和趣味性上，旨在构建一个全民参与、高效安全的体育运动新生态。这些创新实践不仅提升了体育运动的普及率和科学性，也为公众提供了更加丰富多样的健康管理选择，促进了体育与医疗、健康管理的深度融合，为提高整个社会的健康水平贡献了重要力量。

③ 全面参与公共运动健康治理。在"体医融合"智慧化服务的框架内，企业全面参与公共健康治理，展现了其在构建健康社会中的积极作用和社会责任。这种参与不仅仅局限于提供个性化健康管理方案和高效的医疗服务，更关键的是，在推动公共健康事业发展、预防疾病和促进整个社会健康水平提升方面发挥出领导和示范作用。首先，企业通过深度挖掘和分析大数据，为公共健康决策提供科学依据。在全球范围内，企业收集整合的健康数据不仅反映了个体的健康状况，也揭示了人群健康的趋势和潜在风险。通过运用先进的数据分析技术，企业能够准确预测疾病的发展趋势，为公共卫生政策的制定和资源的合理分配提供支持，有效预防和控制传染病的暴发与流行病的扩散。其次，企业在提升公众健康意识和行为上发挥着重要作用。通过举办健康讲座、运动会和健康挑战赛等活动，不仅促进了健康知识的普及和运动习惯的培养，更通过这些活动的社会影响力，激励和鼓励更多人参与到健康生活的实践中来。此外，企业还利用自身的平台和资源共同开展公益项目和健康教育活动，提高公众对重大健康问题的认识和应对能力。最后，企业在构建健康生态系统方面发挥着核心作用。通过企业多元主体合作，有助于打破信息孤岛，实现健康数据的共享和互联互通，促进健康资源的有效整合和优化配置。这种跨领域的合作和生态系统的构建，不仅为个体提供了全方位的健康管理解决方案，更为公共健康治理提供了新的模式和路径。通过全面参与公共健康治理，企业展现了其在社会责任和公共事业方面的积极姿态。这种参与既体现了企业的社会价值，也为企业自身的持续发展和社会影响力的提升奠定了坚实的基础。

#### 5.2.1.3 公民

公民是指具有一国国籍的社会成员，不仅享有一系列权利，还承担着相应的义务与责任。这种双重身份赋予了公民在社会发展中独特而复杂的地位。所谓"体医融合"，旨在促进人们身体健康和生活质量的提升。在这一过程中，公民不再是被动接受服务的对象，而是积极参与的主体。民众的健康意识、生活方式、参与度直接影响了体医融合的效果和深度。在"体医融合"智慧化发展中，公民意识的提升体现在多个层面。首先，公民在现代生活中更加重视自身健康，更加积极参与体育活动，成为利用智能健康设备和应用参与健康监测和管理的主体。其次，公民在"体医融合"的过程中，通过参与和反馈，成为智慧健康服务改进的重要力量。公民的实际需求和使用体验直接影响"体医融合"模式发展中对技术和服务的调整，使得智慧运动健康解决方案更匹配民众实际需求。

（1）大数据驱动下公民在"体医融合"智慧化发展中的角色与责任。在大数据时代，"体医融合"智慧化发展不仅是技术革新的产物，更是公民主体性发挥的新舞台。公民在这一过程中既是数据的生成者，也是智慧化服务的受益者，其角色与责任在于主动参与、贡献与引领。首先，公民作为大数据的主要来源，在丰富体医融合的数据库方面具有不可替代的作用。在日常生活中，智能穿戴设备、健康管理应用等产生的健康数据为精准医疗、个性化体育锻炼提供了基础。因此，公民在数据提供与分享方面承担着关键角色。他们的积极参与不仅能优化健康管理方案，还能推动个性化医疗服务的发展，提升公共健康水平。其次，公民在"体医融合"智慧化发展中不仅是信息的接收者，更是参与者和推动者。随着智慧健康平台的建设和完善，公民可以通过平台反馈自身需求和健康状况，并参与健康计划的定制。这种参与不仅使得健康管理方案更加贴合个人需求，也促进了健康知识的普及与健康意识的提高。同时，公民对健康服务质量的评价和反馈有助于不断优化和提升体医融合服务的效果和满意度。再次，公民在推动"体医融合"智慧化发展的过程中承担着社区引领和健康倡导的责任。通过社区组织、线上社交平台等，公民可以分享自己的健康生活方式、成功案例和健康管理经验，鼓励更多人参与到健康生活中来。这种以身作则的引领作用能够形成积极向上的社区健康文化，促进健康生活方式的普及。最后，面对大数据时代的隐私与安全挑战，公民在享受"体医融合"智慧化带来的便利的同时，也应承担起数据安全与隐私保护的责任。这意味着在享受个性化健康服务时，公民需增强个人信息保护意识，合理授权与分享个人健康数据，同时积极配合相关机构执行数据安全政策，共同构建一个安全、可信的健康数据环境。可根据以上内容阐释企业在大数据驱动的成渝双城经济圈"体医融合"智慧化发展模式中的角色和责任。

(2) 大数据驱动下企业在"体医融合"智慧化发展中的作用。

① "体医融合"数据的提供与共享。在大数据驱动的"体医融合"智慧化发展中,居民的健康数据提供与共享起着核心作用,架设了体育运动与医疗健康之间的桥梁。通过智能穿戴设备和健康管理应用,居民可以实时更新个人的运动数据、生活习惯与医疗记录,为个性化健康管理和疾病预防提供丰富的原始数据。通过对这些数据的分析,可以制定个性化的健康管理方案,发现运动习惯和生活方式与健康问题之间的潜在联系,从而实现精准的健康风险预警和疾病预防。此外,数据共享促进了体育运动与医疗健康的深度融合,为两个领域的协同发展提供了数据支持。基于居民共享的健康数据,能够开展更加具有针对性的健康促进活动,从而有效提升居民的健康水平。该模式的成功依赖于数据的准确性、安全性和隐私保护,同时需要政府、医疗机构、体育组织和科技公司等各方面的共同努力和支持,以保障居民既是这一过程的贡献者,也是最大的受益者。

② 智慧化"体医融合"服务的参与。在智慧化发展模式中,公民作为积极参与者的重要性不仅体现在体育与医疗数据的共享和健康教育的推广上,还体现在"体医融合"的参与和推动上。公民通过参加各类体育活动,不仅提升了自身的身体素质,还通过智能设备记录和分享自己的运动数据,为运动医疗数据分析提供了宝贵的实践信息。这些数据不仅能够帮助个人优化运动计划,提高运动效率,也为运动健康提供了数据支撑,进一步促进了"体医融合"的发展。此外,公民在社区和线上平台积极分享自己的运动经验和成果,激励更多人参与到体育运动中来,这种从个体到群体的运动健康生活方式的传播有效地提升了社区的整体运动氛围和公众的身体健康水平。在智慧化的支持下,体育活动的组织和参与变得更加便捷和个性化,如运动 App 提供的个性化训练计划、线上健康挑战赛等,不仅提升了体育运动的趣味性,也提高了公民的参与度。同时,公民参与体育运动的反馈对于"体医融合"政策的制定具有重要意义。这种互动不仅使"体医融合"服务更加人性化,也促进了体育运动文化的发展和普及。综上所述,公民在智慧化发展模式中通过参与体育运动,不仅为自身的身心健康作出了贡献,也为社区的运动健康文化建设、体育医疗科学的进步及"体医融合"政策的完善提供了动力和方向。这种积极参与体现了公民在"体医融合"智慧化发展过程中的重要作用,使其成为推动体育运动普及和发展的关键力量。

③ 智慧化"体医融合"协同发展机制的反馈。在"体医融合"智慧化发展模式中，公民通过一种精细化的反馈机制深度参与"体医融合"服务与政策的改善，体现了民主参与的本质，并极大提升了健康服务的品质与政策的适应性。这种机制让公民能够在"体医融合"服务的质量、可访问性及其满意度等方面提供反馈，利用线上平台、社交媒体等渠道提供第一手资料，直接指导服务提供者改进服务。同时，这些反馈对于制定和修正健康政策至关重要，帮助政策制定者基于体育与医疗健康的综合影响做出更科学、更人性化的决策。智慧化技术的应用，如大数据和人工智能，进一步提高了反馈机制的效率和准确性，加快了问题响应速度并提升了处理精度。此外，这种反馈机制加强了公民与政府、服务提供者之间的互动和沟通，构建了一种基于相互理解和共同目标追求的长期合作关系。通过这种持续的参与和交流，不仅丰富了健康管理体系的民主性和透明度，也为构建一个协同和谐的社会环境提供了坚实的基础，彰显了公民在推动体医融合领域的重要作用，对实现全社会的健康福祉作出了积极贡献。

### 5.2.2 数据结构塑造

在大数据驱动的成渝双城经济圈"体医融合"智慧化发展模式中，数据结构的塑造显得尤为重要。这种发展模式的核心在于通过高效的数据整合和分析，实现体育与医疗服务的深度融合，从而促进区域内的健康产业发展和创新。在这一模式下，多元化的数据来源和参与主体的协同工作不仅是可能的，而且是必要的，但这并不意味着简单地将多种数据和资源的集合直接转化为价值与效率。在"体医融合"智慧化发展过程中，数据结构的塑造需要重视网络关系理论的应用。在构成智慧化协同网络的组织中，不同的数据节点（如医疗数据、体育数据、公共卫生信息等）和参与主体（如政府机关、医疗机构、体育组织、科研单位等）之间存在相互作用。这些节点和主体通过数据交流和资源共享，相互影响其行为、资源配置和成果。为了实现成渝双城经济圈内"体医融合"的利益最大化，必须通过精细化的数据结构设计来促进不同主体之间的有效协同。这包括建立统一的数据标准、确保数据的互操作性，以及开发高效的数据共享和分析平台。在网络关系中，每个参与主体都不再仅以自己的利益为出发点，而是将整个网络的目标和利益放在首位。通过共同遵循参与规则和目标，这些主体能够全面激发自身的潜力，实现资源的最大化整合和利用，进而形成一种整体的系统性行为，有效推动"体医融合"智慧化发展。因此，在成渝双城经济圈"体医融合"智慧化发展模式中，通过大数据技术塑造合理的数据结构是实现高效协同治理的基础。这要求参与各方不仅要建立有效的数据交流和共享机制，还要共同努力，在确保数据安全和隐私保护的前提下，为促进区域健康产业的发展和创新提供强大的数据支持。

在大数据驱动的成渝双城经济圈"体医融合"智慧化发展模式中，数据结构的塑造涉及构建一个由不同数据源（如医疗机构、体育组织、科研单位等）构成的复杂网络。这个网络由正式和非正式的多重联系（如数据共享协议、合作研究项目等）紧密联结而形成。在这种协同治理模式下，政府机构、企业、公民社会及非政府组织等多元主体通过长期的数据交换和互动，共同构建起一个覆盖整个成渝双城经济圈的"体医融合"治理网络。这个网络不仅反映了各个数据节点的特性，还展现了节点间的互动关系。在这个框架下，各参与方通过共同的数据平台和技术协议，将自身的数据和资源贡献到整个治理活动中，使得各自的专业能力和信息成为推动成渝双城经济圈"体医融合"智慧化发展的重要力量。通过这种方式，确保了整个"体医融合"协同发展活动的有序性和有效性。在成渝双城经济圈内形成的"体医融合"网络治理结构能够最大化地发挥每个节点的优势，实现功能互补和资源共享，从而提升整体的治理效能。这一网络结构体系既包括政府间及不同政府部门之间的数据交流和技术协作，也涵盖了企业、公民等不同利益主体在"体医融合"智慧化发展模式中的协同作用。在"体医融合"智慧化发展过程中，合作网络的建立是关键。这种网络不仅促进了政府、市场和社会各界的数据与资源整合，而且通过确保每个参与者的有效合作，保障了体医融合治理体系的高效运作。通过这样的数据驱动和技术支持，成渝双城经济圈能够更好地应对公共健康挑战，促进健康产业的创新和发展，实现区域内的可持续健康生态系统建设。

#### 5.2.2.1 数据结构塑造要素及特征

在大数据驱动的成渝双城经济圈内，"体医融合"智慧化发展模式中的数据结构塑造要素及特征体现了一个高度动态的、自组织的网络系统。该系统依赖于现代信息技术，尤其是大数据分析和云计算，将政府、医疗卫生机构、体育组织、企业与公民等多元主体紧密联结起来。这种紧密的联结旨在通过科学和高效的方式应对公共健康挑战，特别是在突发公共健康事件面前展现出协调一致的行动。

（1）数据结构塑造要素。在大数据驱动的成渝双城经济圈"体医融合"智慧化发展模式中，数据结构的塑造要素可以分为协同目标、数据网络及网络的数据节点3个主要部分。

① 协同目标。在"体医融合"智慧化发展中，协同目标是推动不同数据源和参与主体（如医疗机构、体育组织、科研单位、政府部门等）共同努力的驱动力。这一目标是通过集成与分析大量的健康和体育数据，来提高公共健康水平、促进医疗和体育服务的创新与发展。这些目标不仅为数据集成和共享提供了方向，还确保了所有参与者在整个体医融合过程中的紧密合作和资源整合。

② 数据网络。数据网络是"体医融合"中不同数据节点通过数据交换和共享技术实现互联互通的平台。这个网络利用现代信息和网络技术，如云计算、物联网、大数据分析等，为多主体之间的数据协同和信息流动提供支撑。通过这个平台，组织节点可以在任何时间和地点进行数据的实时交流与协作，极大地提高了数据利用的效率和体医融合的响应速度。

③ 网络的数据节点。网络的数据节点是构成数据网络核心的元素，包括各种数据源、处理单元和用户界面。数据节点不仅涵盖了提供原始数据的医疗机构和体育组织，还包括负责数据处理和分析的科研单位，以及利用这些数据提供服务的政府部门和企业。随着"体医融合"需求的变化和技术的进步，这些数据节点的功能和角色也在不断演进，以确保整个网络能够动态适应不同的协同发展需求。

由此可见，大数据驱动下的成渝双城经济圈"体医融合"智慧化发展模式依赖于清晰定义的协同目标、高效的数据网络及灵活适应的网络数据节点，共同构成一个既高效又灵活的数据驱动协同工作体系。这一体系不仅促进了不同主体间的深度合作，也为实现区域内健康产业的创新和发展提供了强有力的数据支持。

（2）数据结构塑造特征。大数据驱动的成渝双城经济圈"体医融合"智慧化发展模式的数据结构塑造具有多元性、分层性、交互性、一致性、技术性、动态性的特征。

① 多元性。"体医融合"智慧化发展模式通过集成来自医疗机构、体育组织、科研院所、企业及公民社会的数据，打破了数据孤岛，促进了跨领域的数据共享和利用，其多元性不仅体现在数据来源上，还体现在参与主体的多样性上，包括政府部门在内的所有相关方都积极参与，共同推进健康与体育的融合发展。这种多元化合作架构加强了创新力量，提高了解决复杂问题的能力，为体医融合带来了更全面的视角和解决方案。

② 分层性。分层性反映了"体医融合"智慧化发展模式能够适应不同治理层级的需求，从本地、区域层面都有相应的数据共享和协同机制。这种分层协同使

得每一层级的治理活动都能够根据自身特点和需要有效利用相关数据资源，同时与其他层级的活动相互协调，形成了一个高效运行的多层次治理体系。

③ 交互性。交互性是指在"体医融合"的治理过程中，各参与主体不仅仅是单向接收信息，而是能够通过数据平台进行双向乃至多向的信息交换和意见反馈。这种互动增强了参与主体之间的沟通和理解，有助于共同识别问题、探讨策略和实施行动。交互性的提高意味着决策过程更加民主化、透明化，有助于提升政策的公众接受度和实施效果。

④ 一致性。尽管"体医融合"智慧化发展模式中各数据节点保持一定的独立性，但在共同的目标引领下，能够形成统一的行动策略和响应机制。一致性确保其即便在多元和分散的治理结构中，也能有效地协调行动，避免资源浪费和目标偏离，确保了协同工作的效率和效果。

⑤ 技术性。技术性是"体医融合"智慧化发展的基础，涵盖了云计算、大数据分析、人工智能等多种先进技术的应用。这些技术不仅支持了海量数据的存储、处理和分析，还提供了平台和工具，以促进跨领域的协同工作和智能决策。技术性的特点使得体医融合的实施更加高效、精准，能够快速响应变化和挑战。

⑥ 动态性。"体医融合"智慧化发展模式具有高度的动态性，能够灵活适应外部环境的变化、技术的进步和政策的调整。这种动态调整能力确保治理体系始终保持最优状态，能够有效应对新的挑战和需求。动态性体现了一个开放、学习和进化的治理体系，有助于不断提升体医融合工作的质量和效率。

#### 5.2.2.2 数据结构塑造基础

（1）核心目标。在大数据驱动的成渝双城经济圈"体医融合"智慧化发展模式中，数据结构的塑造基础之一是设定共同的目标。这涉及将政府、企业、非政府组织及其他社会力量整合进智慧化协同治理网络，并与之共同设立协同目标。这一目标的制定基于以下 3 个方面：一是提高公共健康水平。其首要目标是通过"体医融合"提高城市居民的整体健康水平。这包括促进体育活动的普及与医疗服务的优化，利用大数据技术对居民健康数据进行分析和预测，以预防疾病、改善健康状况，从而构建一个更加健康、有活力的社会环境。二是资源优化与共享。在"体医融合"的协同网络中，资源优化与共享是关键目标之一。这涉及医疗、体育、科研等多个领域的数据资源和设施资源的互联互通与高效利用。通过数据平台和技术手段，实现资源的集成、共享与再创造，解决信息孤岛问题，优化资源配置，提升服务质量和效率。三是提升协同治理绩效。"体医融合"智慧化发展模式旨在超越传统的、片面的治理方式,通过整合和优化协同网络中的信息流、资源流和决策流,实现治理绩效的全面提升。这不仅包括提高决策的速度和准确性,还涉及增强治理的透明度和参与度,通过数据驱动的方式促进公共政策的科学化、精细化管理。

(2)权力约束。在大数据驱动的成渝双城经济圈"体医融合"智慧化发展模式中,对权力的约束是确保数据结构有效塑造的关键基础之一。在这种模式下,政府在制定健康政策、分配资源、协调各方关系及强化数据共享和利用的行动能力时,其权力运用受到明确界定和适当限制,以保证治理过程的透明性、公平性和高效性。具体如下:一是明确的决策权和公布权。政府拥有制定和公布"体医融合"相关政策和标准的决策权和公布权。这些政策和标准旨在促进跨部门、跨领域的数据共享与整合,确保信息流通的透明性和数据使用的合规性。二是合理的执行权和监督权。政府负责"体医融合"智慧化发展模式的执行和监督,确保各项政策和项目得以有效实施。同时,政府的执行权和监督权受到制度化的约束,以防止权力被滥用,确保数据使用和治理活动遵循法律法规和伦理原则。三是企业和公民的参与与监督。在"体医融合"智慧化发展模式下,非政府组织和公民不仅是参与者,也是政府权力行使的监督者。通过数据平台和信息公开机制,可以增强治理透明度,鼓励公众参与和反馈,对政府的决策和行为进行监督和评价。四是权力行使的公共利益导向。政府在"体医融合"智慧化发展模式中行使的权力必须以公共健康和社会福祉为最终目标,确保所有行动和决策都能提高公众的健康水平,促进医疗与体育资源的有效整合,以及应对可能的公共健康危机。

(3)手段应用。在大数据驱动的成渝双城经济圈"体医融合"智慧化发展模式中,多主体参与的工具使用是数据结构塑造的重要基础之一。这些工具不仅包括传统的行政和法律手段,还涵盖了经济和社会手段,以及特别强调利用大数据和信息技术手段来提高协同治理的效率和效果。具体如下:一是行政手段。在"体医融合"协同治理中,行政手段主要体现为政府对健康数据的集成、共享及应用的协调和指导。通过建立统一的数据管理平台和标准,政府可以有效地协调医疗、体育、科研等各方面的数据资源,确保数据流通的效率和安全性,促进跨部门、跨领域的合作。二是法律手段。法律手段在"体医融合"智慧化发展模式中起到规范和保障作用。这包括制定相关的数据保护法规,确保个人隐私和数据安全,规范数据的收集、处理和使用过程。同时,法律也明确了在数据共享和协同工作中各方的权利和责任,为"体医融合"提供了法律保障和制度支持。三是经济手段。政府通过财政资助、税收优惠、金融支持等经济手段，激励和引导企业、科研机构及其他社会组织参与到体医融合中来。这些经济手段有助于平衡和整合不同主体间的利益关系，促进资源的有效配置和利用，增强协同治理的动力和活力。四是社会手段。社会手段是指通过教育、宣传和文化活动增强公众对健康生活方式的认识并提高其接受度，营造健康文化氛围。同时，利用社交媒体和在线平台等，增强公众参与体医融合活动的意识和能力，形成社会支持和压力，推动健康政策的实施和健康行为的普及。五是大数据和信息技术手段。这是"体医融合"智慧化发展模式中独具特色的工具。利用大数据分析、人工智能、物联网等先进技术，可以深入分析和预测公众健康需求，优化体育和医疗资源的配置，提升服务质量和效率。同时，这些技术支持实时监测和响应公共健康事件，能够提高体医融合的动态调整能力和应急响应效率。

（4）沟通反馈。在大数据驱动的成渝双城经济圈"体医融合"智慧化发展模式中，多主体间的沟通与反馈机制是数据结构塑造的关键基础之一。这涉及构建一个高效、透明的沟通框架和反馈系统，以促进政府、企业、非政府组织、公民及科研机构等多方的密切协作和资源共享。

① 沟通。一是构建高效沟通渠道。在"体医融合"智慧化发展模式下，建立和维护开放、互联的沟通平台至关重要。利用大数据、云计算和移动通信等现代信息技术，能够促进实时数据共享、信息交流与协作决策，从而增强各参与主体间的互动和协同能力。二是增强信任与理解。通过定期的信息公开、共享成功案例和组织联合培训等活动，可以加深各参与主体之间的相互理解，建立和加强信任。明确各方的责任与期望有助于构建稳定而可靠的协同关系。三是实现双向互动。在"体医融合"的治理中，保证沟通的双向性至关重要。这不仅包括政府向社会各界公布政策和信息的单向沟通，也包括从基层和公众收集反馈、意见和需求的反向沟通。这种双向互动有助于更好地理解协同对象的需求，构建更加紧密的合作关系。

② 反馈。一是建立有效的反馈机制。在"体医融合"智慧化发展模式下，建立一个有效的反馈机制是不断优化治理策略和方法的关键。利用大数据分析工具可以实时监测政策执行效果，及时调整和优化协同治理方案。二是促进资源和信息的优化配置。通过反馈机制，可以及时发现和纠正体医融合中的资源分配不均和信息不对称问题。确保数据、资源和知识能够在多主体之间有效流动和共享，从而提升整体治理效能。三是强化协同效应的持续优化。定期的反馈和评估不仅能够验证治理目标的实现情况，还能够识别存在的问题和挑战，为持续改进体医融

合策略的制定提供依据，确保治理体系能够适应环境变化和新的挑战。

#### 5.2.2.3 数据结构塑造枢纽

（1）情感枢纽。在大数据驱动的成渝双城经济圈"体医融合"智慧化发展模式中，情感纽带成为促进不同参与主体之间沟通、协作与共同目标实现的关键枢纽。这种基于共同身份认同和共享命运感的情感纽带加深了参与者之间的联系，促进了基于真诚关怀和共同利益的协同行动。情感纽带的构成与作用包括以下几个方面：一是共同身份的认同。在"体医融合"的框架内，情感纽带源于参与各方对健康共同体的身份认同。这种认同感强化了属于同一健康生态系统内各成员之间的联系，如居住在同一城市区域的居民、参与同一健康促进项目的个人和团体，以及共同致力于健康科技创新的企业和科研机构等。这种身份认同促使彼此之间形成更加牢固的关系，共同应对健康挑战。二是同情心理与共情能力。在成渝双城经济圈内，体医融合所促成的情感纽带体现为对因健康问题受影响的个体和群体的同情心理。例如，对患病群体的关怀和支持，对健康危机经历者的共情和援助，这些情感的表达和体验能够激发更广泛的社会参与和支持，增强"体医融合"协同行动的积极性。三是情感与行动的转化。情感纽带不仅是一种内在的情感体验，更是转化为具体行动的动力。在大数据环境下，通过社交媒体、健康应用程序和在线社区等渠道分享健康信息、个人经历和发布互助活动，可以激发和放大这种情感纽带，从而促进更多的个人和团体积极参与体医融合的具体实践。四是情感纽带与数据共享。情感纽带有助于建立一个基于信任的数据共享和协同工作环境。在共同的目标驱动下，参与主体更愿意共享数据、资源和知识，共同开发和实施创新的健康解决方案，以应对公共健康挑战。通过培养和强化情感纽带，大数据驱动下的成渝双城经济圈"体医融合"智慧化发展模式能够有效地促进政府、企业、公民等多主体间的深度合作，共同构建健康、和谐的社会生态系统。这种基于情感的纽带不仅促进了信息和资源的流通，还激发了公众对于健康议题的关注和参与，为推动健康产业的创新和发展提供了坚实的社会基础。

（2）责任枢纽。在大数据驱动的成渝双城经济圈"体医融合"智慧化发展模式中，责任纽带作为连接各参与主体的关键枢纽，扮演着至关重要的角色。这种基于责任感的纽带不仅体现了个体和组织在社会中应尽的职责，也反映了在行为不符合社会规范时应承担的责任。通过强化责任纽带，可以促进政府、企业和公民等多方面主体在"体医融合"智慧化发展模式中实现有效协同和资源共享。责任纽带的构成与作用包括以下几个方面：一是角色与行为的责任。在"体医融合"的框架内,每个参与主体都承担着特定的角色和责任。这些责任既包括促进健康信息的共享、维护数据安全和隐私保护、提供高质量医疗和体育服务等具体职责,也涵盖在数据共享和使用中遵守法律法规和伦理标准的行为准则。二是责任感与社会贡献。责任纽带的形成基于各主体对共同健康目标的认同和追求。在"体医融合"过程中,科研机构和自主研发企业等通过自身专业优势积极参与健康数据的收集、分析和应用,以实现公共健康的改善和促进。这种基于责任感的参与促进了多方面资源的整合和优化利用,为公共健康贡献力量。三是信任与合作的加深。通过明确的责任分配和承担,各参与主体之间的信任得到加强,为深入合作打下了基础。在数据共享和协同工作中,责任的明确界定有助于预防和解决可能的冲突,确保协同过程的顺利进行。四是责任的履行促进能力提升。通过承担社会责任,非政府组织和其他参与主体不仅在公共健康领域作出了贡献,也促进了自身能力的提升。例如,在应对公共健康危机中,非政府组织的积极参与不仅提高了其应急响应能力,也增强了组织的社会影响力和公信力。通过强化责任纽带,在"体医融合"智慧化发展模式中,可以促进各参与主体间的有效沟通、紧密合作和共同目标的实现。这种基于责任的联结方式不仅有助于构建一个更加和谐、高效的协同治理环境,也为实现健康产业的创新发展和公共健康目标的共同追求提供了坚实的基础。

### 5.2.3 主体交互发展

在大数据驱动的成渝双城经济圈"体医融合"智慧化发展模式中,主体交互发展是实现高效智慧化协同治理的核心。大数据技术的应用使得体育和医疗领域的多个主体之间的互动更为积极,能够加强合作伙伴间的合作意愿,促进共同规则的制定,并实现共同目标。这种互动进一步促进了体育与医疗领域的资源与行动的功能互补,并通过优化资源配置和行动能力的整合,提高了整个智慧化网络组织的绩效。在"体医融合"智慧化发展模式中,依靠大数据技术构建的网络结构成功后,主体间的关系变化对整个组织产生重大影响。每个参与主体都存在于与其他主体的互动关系之中,展现出强烈的相互依赖性。这种依赖性不仅源于主体间行动和资源的差异性与互补性,更体现了一种共生共存的依赖关系。因此,要提升体医融合网络结构资源调配能力和整体行动能力,必须通过主体间的有效互动来实现。大数据的集成和分析能力使得各主体间的互动更加高效和精确,通过智能化的数据处理,促进了各主体间包括资源共享、信息交流在内的功能互补。这种互动不仅加快了决策过程,也使得资源利用和行动效率得到显著提升,最终促成成渝双城经济圈"体医融合"智慧化发展。

#### 5.2.3.1 主体交互类型

在大数据驱动的成渝双城经济圈"体医融合"智慧化发展模式中，主体交互类型是理解和实现高效智慧化协同治理的关键。在这个模式下，不同主体包括政府、企业、非政府组织和公民等在体育与医疗领域的融合过程中，各自拥有独特的优势。然而，这些主体的优势不是简单叠加的结果，而是在保持相对独立的同时，通过结构与功能上的互补来实现的。大数据驱动各主体间在"体医融合"之中多向互动，这种互动不仅涉及政府、市场主体和公民个体，也包含了它们之间的关联度、依赖性的强弱，即它们的目标和利益的一致程度。这种多主体间的互动，根据目标一致性与利益的分离或结合程度可以分为竞争型互动和合作型互动两大类。

（1）竞争型互动。在竞争型互动中，各主体虽然共同参与"体医融合"智慧化发展，但是由于目标的部分差异或利益的不完全重合，可能会出现竞争状态。这种竞争有助于推动资源的高效配置和创新的发展，因为各方都在努力优化自身的贡献和角色，以获得更大的利益。

（2）合作型互动。在合作型互动中，各主体之间存在着高度的目标一致性和利益相关性，它们通过共享资源、信息和技术，共同推进"体医融合"智慧化发展。这种互动促进了资源和信息的有效流动，加速了创新解决方案的实施，从而提高了整体协同效率并增强了其效果。

#### 5.2.3.2 主体交互功能

在大数据驱动的成渝双城经济圈"体医融合"智慧化发展模式中，主体交互能够发挥资源凝聚、信息共享、联合发展、协同缔造的功能。

（1）资源凝聚。在大数据驱动的成渝双城经济圈"体医融合"智慧化发展模式下，资源凝聚不仅涵盖了参与主体各自的自有资源和通过合作形成的资源，如共同投资、专为体医融合目标建立的信息共享网络、合作程序规则、专属事项管理权及成员间的信任等无形资源，也特别强调了大数据技术在资源整合与优化中的作用。大数据技术使得各主体能够更有效地识别、集成和利用各种资源，包括实时数据的共享、专业知识和技能的互补、资金的联合投入等。政府组织在这一过程中虽然依旧扮演关键的引导和协调角色，但其职能更多地转向激励合作、促进资源共享和提升整体协同效能，而非单方面地施加强制或依赖权威。为了实现长期的、共赢的合作，政府组织应当推动开放、合作的文化，通过大数据平台促进各方的深度交互和资源共享。这包括利用大数据分析来识别合作机会，制定政策扶持措施，以及通过搭建数字化通信渠道来增强非政府组织和企业的参与感和归属感，从而鼓励他们主动提供资源、分享信息。这种基于数据驱动的资源凝聚机制，不仅增强了各参与方的合作意愿和信任，还大大提高了资源的利用效率和合作的整体效能，为成渝双城经济圈"体医融合"智慧化发展奠定了坚实的基础。

（2）信息共享。信息共享是实现高效治理和协同发展的关键。信息的共享不仅促进了各方面的资源凝聚，更为重要的是，它能够确保各参与主体（包括政府、企业、非政府组织和公民）实时获得和共享关键信息，包括体育与医疗领域的最新研究成果、健康数据、市场需求等。借助大数据技术，信息共享变得更加高效和透明。不同于传统的信息封锁做法，大数据平台能够确保信息的及时发布和广泛传播，从而提高突发公共健康事件的响应速度和效率，减少不必要的社会恐慌。例如，通过大数据分析，可以预测和识别潜在的健康危机，及时向公众和相关单位传达预警信息，同时收集公众反馈和建议，形成有效的应对措施。此外，信息共享还促进了政府和社会各界之间的协作和信任建设。政府通过开放数据平台，不仅可以增加政策透明度，还可以鼓励民间组织和企业参与到"体医融合"智慧化发展中来，共同探索和解决问题。这种基于大数据的信息共享机制，不仅有助于加强成渝双城经济圈内部的协同合作，也有助于提升公众参与度，共同构建更加开放、透明、高效的"体医融合"智慧化发展模式。

（3）联合发展。在大数据驱动的成渝双城经济圈"体医融合"智慧化发展模式中，面对运动健康危机或卫生突发事件，各独立主体，如政府、医疗机构、体育组织、非政府组织及私人部门，往往需要跨界联合，共同构建一个高效的"体医融合"智慧化协同网络。大数据技术在这一过程中发挥着至关重要的作用，通过实时数据分析和信息共享，促进资源整合和功能优化，从而实现组织之间的有效联合，加速"体医融合"目标的实现。首先，基于大数据技术加强政府组织间的协调，通过数据分析解决领导协调机构之间的职责界限和领导协调关系的不明确问题。数据驱动的决策支持系统能够帮助政府在多个层级之间建立清晰、高效的协调和指挥机制。其次，应用大数据促进政府组织与各类非政府组织之间的合作。通过建立数据共享平台，政府可以与非政府组织、私人部门和公民社会共享重要信息，如体育活动和健康推广活动、公共卫生数据、医疗资源分布等。基于此建立政府与社会各界的协同合作机制，构建各方沟通桥梁，促进跨领域、跨界别的联合行动。通过大数据技术的应用,成渝双城经济圈"体医融合"智慧化发展模式能够更加高效地促进各主体之间的联合,实现资源的最优配置和危机响应的最快速度,共同构筑"体医融合"智慧化发展的社会。

(4)协同缔造。协同缔造聚焦于构建一个基于信任、灵活响应和共同目标的协作网络。在大数据驱动的成渝双城经济圈"体医融合"智慧化发展模式中,尽管各参与主体,如政府、医疗机构、体育组织、非政府组织和私人部门,原本追求各自的独立利益,但在面对运动健康这一核心问题时,这些组织体之间的紧密联合变得尤为重要。借助大数据技术可以更有效地促进这种协同的形成,通过分析和共享关键数据,增强互信和依赖,共同应对危机。大数据平台的应用降低了协同缔造的风险性,使组织间协同的建立不仅仅基于危机压力和道义精神的鼓舞,而是建立在实时数据分析和客观情况评估的基础上。这样的协同具有更长远的视角,不仅能快速应对当前危机,还能在非危机状态下持续促进体医融合的深度发展。为实现有效的协同缔造,首先需要加强政府与各方参与者之间的协调和合作。通过大数据平台,政府可以更清晰地定义各方角色和职责,减少冲突并提高协作效率。其次,强化网络内部的核心成员与边缘成员之间的联系至关重要。大数据技术可以帮助识别和强化边缘组织的贡献,通过数据共享和资源整合,提升其对网络目标和利益分配的认可度。最后,建立协同合作的桥梁并实现信息、资源和支持的互通有无是构建有效协同网络的关键。大数据技术的应用不仅促进了信息和资源的高效流动,还有助于增强组织间的情感联系和信任,从而建立起一个更加团结和协同的网络。强化政府与非政府组织之间的关系是实现长期有效协同的基石。考虑到政府和非政府组织之间的联系制度化,通过设立中介组织或长期合作机制,可以确保在"体医融合"智慧化发展中各方能够持续而有效的合作。

#### 5.2.3.3 主体交互原则

(1)健康至上原则。在"体医融合"智慧化发展模式下,尤其考虑到体育和医疗的紧密结合对提高公众生活质量和身体健康的重要性,将公众健康置于最优先位置变得更为重要。在面对公共健康事件或促进健康生活方式的策略制定中,不确定性、不可预测性及公众的脆弱性都要求政策制定者、医疗机构、体育组织及其他相关主体始终以公众的健康和福祉为出发点和落脚点。这意味着在制定和实施各项政策时,不仅要充分考虑其对公众健康和福祉的直接影响,还需通过大数据技术的辅助,确保这些政策和措施能够真正满足公众的需求,促进社会整体的健康和安全。

（2）共担责任原则。共担责任原则强调在提升公共健康和实现体医融合的目标过程中，所有参与主体，包括医疗机构、体育组织、企业和公民，都应共同承担责任。在这种模式下，政府不仅负责在体医融合领域进行评估、响应和推动，还需要利用大数据技术优化决策过程，确保政策和措施能够高效实施。同时，政府应鼓励和支持私人部门、非政府组织和公民社会的参与，共同开展运动健康促进活动、危机管理和恢复工作。企业则可以通过投资健康技术、支持体育活动和提供资源支持等方式参与"体医融合"智慧化发展。公民作为服务的最终受益者，也应通过遵守健康指南、参与体育活动和提供反馈等方式积极参与"体医融合"智慧化发展。由此可见，共担责任原则要求成渝双城经济圈内的所有主体，在"体医融合"智慧化发展过程中，不仅要各自承担起自己的责任，还要通过协同合作、资源共享和信息互通，共同面对挑战，共担责任，从而有效提升公共健康水平和社会福祉。

（3）动态权变原则。动态权变原则强调在面对"体医融合"智慧化发展中，所有参与主体须根据变化的环境和条件，灵活调整沟通策略、合作方法及互动目标和计划。首先，"体医融合"面临着创新性和应用性挑战，这要求所有参与主体根据情况的发展和新出现的信息灵活调整其策略和行动计划。大数据技术在此过程中扮演着关键角色，能够提供实时数据分析和预测，帮助各方更好地理解形势变化并做出反应。其次，由于外部环境的快速变化，包括运动健康趋势的变动和"体医融合"科技的进步，使得原有的合作策略和目标需要重新评估和调整。应用大数据和智能技术有助于捕捉这些变化，并提供决策支持，确保策略的即时更新和优化。遵循动态权变原则意味着所有参与主体需要建立起灵活、适应性强的互动机制，利用大数据技术的强大分析和预测能力实时监控环境与条件的变化，以确保在不断变化的环境中能够持续有效地推进"体医融合"智慧化发展。

### 5.2.4　协同机制确定

在大数据驱动的成渝双城经济圈"体医融合"智慧化发展模式中，协同机制的确定是实现有效协作和提升整体绩效的整体保障。"体医融合"智慧化发展模式下的协同并非仅仅依赖于构建多元化的网络结构，还在于确保网络结构能够有序运行，以充分发挥体医融合领域中多主体的协同效应，实现设定的目标。由此，亟须确定并整合恰当的协同机制，通过制度和机制来促进治理主体之间的目标对齐、信息共享、组织协调及能力互补，以实现集体行动的统一性和整体效果，进而有效促进成渝双城经济圈内公共健康和体育事业的发展。

#### 5.2.4.1 协同机制实施的特点

在大数据驱动的成渝双城经济圈"体医融合"智慧化发展模式中,协同机制实施的特点反映了在这一创新模式下合作机制的实际应用和效果。具体而言,这些特点包括以下几点。

(1) 稳定性。协同机制是指基于大数据分析和智慧化管理的深入实践,形成了一套较为固定的工作规律和流程。这些机制在引导实践工作方面具有显著的指导意义,其有效性不会因参与主体或人员的变动而受到影响。

(2) 程序性。协同机制拥有规范化的程序,确保所有参与方在"体医融合"过程中遵循统一的工作流程和标准。这种程序性保障了项目实施的有序进行,降低了由于操作不一致而导致的效率损失。

(3) 积聚性。协同机制在大数据分析的基础上,累积并整合了过往在体医融合领域的成功经验和实践方式。通过对这些数据和信息的加工与理论化,形成了一套系统化的工作方法,能够有效指导和推动当前及未来的协同工作。

(4) 综合性。协同机制集成了多种技术、策略和方法,在数据分析、资源共享和通信技术等现代化基础上,涵盖了跨领域的合作模式和创新实践。这种综合性使机制能够在不同层面和方面发挥作用,提高了体医融合领域内外的协同效率。

(5) 进步性。在持续的实践和探索中,协同机制展现出显著的进步性。基于对大数据的深度利用和对合作策略的持续优化,该机制不仅是对过去实践的一种改进和创新,更随着技术进步和实践经验的积累而不断完善和进化。

#### 5.2.4.2 协同机制实施的内涵

在大数据驱动的成渝双城经济圈"体医融合"智慧化发展模式中,协同机制实施的内涵体现了一个综合政府主导、市场和社会共同参与的现代化合作平台。这一机制不仅仅是传统的政府管控或市场契约机制,也不完全等同于西方的政府、市场和社会平等合作模式。它是一种独特的合作机制,旨在通过政府的引导和市场与社会的有效参与,共同推进"体医融合"目标的实现,实现公共健康的利益最大化。

(1) 政府主导与多元参与的合作机制。协同机制不是单一的政府管控机制,也不完全依赖市场契约机制,而是一个政府在大数据支持下主导,市场主体和社会主体协同参与的动态合作机制。政府通过大数据分析指导政策制定，同时激励社会与公民主体共同为实现运动健康目标作出贡献。

（2）制度化的多主体参与结构。协同机制的实质是利用大数据整合政府、市场和社会的力量，构建一个制度化的多主体参与的治理网络。这个网络通过官僚机制、市场机制和社会机制的有机结合，以及大数据技术的支持，实现高效的信息共享、资源整合和决策协同。

（3）促进信任、降低冲突和成本。通过大数据分析和智能化工具，协同机制能够有效促进不同治理主体之间建立信任关系，消解潜在冲突，降低交易和协调成本。数据的透明分享和利用为各方提供了一个共同的信息基础，有助于构建共识，提升治理的合法性和效率。

#### 5.2.4.3 协同机制实施的价值

在大数据驱动的成渝双城经济圈"体医融合"智慧化发展模式中，协同机制实施的价值体现在以下多个方面。

（1）突破单一能力限制。在推进"体医融合"的过程中，协同机制能够集结政府、医疗机构、体育组织、企业、非政府组织及公民等多方力量，共同应对挑战，克服单一组织在资源、信息和能力上的局限。具体包括：第一，集成多元资源和能力。借助大数据技术，我们能够有效整合来自不同主体的数据资源和专业能力，提供全面的视角和深入的分析，以支持决策制定和应对策略。这种技术支持下的多元协同有助于发现和利用每个参与方的优势，从而更加高效和精准地推动"体医融合"智慧化发展。第二，增强组织响应能力。通过政府主导下的多主体协作网络，基于大数据可以实时监控健康数据和体育活动情况，及时响应突发公共健康事件，同时优化资源分配和应对措施。这种高效的协调和快速反应机制极大提升了整个系统的应急响应能力和灵活性。第三，优化决策、降低成本。在大数据支持下，协同机制有助于在更宽广的范围内收集有关体育与医疗等相关信息，从而进行深入分析，为决策提供科学依据，降低因信息不足或误判导致的成本。同时，通过多主体的合作，可以实现资源共享和优势互补，进一步降低应对公共卫生事件的成本。第四，实现协同效应。大数据技术的应用使得不同主体能够在"体医融合"智慧化发展过程中进行有效交流和配合，构建一个优势互补、功能匹配的协同网络。这种网络不仅能用于系统性的准备和演练，而且能针对现实问题开展快速、精确的协作，产生超出单一主体能力的整体效应，从而实现"1+1>2"的协同效益。

（2）弥补协同信息缺陷。在大数据驱动的成渝双城经济圈"体医融合"智慧化发展模式中，协同机制实施的价值之一是弥补协同信息缺陷。因为信息的透明度和可访问性是促进有效协同和提高运动健康安全管理效率的基石。通过建立开放的信息平台和通道，利用大数据技术收集、整理、分析和共享相关体育与医疗的数据，可以显著提高信息的时效性和准确性，为社会公众提供及时、准确、真实和全面的信息。具体包括：第一，建立开放透明的信息系统。利用大数据技术构建的信息平台能够确保信息的快速流通和广泛共享，允许社会公众、政府部门、医疗机构和体育组织等各方主体获取实时和准确的信息，这有助于提升公众对公共健康安全管理的理解和信任，同时降低因信息不足或误导而引起的社会冲击和震荡。第二，弥补协同信息缺陷。在"体医融合"过程中，利用大数据技术迅速整合来自不同源的大量信息，为发展决策和资源配置提供科学依据。这种信息整合能力极大地弥补了传统应对机制在迅速响应和有效决策方面的缺陷。第三，实现信息多样性和综合性。大数据平台能够处理来自不同单位、部门、地区的多样化信息，这不仅包括体育活动信息、医疗数据、公共健康数据，也涵盖了社会需求、民众反馈等多维度数据。通过对这些信息进行综合分析，可以全面了解和响应运动健康需求，提供更为精准和个性化的服务。第四，促进信息共享与协作。大数据驱动促进了不同主体之间的信息共享和交流，这种共享机制不仅弥补了单个主体在信息获取和处理上的不足，更加强了跨部门、跨领域的协作，增强了整个体医融合领域的协同发展效应。

（3）增强协作合法性。在大数据驱动的成渝双城经济圈"体医融合"智慧化发展模式中，协同机制实施的价值之一是增强协作合法性。这一价值体现了如何通过建立开放、透明和包容的协同工作环境，强化公民对于政府及其他参与主体在公共健康与体育融合领域合作的信任和认可。具体包括：第一，建立透明的决策过程。利用大数据技术可以使政府在"体医融合"政策制定和实施过程中的决策更加透明与可追溯。公开分享决策依据的数据和分析过程，使公民能够理解政府行动的逻辑和合理性，从而提升公民对政府决策的信任。第二，促进公众参与。大数据平台为公民提供了参与"体医融合"策划的渠道，允许公民提供反馈、建议和数据，参与政策的制定和监督。这种参与不仅增加了政策的民主性，也让公民感受到自己在解决问题中的作用，从而增强了政府和其他协作主体的合法性。第三，优化法治体系。在大数据支持下，协同机制的构建和实施可以更加符合法律法规的要求，确保协同行动在法治框架内进行。通过数据分析辅助的合规性检查和风险评估，可以减少因应急响应而可能导致的权力滥用，确保协作行为的合法性。第四，提升政策的响应性和灵活性。在"体医融合"智慧化发展中，大数据技术使得政府和其他组织能够快速响应社会变化和公众需求，及时调整策略和措施以适应新的情况。增强灵活性和响应性有助于维持政策的现实适用性和公众的广泛支持。

#### 5.2.4.4 协同机制实施的要素

在大数据驱动的成渝双城经济圈"体医融合"智慧化发展模式中，协同机制实施的核心要素体现了如何在医疗机构、体育组织、企业和公民等不同主体之间建立有效的合作与协调。这些核心要素包括目标对齐、利益共享、彼此信任。这些因素共同推动"体医融合"智慧化发展模式从单一、分散的治理模式向互联、协同的合作模式转变。

（1）目标对齐。在大数据驱动的成渝双城经济圈"体医融合"智慧化发展模式中，确保各参与方拥有共同的目标是影响协同机制选择的核心要素之一。共同的目标不仅是各方能够进行有效合作的前提，而且是形成高效协同工作分配和努力方向的基础。通过大数据技术的应用，政府、医疗机构、体育组织、企业和公民等多方主体能够在"体医融合"的共同任务和目标基础上，实现深度的沟通和合作。重点在于：第一，共识形成与目标对齐。大数据分析有助于揭示体医融合领域的关键需求和挑战，使各参与主体能够基于客观数据形成共识，确立共同的目标。这种基于数据的目标设定更容易被各方认同和接受，因为它代表了真实且迫切的社会需求。第二，优势互补的工作分配。在大数据支持下，准确识别各参与主体的优势和资源，促进基于各方特长和能力的工作分配，从而提高协同工作的效率，确保各参与主体在实现共同目标的过程中发挥其最大的价值。第三，协同促进与政策引导。政府在这一过程中可以发挥关键的引导和协调作用，通过制定支持性政策、提供资金支持等手段，促进不同主体之间的协同合作。同时，政府利用大数据技术来监测政策执行情况，及时调整策略，确保目标一致性的持续性。第四，增强协同发展的动态性。由于大数据技术能够提供实时的数据分析和预测，为"体医融合"协同发展的动态调整和目标更新提供了可能。这种动态性是传统协同模式难以实现的，确保了在快速变化的环境中各方能够持续保持目标的一致性。

（2）利益共享。在大数据驱动的成渝双城经济圈"体医融合"智慧化发展模式中，利益共享成为影响协同机制选择的核心要素之一。这一要素基于政府、医疗机构、体育组织、企业、非政府组织和公民等多方主体在公共健康和体育事业发展中拥有共同的利益。大数据技术的运用能够促进这些共同利益的发现和认识，通过数据分析揭示不同主体间潜在的协同点和利益对齐的机会，从而促进各方在体医融合领域的有效合作和共同发展。重点在于：第一，识别和强化共同利益。利用大数据分析能够深入理解各参与主体在体医融合领域的需求和目标，识别彼此间的共同利益，从而为构建利益共享的协同机制奠定基础。这种数据驱动的决策方式能够有效促进各参与主体凝聚共识，推动体医融合目标的协同落实。第二，协调和平衡利益冲突。在大数据支持下的协同发展模式中，可以更精准地评估各方的利益诉求和可能的冲突点，借助数据驱动的决策机制，寻找并制定能够平衡不同利益、达成互惠共赢的策略和措施，有效预防或缓解潜在的利益冲突。第三，促进合法权益的保护。通过构建开放透明的数据共享平台，不仅可以增强政府和社会各方面的合作，还能为所有参与主体提供平等的信息获取和利益表达渠道，确保各方合法权益得到妥善处理和保护，从而提升协同合作的正当性和效率。第四，加强社会和谐稳定。在共同利益的基础上形成的协同合作能够有效地促进社会各界的和谐与稳定，特别是在公共健康危机等突发事件应对中，通过大数据分析指导的协同行动能够最大程度地保障社会公众的健康安全和福祉。

（3）彼此信任。在大数据驱动的成渝双城经济圈"体医融合"智慧化发展模式中，彼此信任成为影响协同机制选择的核心要素之一。信任不仅是协同合作的基础，也是推动公共健康和体育事业发展的重要社会资本。通过大数据和智能化技术的应用，可以有效提升各参与主体间的信任程度，优化合作氛围，从而促进更为有效地协同工作。重点在于：第一，信息透明化和共享。大数据平台通过提供透明、及时和准确的信息共享，有助于增强各方对协同过程的信任。信息的公开访问减少了信息不对称，使得参与各方能够基于相同的知识基础做出决策，这种透明度是建立和维护信任的关键。第二，促进公众参与和反馈。大数据技术使公众能够更容易参与体医融合的政策制定和执行过程，便于公众提供反馈和建议。这种参与性和互动性的提升有助于增强公众对政府和其他协同主体的信任，同时也让各方主体更信任公众的意见和参与。第三，加强合作效果的可测量性。通过大数据分析可以更精确地评估合作项目和政策的实施效果，这种效果的可测量性和可见性有助于增强各方对协同效果的信任。当各方主体看到数据支持下的积极成果时，他们更可能信任协同过程并持续投入。第四，构建基于数据的信任网络。在"体医融合"智慧化发展中，基于数据的互联网络促进了跨领域、跨行业的深度合作。这些网络不仅促进了资源和信息的高效流动，还构建了基于数据透明度、准确性和共享原则的新型信任关系。

综上，在大数据驱动的成渝双城经济圈"体医融合"智慧化发展模式中，影响协同机制选择的核心要素涵盖了目标一致、利益共享及彼此信任这3个不可或缺的功能性要素。这些要素共同促进了多方主体在追求城市公共健康安全治理过程中的高效协作，确保了协同行动的质量。在实践中，尽管存在利益分离和目标不一致的挑战，但利用精心设计的协同机制可以促进各方的集体行动，实现更高的协同效应。

协同效应体现为多元网络组织体系中各参与主体资源整合与行动一致性的增强，超越了单个主体自治绩效的总和，实现了共治的终极目标。在"体医融合"智慧化发展中，这种效应不仅依赖于参与主体间目标、利益的一致和深度信任的建立，还依赖于大数据技术的应用，以促进信息共享、资源整合和协同策略的优化。大数据不仅优化了协同工作的效率，还强化了整个网络组织利益的一致性，通过数据驱动的洞察和分析，增强了各方对共同行动的信心。

此外，大数据技术加强了网络组织中各主体间的密切互动和融合，从而增强了协同效应。各主体不再单纯考虑自身利益，而是更多地考虑整个网络组织的共同利益，追求利益的动态平衡和共赢局面。因此，在大数据支持下的成渝双城经济圈"体医融合"智慧化发展模式中，构建有效的协同机制不仅是实现高效运动健康发展的必要条件，也是推动社会整体健康福祉提升的关键路径。

# 6 大数据驱动的成渝地区双城经济圈"体医融合"智慧化发展评价指标体系的构建

本部分深入探讨了成渝双城经济圈"体医融合"智慧化发展评价指标体系的构建及应用验证,通过细致的理论研究和实证分析,构建了一个涵盖多元主体识别、数据结构塑造、主体交互发展及协同机制确定的指标体系。本部分通过专家评审和实地数据验证确立了各指标的权重,并应用层次分析法精确评估了各项指标的实际表现。结果显示,成渝双城经济圈在"体医融合"智慧化发展方面表现中等,显示出进一步提升的空间和潜力。未来研究应聚焦提升数据管理效率与安全、加强多元主体间的协作互动及优化协同机制,推动区域内"体医融合"智慧化发展达到更高水平。

## 6.1 成渝地区双城经济圈"体医融合"智慧化发展评价指标体系构建的必要性

### 6.1.1 促进政策制定和实施

一个明确和科学的指标体系在促进政策制定和实施方面发挥着不可替代的作用。基于前期理论和现状调查所构建的指标体系能够为政府和管理机构提供精准的数据支持,帮助其更好地理解"体医融合"的实际情况,指出其中可能存在的具体问题和挑战。基于准确的数据和分析,政府和管理机构可以制定更为精准和具有针对性的政策措施,有效应对"体医融合"过程中遇到的问题,确保政策措施的实施效果和方向与区域发展战略相一致。此外,具备综合性的指标体系能够监测和评估政策实施后的效果,提供持续的反馈信息,从而使政策调整和优化成为可能。基于数据和反馈的循环机制能够提高政策的适应性与灵活性,确保政策调整始终围绕着区域协同发展的核心目标,进一步推动成渝双城经济圈在体医融合方面的深入发展,使成渝双城经济圈能够在"体医融合"的道路上得到进一步发展，进而为区域内的居民提供更优质的生活和健康服务，为"体医融合"的整体发展贡献力量。

### 6.1.2 提高区域内资源配置效率

在成渝双城经济圈这一重要区域内，资源的高效配置对于促进区域内部的产业互补和经济协同增长至关重要。因此，基于理论模型构建一个科学合理的指标体系可以为区域内部资源分布和利用效率的评估提供准确的参考标准。该评估不仅有助于识别当前资源配置中存在的不足和不平衡，更有利于促进医疗、体育及相关产业资源的合理流动和优化配置。通过数据驱动的决策，成渝双城经济圈可以更加高效和协调地发展，从而加强区域内部产业的互补性和经济的协同增长。

### 6.1.3 引导"体医融合"产业发展

构建"体医融合"智慧化发展的评价指标体系为产业提供了明确的发展方向和目标，使"体医融合"智慧化发展有章可循，从而激励企业加大技术创新和产品研发，进而促进产业技术升级和服务质量的提升。此外，指标体系的建立促进了产业生态系统的健康发展，通过指标提供具体的参考体系，促进产业链上下游企业的合作、跨领域的融合及创新平台的建设，为"体医融合"产业的持续健康发展提供坚实的基础。

## 6.2 成渝地区双城经济圈"体医融合"智慧化发展评价指标体系构建的原则

### 6.2.1 系统性原则

在构建成渝双城经济圈"体医融合"智慧化发展评价指标体系过程中，系统性原则发挥着核心作用。系统性原则重点强调指标体系必须全面反映"体医融合"在智慧化发展框架下的内涵、结构、功能及其与区域经济社会发展之间的互动关系，进而要求深入分析"体医融合"与成渝双城经济圈振兴之间的耦合机制及其影响因素，准确衡量二者的协调程度和综合发展水平。为遵循系统性原则，本研究采用德尔菲法、层次分析法等研究方法，从"体医融合"智慧化发展的整体目标出发，构建了成渝双城经济圈"体医融合"智慧化发展评价指标体系。这一

## 6 大数据驱动的成渝地区双城经济圈"体医融合"智慧化发展评价指标体系的构建

体系涵盖目标层、准则层和要素层,形成了一个既具有层次分明的结构,又保持逻辑关系紧密的综合指标体系。通过这些方法,确保指标体系的全面性、科学性和实用性,为成渝双城经济圈"体医融合"智慧化发展提供可靠的评价工具和决策支持。

### 6.2.2 相关性原则

在构建成渝双城经济圈"体医融合"智慧化发展评价指标体系过程中,相关性原则扮演着关键角色。相关性原则重点强调评价指标体系必须紧密围绕"体医融合"智慧化发展的核心目标,客观地反映其在推动区域经济和社会发展中的实际作用与贡献。因此,选取的指标应真实、科学、客观、有效地反映"体医融合"智慧化发展的表现和成效。为符合相关性原则,该指标体系的构建需确保每个指标都与"体医融合"智慧化发展的目标紧密相连,能够全面覆盖"体医融合"对于成渝双城经济圈发展的贡献度和影响力。这包括但不限于体育和医疗卫生服务的融合效率、智慧化技术的应用成效,以及这一过程对于促进地区经济发展、提高居民健康水平和生活质量的影响。通过此原则构建的指标体系,能够为政策制定者和实施者提供一个清晰、全面的评价框架,以支持更有效的决策和资源配置,确保"体医融合"智慧化发展策略的成功实施。

### 6.2.3 可操作性原则

在构建成渝双城经济圈"体医融合"智慧化发展评价指标体系过程中,可操作性原则至关重要。可操作性原则重点强调指标体系需要适应成渝双城经济圈内"体医融合"智慧化发展的具体情况,确保数据的收集和分析操作简便,从而为相关政策的制定和执行提供实用、有效的建议与措施。为贯彻可操作性原则,本研究采用数理统计方法,收集成渝双城经济圈内关于"体医融合"和智慧化发展的数据。通过运用描述性统计、相关性分析、回归分析等多种统计方法,对"体医融合"与区域经济社会发展之间的关系进行了深入的实证检验,揭示了二者之间的内在联系和相互影响因素。此过程不仅增加了指标体系的可操作性,也确保了评价结果的科学性和实用性。通过这一指标体系,决策者能够基于实证数据做出更加精准的策略调整,促进"体医融合"智慧化发展策略的有效实施,最终推动成渝双城经济圈的整体发展水平提升。可操作性原则的应用提高了指标体系的实用性,并为进一步的策略优化和资源配置提供了坚实的数据支持,确保成渝双城经济圈在"体医融合"智慧化发展道路上的稳步前进。

## 6.3 成渝地区双城经济圈"体医融合"智慧化发展评价指标体系构建的步骤

### 6.3.1 指标体系的初步构建与经验性预选

#### 6.3.1.1 目标层

在构建成渝双城经济圈"体医融合"智慧化发展评价指标体系时，基于对成渝双城经济圈发展的深刻认识、理论支持和现实依据，将目标层分为多元主体识别、数据结构塑造、主体交互发展、协同机制确定4个方面。

#### 6.3.1.2 准则层

（1）多元主体识别的准则层指标选取。多元主体识别是指明确和识别在"体医融合"发展过程中扮演关键角色的参与者，这些主体主要涵盖政府、企业和公民等，旨在明确各主体的角色、责任和贡献，以及在促进智慧化发展中的潜在需求和期望。多元主体识别的子体系包含以下内容：①主体类型识别，这一指标注重识别和分类参与"体医融合"协同发展的所有主体类型，包括政府机关（如体育、卫生、医疗部门）、企业（如体育和医疗技术公司），以及公民个体和社群（包括患者群体和体育爱好者）。每个类型的主体都扮演着不同的角色。例如，政府负责制定政策和提供资金支持，企业通过提供技术和服务来推动发展，公民个体和社群则是服务的接受者和反馈的提供者。②主体功能分析，这一指标注重在主体类型识别的基础上进一步分析每个主体的功能和作用。评估各主体在推动"体医融合"过程中的具体贡献，如政策制定、资金投入、技术创新、服务提供、需求表达和社会动员等。主体功能分析旨在深入理解各主体在智慧化发展中的作用和互动方式，识别潜在的合作机会和发展瓶颈，为制定协同机制和策略提供依据。通过对多元主体的类型和功能进行细致的识别和分析，可以更好地理解各方在"体医融合"智慧化发展过程中的相互关系和作用机制。这不仅有助于明确目标和策略，更有利于促进各主体间的有效沟通和合作，从而推动整个系统的协调发展。

（2）数据结构塑造的准则层指标选取。数据结构塑造的关注点在于如何有效地收集、整理和分析跨领域的数据，以支持决策过程和政策制定。这一阶段的关键在于建立统一的数据框架和标准，使不同领域和层级的数据能够互相连接与互补，为协同发展提供可靠的信息支持。数据结构塑造的子体系包含以下内容：①数据采集与整合，这一指标注重设计和实施有效的数据收集方法，以及后续的数据整合策略。数据采集不仅要覆盖体育和医疗两大领域内的关键数据，还要考虑社会经济等其他相关领域的数据，以全面反映体医融合的影响和效果。数据整合则需确保来自不同资源的数据能够在一个统一的框架内被有效管理和使用，包括数据格式的标准化、数据仓库的构建等。②数据安全与隐私，这一指标注重在收集和整理数据的过程中确保数据的安全和保护个人的隐私。这涉及制定严格的数据管理政策和技术措施，如加密技术的应用、访问控制机制的建立及相关法律法规的遵守（如《中华人民共和国个人信息保护法》）等。此外，还需要对数据使用者进行培训，增强其数据保护意识和能力。③数据分析与应用，这一指标注重对数据的进一步加工和分析，以及基于数据分析结果的实际应用。数据分析不仅要运用统计学、数据挖掘等方法来揭示数据背后的趋势和模式，还要探索如何将分析成果转化为实际的决策支持和政策制定。这包括构建预测模型、评估政策效果、优化资源分配等应用场景，旨在通过科学的数据分析支持"体医融合"智慧化发展。通过对这3个指标的深入探讨和实施，数据结构塑造旨在为"体医融合"的智慧化发展提供一个坚实、安全且功能强大的数据支持系统，提高决策的质量和效率，促进跨领域数据的共享和利用，为体医融合创造更多的创新机会和更好的协同效益。

（3）主体交互发展的准则层指标选取。主体交互发展强调不同主体之间互动合作的重要性。这涉及如何通过政策激励、平台建设和项目合作等手段促进各主体之间的信息交流、资源共享和联合行动，从而加强跨领域的合作和创新。主体交互发展的子体系包含以下内容：①平台构建与优化，这一指标注重开发和优化促进跨主体交互的平台。这些平台可以是物理的，也可以是数字的，旨在提供一个共享的环境，以便不同主体能够轻松地交流信息、分享资源和协同工作。平台的构建应考虑到用户友好性、易于访问性和可扩展性，确保能够适应不同主体的需求。同时，定期进行优化和升级是至关重要的，这包括整合最新的技术进展和用户反馈，以确保平台保持高效能和时代相关性。②交互策略与管理，这一指标注重制定有效的交互策略和管理方法，以促进和指导不同主体之间的互动合作。这包括制定明确的交互规则、激励机制和协调流程，以及建立专门的管理团队或机构来监督和促进交互活动。交互策略应鼓励开放、透明和高效地沟通，同时确保所有参与者的利益和需求得到平衡与考虑。③交互效率与效果，这一指标注重评估主体间交互活动的效率和成效。这一指标涵盖了评估交互活动如何影响"体医融合"智慧化发展的关键成果,包括但不限于项目实施的速度、资源利用的效率、创新成果的产出及参与主体的满意度。通过定期收集和分析相关数据,可以识别交互活动中面临的瓶颈与挑战,便于采取措施进行优化和改进。通过细致地规划和实施这3个指标,主体交互发展阶段旨在建立一个高效、互惠且可持续发展的交互系统,从而加强不同主体之间的合作,激发跨领域的创新,为"体医融合"的智慧化发展提供坚实的支撑。

(4)协同机制确定的准则层指标选取。协同机制确定涉及制定和实施一系列规则、流程和机制,旨在保障各主体的有效合作和智慧化发展的持续推进。这包括但不限于合作协议、共享标准、评估指标和反馈机制,旨在建立一个稳定而灵活的合作框架,以适应不断变化的外部环境和内部需求。协同机制确定的准则层指标包括以下几个方面:①政策支持与资源调配,这一指标注重如何通过政策激励和资源分配来支持"体医融合"智慧化发展的各个方面。政策激励可能包括财政补贴、税收优惠、研发资金等,旨在激励更多的企业和机构参与体医融合项目。资源分配则关注于如何有效分配可用的财务、人力和技术资源,以确保各个项目和活动能够顺利实施,并达到预期的效果。②合作框架与效益优化,这一指标注重建立和优化跨主体合作的框架与机制。这涉及如何设计合作协议、共享标准和工作流程,以促进不同主体间的高效合作。同时,需要关注如何通过合作来提高整体的工作效率和创新能力,以实现资源的最优配置和利用,最终达到优化协同效益的目标。③持续改进与发展创新,这一指标注重在协同合作过程中持续进行改进和创新。这包括定期评估协同工作的效果,收集各方的反馈意见,并根据反馈进行必要的调整和优化。同时,鼓励创新思维和方法的引入,以解决合作过程中遇到的新问题,或是提高工作效率和质量。通过明确政策支持与资源调配、合作框架与效益优化、持续改进与发展创新这3个指标,旨在加快实现多资源、多主体之间的共享。

#### 6.3.1.3 要素层

(1)主体类型识别的要素层:政府的角色和责任、企业的角色和责任、公民的角色和责任。

(2)主体功能分析的要素层:数据贡献与共享机制、合作与交互平台建设、创新与技术发展贡献、政策影响与制定参与。

(3)数据采集与整合的要素层:数据采集的方法与技术、数据清洗和预处理技术、数据整合的策略和实践、数据存储的管理与应用。

## 6 大数据驱动的成渝地区双城经济圈"体医融合"智慧化发展评价指标体系的构建

（4）数据安全与隐私的要素层：数据加密与匿名化技术、隐私保护政策与实施、用户数据访问权限管理、数据泄露防护机制。

（5）数据分析与应用的要素层：数据分析支撑技术与方法、数据应用场景识别与开发、数据驱动实施决策与支持。

（6）平台构建与优化的要素层：平台技术框架与设计、平台用户体验与优化、数据共享与交流机制。

（7）交互策略与管理的要素层：策略制定与管理、交互监督与调整、有效交互措施。

（8）交互效率与效果的要素层：参与度与活跃度、交互质量评价、交互成果的应用与反馈。

（9）政策支持与资源调配的要素层：政策制定与执行监督、资源识别与调配效率、政策支持的资源支撑。

（10）合作框架与效益优化的要素层：合作框架与实施改进、合作效益与优化策略。

（11）持续改进与发展创新的要素层：创新机制的策略与实施、改进机制的建立与运行、持续学习的发展与适应。

综上各个步骤形成了本研究制定的成渝双城经济圈"体医融合"智慧化发展评价指标体系的初始指标集，依据目的树法，具体指标呈现如表6-1所示。

表6-1 成渝双城经济圈"体医融合"（初始指标集）智慧化发展评价指标体系一览表

| 目标层 | 准则层 | 要素层 |
| --- | --- | --- |
| $A_1$ 多元主体识别 | $B_1$ 主体类型识别 | $C_1$ 政府的角色和责任 |
| | | $C_2$ 企业的角色和责任 |
| | | $C_3$ 公民的角色和责任 |
| | $B_2$ 主体功能分析 | $C_4$ 数据贡献与共享机制 |
| | | $C_5$ 合作与交互平台建设 |
| | | $C_6$ 创新与技术发展贡献 |
| | | $C_7$ 政策影响与制定参与 |
| $A_2$ 数据结构塑造 | $B_3$ 数据采集与整合 | $C_8$ 数据采集的方法与技术 |
| | | $C_9$ 数据清洗和预处理技术 |
| | | $C_{10}$ 数据整合的策略和实践 |
| | | $C_{11}$ 数据存储的管理与应用 |

143

续表

| 目标层 | 准则层 | 要素层 |
|---|---|---|
| $A_2$ 数据结构塑造 | $B_4$ 数据安全与隐私 | $C_{12}$ 数据加密与匿名化技术 |
| | | $C_{13}$ 隐私保护政策与实施 |
| | | $C_{14}$ 用户数据访问权限管理 |
| | | $C_{15}$ 数据泄露防护机制 |
| | $B_5$ 数据分析与应用 | $C_{16}$ 数据分析支撑技术与方法 |
| | | $C_{17}$ 数据应用场景识别与开发 |
| | | $C_{18}$ 数据驱动实施决策与支持 |
| | $B_6$ 平台构建与优化 | $C_{19}$ 平台技术框架与设计 |
| | | $C_{20}$ 平台用户体验与优化 |
| | | $C_{21}$ 数据共享与交流机制 |
| $A_3$ 主体交互发展 | $B_7$ 交互策略与管理 | $C_{22}$ 策略制定与管理 |
| | | $C_{23}$ 交互监督与调整 |
| | | $C_{24}$ 有效交互措施 |
| | $B_8$ 交互效率与效果 | $C_{25}$ 参与度与活跃度 |
| | | $C_{26}$ 交互质量评价 |
| | | $C_{27}$ 交互成果的应用与反馈 |
| $A_4$ 协同机制确定 | $B_9$ 政策支持与资源调配 | $C_{28}$ 政策制定与执行监督 |
| | | $C_{29}$ 资源识别与调配效率 |
| | | $C_{30}$ 政策支持的资源支撑 |
| | $B_{10}$ 合作框架与效益优化 | $C_{31}$ 合作框架与实施改进 |
| | | $C_{32}$ 合作效益与优化策略 |
| | $B_{11}$ 持续改进与发展创新 | $C_{33}$ 创新机制的策略与实施 |
| | | $C_{34}$ 改进机制的建立与运行 |
| | | $C_{35}$ 持续学习的发展与适应 |

### 6.3.2 指标体系的专家筛选与确立

#### 6.3.2.1 专家情况分析

（1）专家积极程度。专家积极程度通常由问卷的回收率来反映。本研究通过现场和网络发放问卷的形式向专家进行咨询，第一轮共发放专家问卷15份，回收14份，回收率为93.33%；第二轮共发放专家问卷15份，回收15份，回收率为100%。据此可知，专家对本研究的积极性较高。

(2)专家权威程度。专家权威程度($Cr$)是专家对评价内容的判断依据($Ca$)和专家对问题的熟悉程度($Cs$)的算术平均数。专家对评价内容的判断依据按常规分为"工作经验""理论分析""同行了解""个人直觉"4类,并根据影响程度分为"大""中""小"3个等级,其赋值如表6-2所示。专家对问题的熟悉程度分为5个等级,即"特别熟悉""较熟悉""一般熟悉""不太熟悉""不熟悉",赋值分别为1、0.8、0.5、0.2、0。专家权威程度的计算公式为$Cr=(Ca+Cs)/2$。本研究专家对评价内容的判断依据情况和专家对问题的熟悉程度如表6-3和表6-4所示。经计算,$Cr=(0.87+0.85)/2=0.86$,表明专家组的权威程度较高。

表6-2 专家对评价内容的判断依据赋值

| 判断依据 | 对专家判断的影响程度 | | |
| --- | --- | --- | --- |
| | 大 | 中 | 小 |
| 工作经验 | 0.5 | 0.4 | 0.3 |
| 理论分析 | 0.3 | 0.2 | 0.1 |
| 同行了解 | 0.1 | 0.1 | 0.1 |
| 个人直觉 | 0.1 | 0.1 | 0.1 |

表6-3 专家对评价内容的判断依据情况($n$=15)　　单位:份

| 判断依据 | 对专家判断的影响程度 | | |
| --- | --- | --- | --- |
| | 大 | 中 | 小 |
| 工作经验 | 11 | 4 | 0 |
| 理论分析 | 12 | 3 | 0 |
| 同行了解 | 9 | 6 | 0 |
| 个人直觉 | 7 | 6 | 2 |

表6-4 专家对问题的熟悉程度

| 熟悉程度 | 个数($n$=15)/个 |
| --- | --- |
| 特别熟悉 | 13 |
| 较熟悉 | 2 |
| 一般熟悉 | 0 |
| 不太熟悉 | 0 |
| 不熟悉 | 0 |

### 6.3.2.2 第一轮专家筛选与确立

构建一个分层的经验性预选指标系统，涵盖 3 个主要级别：目标层、准则层和要素层，分别包含 4 个一级指标、11 个二级指标和 35 个三级指标。为确保指标设计的准确性与适用性，采用三选项评估模式："保留""剔除""需修改及建议"。依据多数原则，只有当选择"保留"选项的比例超过 75% 时，该指标才被认定为符合第一轮筛选标准，旨在根据专家的反馈和建议，细化和完善指标体系。这将为成渝双城经济圈"体医融合"智慧化发展评价指标体系的有效构建奠定坚实的基础，确保所设计指标的合理性和实用性。

（1）一级指标筛选结果。对反馈的目标层指标分析，4 个一级指标的入选通过率为 100%，进一步确定了由多元主体识别、数据结构塑造、主体交互发展、协同机制确定所构成的成渝双城经济圈"体医融合"智慧化发展评价指标体系的一级指标，如表 6-5 所示。

表 6-5　一级指标第一轮专家调查结果一览表

| 序号 | 名称 | 通过率/% | 主要意见 | 处理结果 |
| --- | --- | --- | --- | --- |
| $A_1$ | 多元主体识别 | 100 | 无 | 保留 |
| $A_2$ | 数据结构塑造 | 100 | | 保留 |
| $A_3$ | 主体交互发展 | 100 | | 保留 |
| $A_4$ | 协同机制确定 | 100 | | 保留 |

（2）二级指标筛选结果。在准则层指标的筛选中，15 位专家分别表明了各自的意见，尽管有部分专家对主体功能分析和数据采集与整合提出疑问，但经过与其他专家沟通且通过率超过 75%，保留原有的二级指标，如表 6-6 所示。

表 6-6　二级指标第一轮专家调查结果一览表

| 序号 | 名称 | 通过率/% | 主要意见 | 处理结果 |
| --- | --- | --- | --- | --- |
| $B_1$ | 主体类型识别 | 100 | （1）部分专家认为主体功能分析缺乏对特定用例的适应性分析。（2）部分专家认为现有的数据采集与整合方案未能有效地支持后续的数据分析和应用，存在数据质量和兼容性问题 | 保留 |
| $B_2$ | 主体功能分析 | 93 | | 保留 |
| $B_3$ | 数据采集与整合 | 93 | | 保留 |
| $B_4$ | 数据安全与隐私 | 100 | | 保留 |
| $B_5$ | 数据分析与应用 | 100 | | 保留 |
| $B_6$ | 平台构建与优化 | 100 | | 保留 |
| $B_7$ | 交互策略与管理 | 100 | | 保留 |

续表

| 序号 | 名称 | 通过率/% | 主要意见 | 处理结果 |
|---|---|---|---|---|
| $B_8$ | 交互效率与效果 | 100 | （1）部分专家认为主体功能分析缺乏对特定用例的适应性分析。 | 保留 |
| $B_9$ | 政策支持与资源调配 | 100 | | 保留 |
| $B_{10}$ | 合作框架与效益优化 | 100 | （2）部分专家认为现有的数据采集与整合方案未能有效地支持后续的数据分析和应用，存在数据质量和兼容性问题 | 保留 |
| $B_{11}$ | 持续改进与发展创新 | 100 | | 保留 |

（3）三级指标筛选结果。在要素层指标的筛选中，有几项指标的通过率低于75%，分别为数据泄露防护机制、有效交互措施、交互成果的应用与反馈，其通过率分别为67%、60%、53%，如表6-7所示。

表6-7 三级指标第一轮专家调查结果一览表

| 序号 | 名称 | 通过率/% | 主要意见 | 处理结果 |
|---|---|---|---|---|
| $C_1$ | 政府的角色和责任 | 100 | | 保留 |
| $C_2$ | 企业的角色和责任 | 100 | | 保留 |
| $C_3$ | 公民的角色和责任 | 100 | | 保留 |
| $C_4$ | 数据贡献与共享机制 | 93 | | 保留 |
| $C_5$ | 合作与交互平台建设 | 100 | （1）多数专家认为数据泄露防护机制和隐私保护政策与实施等指标高度重合，需删除。 | 保留 |
| $C_6$ | 创新与技术发展贡献 | 100 | | 保留 |
| $C_7$ | 政策影响与制定参与 | 100 | | 保留 |
| $C_8$ | 数据采集的方法与技术 | 100 | | 保留 |
| $C_9$ | 数据清洗和预处理技术 | 93 | | 保留 |
| $C_{10}$ | 数据整合的策略和实践 | 100 | （2）多数专家认为有效交互措施涉及交互设计的实用性、参与度的提升方法，以及促进各方利益一致的策略，因此归为策略制定与管理。 | 保留 |
| $C_{11}$ | 数据存储的管理与应用 | 87 | | 保留 |
| $C_{12}$ | 数据加密与匿名化技术 | 93 | | 保留 |
| $C_{13}$ | 隐私保护政策与实施 | 100 | | 保留 |
| $C_{14}$ | 用户数据访问权限管理 | 100 | | 保留 |
| $C_{15}$ | 数据泄露防护机制 | 67 | | 剔除 |
| $C_{16}$ | 数据分析支撑技术与方法 | 87 | （3）多数专家认为交互成果的应用与反馈属于交互参与度、活跃度及交互质量评价的内容，但并不具体，因此删除该指标。 | 保留 |
| $C_{17}$ | 数据应用场景识别与开发 | 93 | | 保留 |
| $C_{18}$ | 数据驱动实施决策与支持 | 100 | | 保留 |
| $C_{19}$ | 平台技术框架与设计 | 100 | | 保留 |
| $C_{20}$ | 平台用户体验与优化 | 93 | | 保留 |
| $C_{21}$ | 数据共享与交流机制 | 100 | | 保留 |
| $C_{22}$ | 策略制定与管理 | 100 | | 保留 |

续表

| 序号 | 名称 | 通过率/% | 主要意见 | 处理结果 |
|---|---|---|---|---|
| $C_{23}$ | 交互监督与调整 | 87 | （1）多数专家认为数据泄露防护机制和隐私保护政策与实施等指标高度重合，需删除。（2）多数专家认为有效交互措施涉及交互设计的实用性、参与度的提升方法，以及促进各方利益一致的策略，因此归为策略制定与管理。（3）多数专家认为交互成果的应用与反馈属于交互参与度、活跃度及交互质量评价的内容，但并不具体，因此删除该指标。 | 保留 |
| $C_{24}$ | 有效交互措施 | 60 | | 剔除 |
| $C_{25}$ | 参与度与活跃度 | 100 | | 保留 |
| $C_{26}$ | 交互质量评价 | 80 | | 保留 |
| $C_{27}$ | 交互成果的应用与反馈 | 53 | | 剔除 |
| $C_{28}$ | 政策制定与执行监督 | 100 | | 保留 |
| $C_{29}$ | 资源识别与调配效率 | 93 | | 保留 |
| $C_{30}$ | 政策支持的资源支撑 | 100 | | 保留 |
| $C_{31}$ | 合作框架与实施改进 | 100 | | 保留 |
| $C_{32}$ | 合作效益与优化策略 | 100 | | 保留 |
| $C_{33}$ | 创新机制的策略与实施 | 93 | | 保留 |
| $C_{34}$ | 改进机制的建立与运行 | 87 | | 保留 |
| $C_{35}$ | 持续学习的发展与适应 | 100 | | 保留 |

（4）第一轮指标修订结果。根据第一轮专家评审的反馈，本研究细致审视并优化了指标体系的结构逻辑，对不同层级的指标进行了整合和调整。此外，考虑到实际操作的便捷性，制定了新的指标体系，如表6-8所示，以便在第二轮专家评审时进行更深入的修订和精练。

表6-8 成渝双城经济圈"体医融合"智慧化发展评价指标体系一览表
（第一轮修订）

| 目标层 | 准则层 | 要素层 |
|---|---|---|
| $A_1$ 多元主体识别 | $B_1$ 主体类型识别 | $C_1$ 政府的角色和责任 |
| | | $C_2$ 企业的角色和责任 |
| | | $C_3$ 公民的角色和责任 |
| | $B_2$ 主体功能分析 | $C_4$ 数据贡献与共享机制 |
| | | $C_5$ 合作与交互平台建设 |
| | | $C_6$ 创新与技术发展贡献 |
| | | $C_7$ 政策影响与制定参与 |
| $A_2$ 数据结构塑造 | $B_3$ 数据采集与整合 | $C_8$ 数据采集的方法与技术 |
| | | $C_9$ 数据清洗和预处理技术 |
| | | $C_{10}$ 数据整合的策略和实践 |
| | | $C_{11}$ 数据存储的管理与应用 |

续表

| 目标层 | 准则层 | 要素层 |
|---|---|---|
| $A_2$ 数据结构塑造 | $B_4$ 数据安全与隐私 | $C_{12}$ 数据加密与匿名化技术 |
| | | $C_{13}$ 隐私保护政策与实施 |
| | | $C_{14}$ 用户数据访问权限管理 |
| | $B_5$ 数据分析与应用 | $C_{15}$ 数据分析支撑技术与方法 |
| | | $C_{16}$ 数据应用场景识别与开发 |
| | | $C_{17}$ 数据驱动实施决策与支持 |
| $A_3$ 主体交互发展 | $B_6$ 平台构建与优化 | $C_{18}$ 平台技术框架与设计 |
| | | $C_{19}$ 平台用户体验与优化 |
| | | $C_{20}$ 数据共享与交流机制 |
| | $B_7$ 交互策略与管理 | $C_{21}$ 策略制定与管理 |
| | | $C_{22}$ 交互监督与调整 |
| | $B_8$ 交互效率与效果 | $C_{23}$ 参与度与活跃度 |
| | | $C_{24}$ 交互质量评价 |
| $A_4$ 协同机制确定 | $B_9$ 政策支持与资源调配 | $C_{25}$ 政策制定与执行监督 |
| | | $C_{26}$ 资源识别与调配效率 |
| | | $C_{27}$ 政策支持的资源支撑 |
| | $B_{10}$ 合作框架与效益优化 | $C_{28}$ 合作框架与实施改进 |
| | | $C_{29}$ 合作效益与优化策略 |
| | $B_{11}$ 持续改进与发展创新 | $C_{30}$ 创新机制的策略与实施 |
| | | $C_{31}$ 改进机制的建立与运行 |
| | | $C_{32}$ 持续学习的发展与适应 |

#### 6.3.2.3 第二轮专家筛选与确立

鉴于第一轮专家评审中一级指标获得了广泛认可,本研究据此设计了针对需调整指标的第二轮专家咨询问卷。该问卷采用李克特量表法,通过声明式项目让专家对关键因素进行评级,分为"极其重要""较为重要""普通重要""不重要""极其不重要"5个等级,相应赋值为"5""4""3""2""1",若平均数高于3.5,则表明专家一致性较高。

对专家共识度的衡量采用变异系数($CV$)和Kendall的协调系数($W$)。通常情况下,较低的变异系数反映了较高的专家一致性;当变异系数超过0.25时,意味着在该指标上专家意见的一致性不足。协调系数范围为0~1,协调系数越高,显示专家意见越协调。当渐进显著性（$P$）小于 0.01 或 0.05 时，表明专家意见具有较高的一致性，结果是可靠的；若渐进显著性大于 0.05，则表明结果不够稳定。

利用 SPSS26.0 软件对第二轮收集的问卷数据进行分析，本研究计算了各项指标的变异系数、Kendall 的协调系数及渐进显著性，以确保结果的精确性和可靠性。

（1）一级指标专家调查结果。由表 6-9 和表 6-10 可知，第二轮一级指标各条目的重要性和可操作性评分都比较理想。所有指标的平均数都在 3.5 以上，并且协调度相对较高，这表明专家对本研究选取的一级指标认可度较高。

表 6-9 第二轮一级指标评价统计分析参数表

| 内部要素 | 平均数 | 标准差 | 变异系数 | 最终结果 |
| --- | --- | --- | --- | --- |
| $A_1$ 多元主体识别 | 4.333 | 0.492 | 0.114 | 通过 |
| $A_2$ 数据结构塑造 | 4.833 | 0.577 | 0.119 | 通过 |
| $A_3$ 主体交互发展 | 4.500 | 0.674 | 0.150 | 通过 |
| $A_4$ 协同机制确定 | 4.500 | 0.522 | 0.116 | 通过 |

表 6-10 第二轮一级指标一致性检验统计表

| 指标 | 数值 |
| --- | --- |
| 协调系数 | 0.255 |
| 卡方值 | 9.176 |
| 渐进显著性 | 0.027 |

（2）二级指标专家调查结果。由表 6-11 和表 6-12 可知，第二轮二级指标各条目的重要性和可操作性评分都比较理想。所有指标的平均数都在 3.5 以上，并且协调度相对较高，这表明专家对本研究选取的二级指标认可度较高。

表 6-11 第二轮二级指标评价统计分析参数表

| 内部要素 | 平均数 | 标准差 | 变异系数 | 最终结果 |
| --- | --- | --- | --- | --- |
| $B_1$ 主体类型识别 | 4.833 | 0.389 | 0.112 | 通过 |
| $B_2$ 主体功能分析 | 4.917 | 0.289 | 0.116 | 通过 |
| $B_3$ 数据采集与整合 | 4.917 | 0.289 | 0.095 | 通过 |
| $B_4$ 数据安全与隐私 | 4.583 | 0.515 | 0.081 | 通过 |
| $B_5$ 数据分析与应用 | 4.583 | 0.515 | 0.059 | 通过 |

## 6 大数据驱动的成渝地区双城经济圈"体医融合"智慧化发展评价指标体系的构建

续表

| 内部要素 | 平均数 | 标准差 | 变异系数 | 最终结果 |
|---|---|---|---|---|
| $B_6$ 平台构建与优化 | 4.333 | 0.492 | 0.059 | 通过 |
| $B_7$ 交互策略与管理 | 4.500 | 0.522 | 0.112 | 通过 |
| $B_8$ 交互效率与效果 | 4.333 | 0.651 | 0.112 | 通过 |
| $B_9$ 政策支持与资源调配 | 4.583 | 0.515 | 0.114 | 通过 |
| $B_{10}$ 合作框架与效益优化 | 4.500 | 0.522 | 0.116 | 通过 |
| $B_{11}$ 持续改进与发展创新 | 4.750 | 0.452 | 0.150 | 通过 |

表 6-12　第二轮一级指标一致性检验统计表

| 指标 | 数值 |
|---|---|
| 协调系数 | 0.209 |
| 卡方值 | 25.118 |
| 渐进显著性 | 0.005 |

（3）三级指标专家调查结果。由表 6-13 和表 6-14 可知，第二轮三级指标各条目的重要性和可操作性评分都比较理想。所有指标的平均数都在 3.5 以上，并且协调度相对较高，这表明专家对本研究选取的三级指标认可度较高。

表 6-13　第二轮三级指标评价统计分析参数表

| 内部要素 | 平均数 | 标准差 | 变异系数 | 最终结果 |
|---|---|---|---|---|
| $C_1$ 政府的角色和责任 | 4.533 | 0.516 | 0.114 | 通过 |
| $C_2$ 企业的角色和责任 | 4.467 | 0.516 | 0.116 | 通过 |
| $C_3$ 公民的角色和责任 | 4.800 | 0.414 | 0.086 | 通过 |
| $C_4$ 数据贡献与共享机制 | 4.800 | 0.414 | 0.086 | 通过 |
| $C_5$ 合作与交互平台建设 | 4.867 | 0.352 | 0.072 | 通过 |
| $C_6$ 创新与技术发展贡献 | 4.933 | 0.258 | 0.052 | 通过 |
| $C_7$ 政策影响与制定参与 | 4.467 | 0.743 | 0.166 | 通过 |
| $C_8$ 数据采集的方法与技术 | 4.733 | 0.458 | 0.097 | 通过 |
| $C_9$ 数据清洗和预处理技术 | 4.400 | 0.507 | 0.115 | 通过 |
| $C_{10}$ 数据整合的策略和实践 | 4.533 | 0.516 | 0.114 | 通过 |
| $C_{11}$ 数据存储的管理与应用 | 4.467 | 0.640 | 0.143 | 通过 |
| $C_{12}$ 数据加密与匿名化技术 | 4.600 | 0.507 | 0.110 | 通过 |
| $C_{13}$ 隐私保护政策与实施 | 4.400 | 0.632 | 0.144 | 通过 |

续表

| 内部要素 | 平均数 | 标准差 | 变异系数 | 最终结果 |
|---|---|---|---|---|
| $C_{14}$ 用户数据访问权限管理 | 4.467 | 0.915 | 0.205 | 通过 |
| $C_{15}$ 数据分析支撑技术与方法 | 4.667 | 0.617 | 0.132 | 通过 |
| $C_{16}$ 数据应用场景识别与开发 | 4.800 | 0.414 | 0.086 | 通过 |
| $C_{17}$ 数据驱动实施决策与支持 | 4.800 | 0.414 | 0.086 | 通过 |
| $C_{18}$ 平台技术框架与设计 | 4.733 | 0.458 | 0.097 | 通过 |
| $C_{19}$ 平台用户体验与优化 | 4.600 | 0.632 | 0.137 | 通过 |
| $C_{20}$ 数据共享与交流机制 | 4.800 | 0.414 | 0.086 | 通过 |
| $C_{21}$ 策略制定与管理 | 4.800 | 0.561 | 0.117 | 通过 |
| $C_{22}$ 交互监督与调整 | 4.733 | 0.799 | 0.169 | 通过 |
| $C_{23}$ 参与度与活跃度 | 4.667 | 0.617 | 0.132 | 通过 |
| $C_{24}$ 交互质量评价 | 4.867 | 0.352 | 0.072 | 通过 |
| $C_{25}$ 政策制定与执行监督 | 4.867 | 0.352 | 0.072 | 通过 |
| $C_{26}$ 资源识别与调配效率 | 4.933 | 0.258 | 0.052 | 通过 |
| $C_{27}$ 政策支持的资源支撑 | 4.933 | 0.258 | 0.052 | 通过 |
| $C_{28}$ 合作框架与实施改进 | 4.533 | 0.516 | 0.114 | 通过 |
| $C_{29}$ 合作效益与优化策略 | 4.600 | 0.507 | 0.110 | 通过 |
| $C_{30}$ 创新机制的策略与实施 | 4.533 | 0.516 | 0.114 | 通过 |
| $C_{31}$ 改进机制的建立与运行 | 4.667 | 0.488 | 0.105 | 通过 |
| $C_{32}$ 持续学习的发展与适应 | 4.600 | 0.507 | 0.110 | 通过 |

表 6-14 第二轮一级指标一致性检验统计表

| 指标 | 数值 |
|---|---|
| 协调系数 | 0.112 |
| 卡方值 | 51.874 |
| 渐进显著性 | 0.011 |

（4）第二轮指标修订结果。结合上述两轮专家咨询结果，确定成渝双城经济圈"体医融合"智慧化发展评价指标体系的各维度，确立了成渝双城经济圈"体医融合"智慧化发展评价指标体系的指标要素，该指标体系由 4 个一级指标、11 个二级指标和 32 个三级指标所构成，如表 6-15 所示。

## 6 大数据驱动的成渝地区双城经济圈"体医融合"智慧化发展评价指标体系的构建

表 6-15 成渝双城经济圈"体医融合"智慧化发展评价指标体系一览表（第二轮修订）

| 目标层 | 准则层 | 要素层 |
|---|---|---|
| $A_1$ 多元主体识别 | $B_1$ 主体类型识别 | $C_1$ 政府的角色和责任 |
| | | $C_2$ 企业的角色和责任 |
| | | $C_3$ 公民的角色和责任 |
| | $B_2$ 主体功能分析 | $C_4$ 数据贡献与共享机制 |
| | | $C_5$ 合作与交互平台建设 |
| | | $C_6$ 创新与技术发展贡献 |
| | | $C_7$ 政策影响与制定参与 |
| $A_2$ 数据结构塑造 | $B_3$ 数据采集与整合 | $C_8$ 数据采集的方法与技术 |
| | | $C_9$ 数据清洗和预处理技术 |
| | | $C_{10}$ 数据整合的策略和实践 |
| | $B_4$ 数据安全与隐私 | $C_{11}$ 数据存储的管理与应用 |
| | | $C_{12}$ 数据加密与匿名化技术 |
| | | $C_{13}$ 隐私保护政策与实施 |
| | | $C_{14}$ 用户数据访问权限管理 |
| | $B_5$ 数据分析与应用 | $C_{15}$ 数据分析支撑技术与方法 |
| | | $C_{16}$ 数据应用场景识别与开发 |
| | | $C_{17}$ 数据驱动实施决策与支持 |
| $A_3$ 主体交互发展 | $B_6$ 平台构建与优化 | $C_{18}$ 平台技术框架与设计 |
| | | $C_{19}$ 平台用户体验与优化 |
| | | $C_{20}$ 数据共享与交流机制 |
| | $B_7$ 交互策略与管理 | $C_{21}$ 策略制定与管理 |
| | | $C_{22}$ 交互监督与调整 |
| | $B_8$ 交互效率与效果 | $C_{23}$ 参与度与活跃度 |
| | | $C_{24}$ 交互质量评价 |
| $A_4$ 协同机制确定 | $B_9$ 政策支持与资源调配 | $C_{25}$ 政策制定与执行监督 |
| | | $C_{26}$ 资源识别与调配效率 |
| | | $C_{27}$ 政策支持的资源支撑 |
| | $B_{10}$ 合作框架与效益优化 | $C_{28}$ 合作框架与实施改进 |
| | | $C_{29}$ 合作效益与优化策略 |
| | $B_{11}$ 持续改进与发展创新 | $C_{30}$ 创新机制的策略与实施 |
| | | $C_{31}$ 改进机制的建立与运行 |
| | | $C_{32}$ 持续学习的发展与适应 |

### 6.3.3 指标体系的验证性因子分析

#### 6.3.3.1 多元主体识别维度验证性因子分析

根据表 6-16 可知,模型适配检验结果 CMIN/DF(卡方自由度比)=1.058,在 1~3 的优秀范围内;RMSEA(误差均方根)=0.012,在<0.05 的优秀范围内。另外,IFI、TLI 及 CFI 的检验结果均达到了 0.9 以上的优秀水平。因此,综合本次分析结果可知,多元主体识别维度验证性因子分析具有良好的适配度。

表 6-16  多元主体识别维度适配度检验

| 拟合指标 | 参考标准 | 实测结果 | 拟合评价 |
| --- | --- | --- | --- |
| CMIN/DF | 1~3 为优秀 | 1.058 | 通过 |
| RMSEA | <0.05 为优秀 | 0.012 | 通过 |
| IFI | >0.9 为优秀 | 0.999 | 通过 |
| TLI | >0.9 为优秀 | 0.999 | 通过 |
| CFI | >0.9 为优秀 | 0.999 | 通过 |

检验流程通过建立的 CFA 模型计算出各个测量题项在对应维度上的标准化因子载荷。然后通过 AVE 和 CR 的计算公式计算出各个维度的收敛效度值和组合信度值。根据标准,只有 AVE 值达到 0.45、CR 值达到 0.7,才能说明多元主体识别维度验证性因子分析具有良好的收敛效度和组合信度。

根据表 6-17 的分析结果可以看出,在成渝双城经济圈"体医融合"智慧化发展评价指标体系多元主体识别维度效度检验中,主体类型识别维度的 AVE 值为 0.578,CR 值为 0.804,两者均满足了标准;主体功能分析维度的 AVE 值为 0.468,CR 值为 0.778,两者均满足了标准。这说明各个维度均具有良好的收敛效度和组合信度。

表 6-17  多元主体识别维度效度检验

| 编号 | 项目 | Estimate | AVE | CR |
| --- | --- | --- | --- | --- |
| $ZTLB_1$ | 主体类型识别 | 0.773 | | |
| $ZTLB_2$ | 主体类型识别 | 0.787 | 0.578 | 0.804 |
| $ZTLB_3$ | 主体类型识别 | 0.720 | | |
| $ZTGN_1$ | 主体功能分析 | 0.677 | | |
| $ZTGN_2$ | 主体功能分析 | 0.708 | 0.468 | 0.778 |
| $ZTGN_3$ | 主体功能分析 | 0.660 | | |
| $ZTGN_4$ | 主体功能分析 | 0.691 | | |

# 6 大数据驱动的成渝地区双城经济圈"体医融合"智慧化发展评价指标体系的构建

区别效度是指不同的潜在变量或维度之间的区分度。因此,要确保各维度之间的标准化相关系数小于其对应的 $AVE$ 值的平方根。从表 6-18 可以看出:主体功能分析的 $AVE$ 值平方根为 0.760,主体类型识别的 $AVE$ 值平方根为 0.684,且其他维度的相关系数均小于该值,各维度之间均具有良好的区别效度。最终形成多元主体识别维度 CFA 模型图(图 6-1)。

表 6-18 多元主体识别维度区别效度检验结果

| 项目 | 主体功能分析 | 主体类型识别 |
| --- | --- | --- |
| 主体功能分析 | 0.578 | / |
| 主体类型识别 | 0.556 | 0.468 |
| $AVE$ 值平方根 | 0.760 | 0.684 |

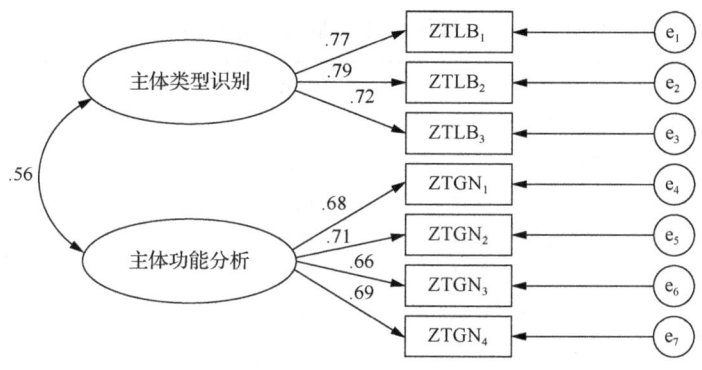

图 6-1 多元主体识别维度 CFA 模型图

### 6.3.3.2 数据结构塑造维度验证性因子分析

根据表 6-19 可知,模型适配检验结果 $CMIN/DF$=1.069,在 1~3 的优秀范围内;$RMSEA$=0.013,在<0.05 的优秀范围内。另外,$IFI$、$TLI$ 及 $CFI$ 的检验结果均达到了 0.9 以上的优秀水平。因此,综合本次的分析结果可知,数据结构塑造维度验证性因子分析具有良好的适配度。

表 6-19 数据结构塑造维度适配度检验

| 拟合指标 | 参考标准 | 实测结果 | 拟合评价 |
| --- | --- | --- | --- |
| $CMIN/DF$ | 1~3 为优秀 | 1.069 | 通过 |
| $RMSEA$ | <0.05 为优秀 | 0.013 | 通过 |
| $IFI$ | >0.9 为优秀 | 0.998 | 通过 |
| $TLI$ | >0.9 为优秀 | 0.997 | 通过 |
| $CFI$ | >0.9 为优秀 | 0.998 | 通过 |

检验流程通过建立的 CFA 模型计算出各个测量题项在对应维度上的标准化因子载荷。然后通过 AVE 和 CR 的计算公式计算出各个维度的收敛效度值和组合信度值。根据标准,只有 AVE 值达到 0.45、CR 值达到 0.7,才能说明数据结构塑造维度验证性因子分析具有良好的收敛效度和组合信度。

根据表 6-20 的分析结果可以看出,在成渝双城经济圈"体医融合"智慧化发展评价指标体系数据结构塑造维度效度检验中,数据采集与整合维度的 AVE 值为 0.502,CR 值为 0.800,两者均满足了标准;数据安全与隐私维度的 AVE 值为 0.560,CR 值为 0.792,两者均满足了标准;数据分析与应用维度的 AVE 值为 0.45,CR 值为 0.705,两者均满足了标准。这说明各个维度均具有良好的收敛效度和组合信度。

表 6-20 数据结构塑造维度适效度检验

| 编号 | 项目 | Estimate | AVE | CR |
| --- | --- | --- | --- | --- |
| $SJCJ_1$ | 数据采集与整合 | 0.714 | | |
| $SJCJ_2$ | 数据采集与整合 | 0.679 | 0.502 | 0.800 |
| $SJCJ_3$ | 数据采集与整合 | 0.732 | | |
| $SJCJ_4$ | 数据采集与整合 | 0.707 | | |
| $SJAQ_1$ | 数据安全与隐私 | 0.768 | | |
| $SJAQ_2$ | 数据安全与隐私 | 0.717 | 0.560 | 0.792 |
| $SJAQ_3$ | 数据安全与隐私 | 0.759 | | |
| $SJFX_1$ | 数据分析与应用 | 0.745 | | |
| $SJFX_2$ | 数据分析与应用 | 0.579 | 0.45 | 0.705 |
| $SJFX_3$ | 数据分析与应用 | 0.662 | | |

从表 6-21 可以看出:数据采集与整合的 AVE 值平方根为 0.709,数据安全与隐私的 AVE 值平方根为 0.748,数据分析与应用的 AVE 值平方根为 0.663,其他维度的相关系数均小于这个值,各维度之间均具有良好的区别效度。最终形成数据结构塑造维度 CFA 模型图(图 6-2)。

表 6-21 数据结构塑造维度区别效度检验结果

| 项目 | 数据采集与整合 | 数据安全与隐私 | 数据分析与应用 |
| --- | --- | --- | --- |
| 数据采集与整合 | 0.502 | / | / |
| 数据安全与隐私 | 0.544 | 0.560 | / |
| 数据分析与应用 | 0.563 | 0.636 | 0.439 |
| AVE 值平方根 | 0.709 | 0.748 | 0.663 |

# 6 大数据驱动的成渝地区双城经济圈"体医融合"智慧化发展评价指标体系的构建

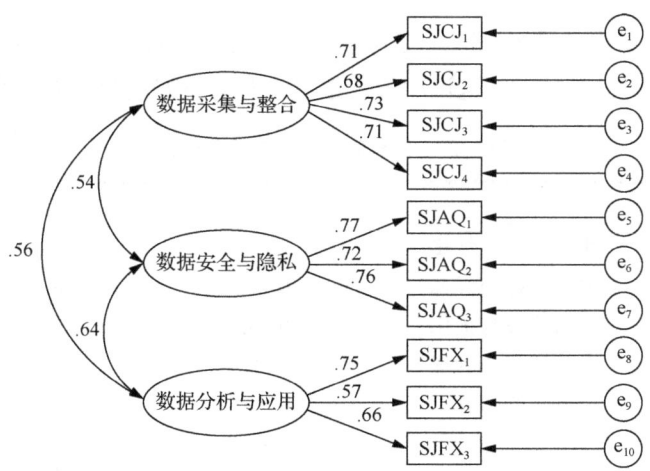

图 6-2　数据结构塑造维度 CFA 模型图

### 6.3.3.3　主体交互发展维度验证性因子分析

根据表 6-22 可知，模型适配检验结果 $CMIN/DF$=1.895，在 1～3 的优秀范围内；$RMSEA$=0.047，在<0.05 的优秀范围内。另外，$IFI$、$TLI$ 及 $CFI$ 的检验结果均达到了 0.9 以上的优秀水平。因此，综合本次的分析结果可知，主体交互发展维度验证性因子分析具有良好的适配度。

表 6-22　主体交互发展维度适配度检验

| 拟合指标 | 参考标准 | 实测结果 | 拟合评价 |
| --- | --- | --- | --- |
| $CMIN/DF$ | 1～3 为优秀 | 1.895 | 通过 |
| $RMSEA$ | <0.05 为优秀 | 0.047 | 通过 |
| $IFI$ | >0.9 为优秀 | 0.989 | 通过 |
| $TLI$ | >0.9 为优秀 | 0.979 | 通过 |
| $CFI$ | >0.9 为优秀 | 0.989 | 通过 |

检验流程通过建立的 CFA 模型计算出各个测量题项在对应维度上的标准化因子载荷。然后通过 $AVE$ 和 $CR$ 的计算公式计算出各个维度的收敛效度值和组合信度值。根据标准，只有 $AVE$ 值达到 0.45，$CR$ 值达到 0.7，才能说明主体交互发展维度验证性因子分析具有良好的收敛效度和组合信度。

根据表 6-23 的分析结果可以看出，成渝双城经济圈"体医融合"智慧化发展评价指标体系主体交互发展维度效度检验中，平台构建与优化的 $AVE$ 值为 0.528，$CR$ 值为 0.770，两者均满足了标准；交互策略与管理维度的 $AVE$ 值为 0.586，$CR$

值为 0.737，两者均满足了标准；交互效率与效果维度的 AVE 值为 0.661，CR 值为 0.796，两者均满足了标准。这说明各个维度均具有良好的收敛效度和组合信度。

表 6-23　主体交互发展维度效度检验

| 编号 | 项目 | Estimate | AVE | CR |
| --- | --- | --- | --- | --- |
| $PTGJ_1$ | 平台构建与优化 | 0.743 | | |
| $PTGJ_2$ | 平台构建与优化 | 0.779 | 0.528 | 0.770 |
| $PTGJ_3$ | 平台构建与优化 | 0.652 | | |
| $JHCL_1$ | 交互策略与管理 | 0.695 | 0.586 | 0.737 |
| $JHCL_2$ | 交互策略与管理 | 0.830 | | |
| $JHXL_1$ | 交互效率与效果 | 0.810 | 0.661 | 0.796 |
| $JHXL_2$ | 交互效率与效果 | 0.816 | | |

从表 6-24 可以看出：平台构建与优化的 AVE 值平方根为 0.727，交互策略与管理的 AVE 值平方根为 0.766，交互效率与效果的 AVE 值平方根为 0.813，其他维度的相关系数均小于这个值，各维度之间均具有良好的区别效度。最终形成主体交互发展维度 CFA 模型图（图 6-3）。

表 6-24　主体交互发展维度区别效度检验结果

| 项目 | 平台构建与优化 | 交互策略与管理 | 交互效率与效果 |
| --- | --- | --- | --- |
| 平台构建与优化 | 0.528 | / | / |
| 交互策略与管理 | 0.639 | 0.586 | / |
| 交互效率与效果 | 0.465 | 0.464 | 0.661 |
| AVE 值平方根 | 0.727 | 0.766 | 0.813 |

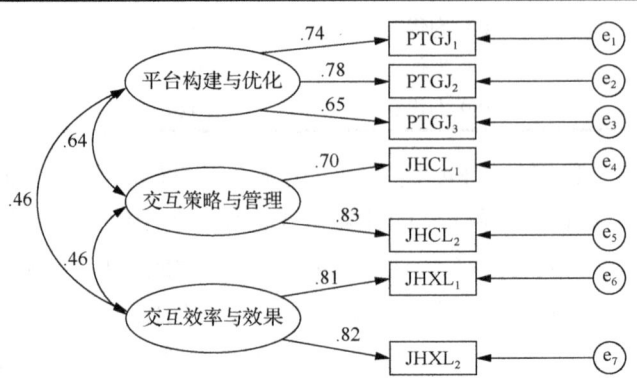

图 6-3　主体交互发展维度 CFA 模型图

## 6.3.3.4 协同机制确定维度验证性因子分析

根据表 6-25 可知,模型适配检验结果 $CMIN/DF$=1.125,在 1~3 的优秀范围内;$RMSEA$=0.018,在<0.05 的优秀范围内。另外,$IFI$、$TLI$ 及 $CFI$ 的检验结果均达到了 0.9 以上的优秀水平。因此,综合本次的分析结果可知,协同机制确定维度验证性因子分析具有良好的适配度。

表 6-25 协同机制确定维度适配度检验

| 拟合指标 | 参考标准 | 实测结果 | 拟合评价 |
| --- | --- | --- | --- |
| $CMIN/DF$ | 1~3 为优秀 | 1.125 | 通过 |
| $RMSEA$ | <0.05 为优秀 | 0.018 | 通过 |
| $IFI$ | >0.9 为优秀 | 0.998 | 通过 |
| $TLI$ | >0.9 为优秀 | 0.997 | 通过 |
| $CFI$ | >0.9 为优秀 | 0.998 | 通过 |

检验流程通过建立的 CFA 模型计算出各个测量题项在对应维度上的标准化因子载荷。然后通过 $AVE$ 和 $CR$ 的计算公式计算出各个维度的收敛效度值和组合信度值。根据标准,只有 $AVE$ 值达到 0.45、$CR$ 值达到 0.7,才能说明协同机制确定维度验证性因子分析具有良好的收敛效度和组合信度。

根据表 6-26 的分析结果可以看出,成渝双城经济圈"体医融合"智慧化发展评价指标体系协同机制确定维度效度检验中,政策支持与资源调配的 $AVE$ 值为 0.520,$CR$ 值为 0.764,两者均满足了标准;合作框架与效益优化维度的 $AVE$ 值为 0.641,$CR$ 值为 0.781,两者均满足了标准;持续改进与发展创新维度的 $AVE$ 值为 0.513,$CR$ 值为 0.760,两者均满足了标准。这说明各个维度均具有良好的收敛效度和组合信度。

表 6-26 协同机制确定维度效度检验

| 编号 | 项目 | Estimate | $AVE$ | $CR$ |
| --- | --- | --- | --- | --- |
| $ZCZC_1$ | 政策支持与资源调配 | 0.714 | | |
| $ZCZC_2$ | 政策支持与资源调配 | 0.653 | 0.520 | 0.764 |
| $ZCZC_3$ | 政策支持与资源调配 | 0.790 | | |
| $HZKJ_1$ | 合作框架与效益优化 | 0.800 | 0.641 | 0.781 |

续表

| 编号 | 项目 | Estimate | AVE | CR |
|---|---|---|---|---|
| $HZKJ_2$ | 合作框架与效益优化 | 0.801 | 0.641 | 0.781 |
| $CXGJ_1$ | 持续改进与发展创新 | 0.706 | | |
| $CXGJ_2$ | 持续改进与发展创新 | 0.739 | 0.513 | 0.760 |
| $CXGJ_3$ | 持续改进与发展创新 | 0.703 | | |

从表 6-27 可以看出：政策支持与资源调配的 $AVE$ 值平方根为 0.721，合作框架与效益优化的 $AVE$ 值平方根为 0.801，持续改进与发展创新的 $AVE$ 值平方根为 0.716，其他维度的相关系数均小于这个值，各维度之间均具有良好的区别效度。最终形成协同机制确定维度 CFA 模型图（图 6-4）。

表 6-27　协同机制确定维度区别效度检验结果

| 项目 | 政策支持与资源调配 | 合作框架与效益优化 | 持续改进与发展创新 |
|---|---|---|---|
| 政策支持与资源调配 | 0.520 | / | / |
| 合作框架与效益优化 | 0.450 | 0.641 | / |
| 持续改进与发展创新 | 0.608 | 0.645 | 0.513 |
| $AVE$ 值平方根 | 0.721 | 0.801 | 0.716 |

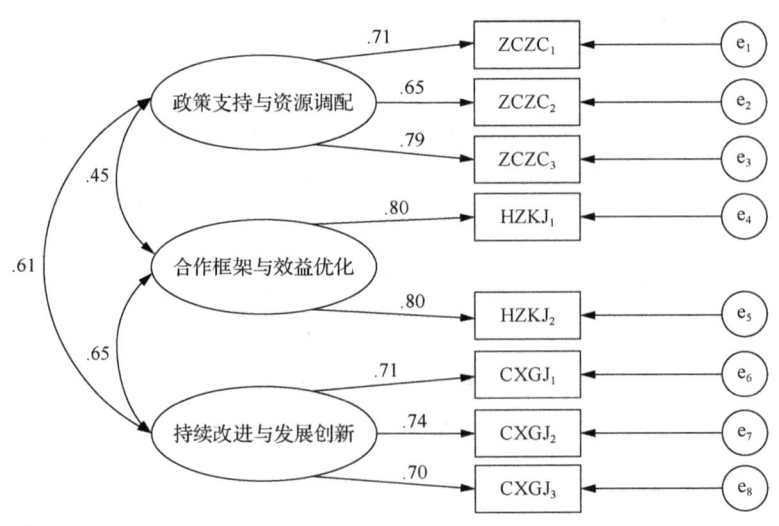

图 6-4　协同机制确定维度 CFA 模型图

## 6.4 成渝地区双城经济圈"体医融合"智慧化发展评价指标体系权重的确定

本研究采用层次分析法将经过验证后的指标分为 A、B、C 3 层指标内容，建立层次结构模型，如表 6-28 所示。

表 6-28 成渝双城经济圈"体医融合"智慧化发展评价指标体系

| 目标层 | 准则层 | 要素层 |
| --- | --- | --- |
| $A_1$ 多元主体识别 | $B_1$ 主体类型识别 | $C_1$ 政府的角色和责任 |
| | | $C_2$ 企业的角色和责任 |
| | | $C_3$ 公民的角色和责任 |
| | $B_2$ 主体功能分析 | $C_4$ 数据贡献与共享机制 |
| | | $C_5$ 合作与交互平台建设 |
| | | $C_6$ 创新与技术发展贡献 |
| | | $C_7$ 政策影响与制定参与 |
| $A_2$ 数据结构塑造 | $B_3$ 数据采集与整合 | $C_8$ 数据采集的方法与技术 |
| | | $C_9$ 数据清洗和预处理技术 |
| | | $C_{10}$ 数据整合的策略和实践 |
| | | $C_{11}$ 数据存储的管理与应用 |
| | $B_4$ 数据安全与隐私 | $C_{12}$ 数据加密及匿名化技术 |
| | | $C_{13}$ 隐私保护政策与实施 |
| | | $C_{14}$ 用户数据访问权限管理 |
| | $B_5$ 数据分析与应用 | $C_{15}$ 数据分析支撑技术与方法 |
| | | $C_{16}$ 数据应用场景识别与开发 |
| | | $C_{17}$ 数据驱动实施决策与支持 |
| $A_3$ 主体交互发展 | $B_6$ 平台构建与优化 | $C_{18}$ 平台技术框架与设计 |
| | | $C_{19}$ 平台用户体验与优化 |
| | | $C_{20}$ 数据共享与交流机制 |
| | $B_7$ 交互策略与管理 | $C_{21}$ 策略制定与管理 |
| | | $C_{22}$ 交互监督与调整 |
| | $B_8$ 交互效率与效果 | $C_{23}$ 参与度与活跃度 |
| | | $C_{24}$ 交互质量评价 |
| $A_4$ 协同机制确定 | $B_9$ 政策支持与资源调配 | $C_{25}$ 政策制定与执行监督 |

续表

| 目标层 | 准则层 | 要素层 |
|---|---|---|
| $A_4$ 协同机制确定 | $B_9$ 政策支持与资源调配 | $C_{26}$ 资源识别与调配效率<br>$C_{27}$ 政策支持的资源支撑 |
| | $B_{10}$ 合作框架与效益优化 | $C_{28}$ 合作框架与实施改进<br>$C_{29}$ 合作效益与优化策略 |
| | $B_{11}$ 持续改进与发展创新 | $C_{30}$ 创新机制的策略与实施<br>$C_{31}$ 改进机制的建立与运行<br>$C_{32}$ 持续学习的发展与适应 |

### 6.4.1 一级指标权重的确定

采用层次分析法判断目标层指标权重，如表6-29所示。

表6-29 目标层指标权重

| 项目 | $A_1$ | $A_2$ | $A_3$ | $A_4$ | $W_i$ |
|---|---|---|---|---|---|
| $A_1$ | 1 | 1 | 1 | 1 | 0.25 |
| $A_2$ | 1 | 1 | 1 | 1 | 0.25 |
| $A_3$ | 1 | 1 | 1 | 1 | 0.25 |
| $A_4$ | 1 | 1 | 1 | 1 | 0.25 |

注：一致性比例为0.0000；权重为1.0000；$\lambda_{max}$为4.0000。

### 6.4.2 二级指标权重的确定

采用层次分析法判断准则层指标权重，如表6-30～表6-33所示。

表6-30 准则层指标权重（一）

| 项目 | $B_1$ | $B_2$ | $W_i$ |
|---|---|---|---|
| $B_1$ | 1 | 1 | 0.5 |
| $B_2$ | 1 | 1 | 0.5 |

注：一致性比例为0.0000；权重为0.2500；$\lambda_{max}$为2.0000。

表6-31 准则层指标权重（二）

| 项目 | $B_3$ | $B_4$ | $B_5$ | $W_i$ |
|---|---|---|---|---|
| $B_3$ | 1 | 2 | 2 | 0.5 |
| $B_4$ | 0.5 | 1 | 1 | 0.25 |
| $B_5$ | 0.5 | 1 | 1 | 0.25 |

注：一致性比例为0.0000；权重为0.2500；$\lambda_{max}$为3.0000。

## 6 大数据驱动的成渝地区双城经济圈"体医融合"智慧化发展评价指标体系的构建

表 6-32 准则层指标权重（三）

| 项目 | $B_6$ | $B_7$ | $B_8$ | $W_i$ |
|---|---|---|---|---|
| $B_6$ | 1 | 4 | 2 | 0.5794 |
| $B_7$ | 0.25 | 1 | 1 | 0.1865 |
| $B_8$ | 0.5 | 1 | 1 | 0.2341 |

注：一致性比例为 0.0518；权重为 0.2500；$\lambda_{max}$ 为 3.0539。

表 6-33 准则层指标权重（四）

| 项目 | $B_9$ | $B_{10}$ | $B_{11}$ | $W_i$ |
|---|---|---|---|---|
| $B_9$ | 1 | 2 | 0.5 | 0.3119 |
| $B_{10}$ | 0.5 | 1 | 0.5 | 0.1976 |
| $B_{11}$ | 2 | 2 | 1 | 0.4905 |

注：一致性比例为 0.0517；权重为 0.2500；$\lambda_{max}$ 为 3.0537。

### 6.4.3 三级指标权重的确定

采用层次分析法判断要素层指标权重，如表 6-34～表 6-44 所示。

表 6-34 要素层指标权重（一）

| 项目 | $C_1$ | $C_2$ | $C_3$ | $W_i$ |
|---|---|---|---|---|
| $C_1$ | 1 | 3 | 3 | 0.5889 |
| $C_2$ | 0.3333 | 1 | 2 | 0.2519 |
| $C_3$ | 0.3333 | 0.5 | 1 | 0.1593 |

注：一致性比例为 0.0518；权重为 0.1250；$\lambda_{max}$ 为 3.0539。

表 6-35 要素层指标权重（二）

| 项目 | $C_4$ | $C_5$ | $C_6$ | $C_7$ | $W_i$ |
|---|---|---|---|---|---|
| $C_4$ | 1 | 3 | 3 | 3 | 0.4839 |
| $C_5$ | 0.3333 | 1 | 2 | 0.5 | 0.1743 |
| $C_6$ | 0.3333 | 0.5 | 1 | 1 | 0.1421 |
| $C_7$ | 0.3333 | 2 | 1 | 1 | 0.1998 |

注：一致性比例为 0.0699；权重为 0.1250；$\lambda_{max}$ 为 4.1868。

表6-36 要素层指标权重（三）

| 项目 | $C_8$ | $C_9$ | $C_{10}$ | $C_{11}$ | $W_i$ |
| --- | --- | --- | --- | --- | --- |
| $C_8$ | 1 | 3 | 1 | 0.5 | 0.2605 |
| $C_9$ | 0.3333 | 1 | 0.3333 | 0.5 | 0.1077 |
| $C_{10}$ | 1 | 3 | 1 | 2 | 0.3543 |
| $C_{11}$ | 2 | 2 | 0.5 | 1 | 0.2776 |

注：一致性比例为0.0777；权重为0.1250；$\lambda_{max}$为4.2075。

表6-37 要素层指标权重（四）

| 项目 | $C_{12}$ | $C_{13}$ | $C_{14}$ | $W_i$ |
| --- | --- | --- | --- | --- |
| $C_{12}$ | 1 | 2 | 1 | 0.4 |
| $C_{13}$ | 0.5 | 1 | 0.5 | 0.2 |
| $C_{14}$ | 1 | 2 | 1 | 0.4 |

注：一致性比例为0.0000；权重为0.0625；$\lambda_{max}$为3.0000。

表6-38 要素层指标权重（五）

| 项目 | $C_{15}$ | $C_{16}$ | $C_{17}$ | $W_i$ |
| --- | --- | --- | --- | --- |
| $C_{15}$ | 1 | 3 | 0.5 | 0.3338 |
| $C_{16}$ | 0.3333 | 1 | 0.3333 | 0.1416 |
| $C_{17}$ | 2 | 3 | 1 | 0.5247 |

注：一致性比例为0.0517；权重为0.0625；$\lambda_{max}$为3.0538。

表6-39 要素层指标权重（六）

| 项目 | $C_{18}$ | $C_{19}$ | $C_{20}$ | $W_i$ |
| --- | --- | --- | --- | --- |
| $C_{18}$ | 1 | 3 | 3 | 0.5889 |
| $C_{19}$ | 0.3333 | 1 | 2 | 0.2519 |
| $C_{20}$ | 0.3333 | 0.5 | 1 | 0.1593 |

注：一致性比例为0.0518；权重为0.1448；$\lambda_{max}$为3.0539。

表6-40 要素层指标权重（七）

| 项目 | $C_{21}$ | $C_{22}$ | $W_i$ |
| --- | --- | --- | --- |
| $C_{21}$ | 1 | 1 | 0.5 |
| $C_{22}$ | 1 | 1 | 0.5 |

注：一致性比例为0.0000；权重为0.0466；$\lambda_{max}$为2.0000。

## 6 大数据驱动的成渝地区双城经济圈"体医融合"智慧化发展评价指标体系的构建

表 6-41　要素层指标权重（八）

| 项目 | $C_{23}$ | $C_{24}$ | $W_i$ |
|---|---|---|---|
| $C_{23}$ | 1 | 1 | 0.5 |
| $C_{24}$ | 1 | 1 | 0.5 |

注：一致性比例为 0.0000；权重为 0.0585；$\lambda_{max}$ 为 2.0000。

表 6-42　要素层指标权重（九）

| 项目 | $C_{25}$ | $C_{26}$ | $C_{27}$ | $W_i$ |
|---|---|---|---|---|
| $C_{25}$ | 1 | 2 | 0.5 | 0.2973 |
| $C_{26}$ | 0.5 | 1 | 0.3333 | 0.1638 |
| $C_{27}$ | 2 | 3 | 1 | 0.539 |

注：一致性比例为 0.0089；权重为 0.0780；$\lambda_{max}$ 为 3.0092。

表 6-43　要素层指标权重（十）

| 项目 | $C_{28}$ | $C_{29}$ | $W_i$ |
|---|---|---|---|
| $C_{28}$ | 1 | 1 | 0.5 |
| $C_{29}$ | 1 | 1 | 0.5 |

注：一致性比例为 0.0000；权重为 0.0494；$\lambda_{max}$ 为 2.0000。

表 6-44　要素层指标权重（十一）

| 项目 | $C_{30}$ | $C_{31}$ | $C_{32}$ | $W_i$ |
|---|---|---|---|---|
| $C_{30}$ | 1 | 1 | 1 | 0.3333 |
| $C_{31}$ | 1 | 1 | 1 | 0.3333 |
| $C_{32}$ | 1 | 1 | 1 | 0.3333 |

注：一致性比例为 0.0000；权重为 0.1226；$\lambda_{max}$ 为 3.0000。

### 6.4.4　各指标的合成权重

成渝双城经济圈"体医融合"智慧化发展评价指标体系各权重值如表 6-45 所示。

表 6-45 成渝双城经济圈"体医融合"智慧化发展评价指标体系各权重值

| 目标层 | 准则层 | 要素层 |
| --- | --- | --- |
| $A_1$ 多元主体识别（0.2500） | $B_1$ 主体类型识别（0.1250） | $C_1$ 政府的角色和责任（0.0736） |
| | | $C_2$ 企业的角色和责任（0.0315） |
| | | $C_3$ 公民的角色和责任（0.0199） |
| | $B_2$ 主体功能分析（0.1250） | $C_4$ 数据贡献与共享机制（0.0605） |
| | | $C_5$ 合作与交互平台建设（0.0218） |
| | | $C_6$ 创新与技术发展贡献（0.0178） |
| | | $C_7$ 政策影响与制定参与（0.0250） |
| $A_2$ 数据结构塑造（0.2500） | $B_3$ 数据采集与整合（0.1250） | $C_8$ 数据采集的方法与技术（0.0326） |
| | | $C_9$ 数据清洗和预处理技术（0.0135） |
| | | $C_{10}$ 数据整合的策略和实践（0.0443） |
| | | $C_{11}$ 数据存储的管理与应用（0.0347） |
| | $B_4$ 数据安全与隐私（0.0625） | $C_{12}$ 数据加密与匿名化技术（0.0250） |
| | | $C_{13}$ 隐私保护政策与实施（0.0125） |
| | | $C_{14}$ 用户数据访问权限管理（0.0250） |
| | $B_5$ 数据分析与应用（0.0625） | $C_{15}$ 数据分析支撑技术与方法（0.0209） |
| | | $C_{16}$ 数据应用场景识别与开发（0.0088） |
| | | $C_{17}$ 数据驱动实施决策与支持（0.0328） |
| $A_3$ 主体交互发展（0.2500） | $B_6$ 平台构建与优化（0.1448） | $C_{18}$ 平台技术框架与设计（0.0853） |
| | | $C_{19}$ 平台用户体验与优化（0.0365） |
| | | $C_{20}$ 数据共享与交流机制（0.0231） |
| | $B_7$ 交互策略与管理（0.0466） | $C_{21}$ 策略制定与管理（0.0233） |
| | | $C_{22}$ 交互监督与调整（0.0233） |
| | $B_8$ 交互效率与效果（0.0585） | $C_{23}$ 参与度与活跃度（0.0293） |
| | | $C_{24}$ 交互质量评价（0.0293） |
| $A_4$ 协同机制确定（0.2500） | $B_9$ 政策支持与资源调配（0.0780） | $C_{25}$ 政策制定与执行监督（0.0232） |
| | | $C_{26}$ 资源识别与调配效率（0.0128） |
| | | $C_{27}$ 政策支持的资源支撑（0.0420） |
| | $B_{10}$ 合作框架与效益优化（0.0494） | $C_{28}$ 合作框架与实施改进（0.0247） |
| | | $C_{29}$ 合作效益与优化策略（0.0247） |
| | $B_{11}$ 持续改进与发展创新（0.1226） | $C_{30}$ 创新机制的策略与实施（0.0409） |
| | | $C_{31}$ 改进机制的建立与运行（0.0409） |
| | | $C_{32}$ 持续学习的发展与适应（0.0409） |

## 6.5 成渝地区双城经济圈"体医融合"智慧化发展评价指标体系的应用验证

### 6.5.1 成渝地区双城经济圈"体医融合"智慧化发展的评价内容、方法与示例

#### 6.5.1.1 成渝地区双城经济圈"体医融合"智慧化发展评价的内容

依据前期构建的成渝双城经济圈"体医融合"智慧化发展评价指标体系设置评价的具体内容,共计32个三级指标,主要包括两个方面:一是通过实地考察和专家访谈等方法获得的第一手数据;二是通过发放成渝双城经济圈"体医融合"智慧化发展评价量表,通过问卷星软件以线上形式收集"体医融合"智慧化发展相关数据,共计发放问卷452份,回收问卷421份,有效问卷415份,回收有效率为91.81%。

#### 6.5.1.2 成渝地区双城经济圈"体医融合"智慧化发展评价的方法

本研究将成渝双城经济圈"体医融合"智慧化发展中的多元主体识别、数据结构塑造、主体交互发展、协同机制确定作为一级指标,并确定了其对应的11个二级指标和32个三级指标,分别划分为高、中、低3个等级。首先,计算各个三级指标的加权得分,方法是将每个指标的分数乘以其权重。其次,汇总同属一个二级指标的所有三级指标的加权得分,从而得出每个二级指标的总评分。将这些二级指标的得分根据各自的权重比例加权汇总,得出每个一级指标的综合评分。考虑到采用的5级评分制(分值为1~5),所有得分都经过调整,即乘以0.2,以确保评估的结果既准确又全面。此外,设定了分数等级,其中0.8分及以上为高等级,0.6~0.79分为中等,低于0.6分则为低等级,旨在通过分层分析确保评价的准确与全面。

#### 6.5.1.3 成渝地区双城经济圈"体医融合"智慧化发展评价的示例

多元主体识别由主体类型识别和主体功能分析两个二级指标构成。以二级指标主体类型识别为例:主体类型识别由政府的角色和责任、企业的角色和责任、公民的角色和责任3个三级指标构成。主体类型识别的平均值=政府的角色和责任平均值×政府的角色和责任权重+企业的角色和责任平均值×企业的角色和责任权重+公民的角色和责任平均值×公民的角色和责任权重。

根据成渝双城经济圈"体医融合"智慧化发展评价指标体系，政府的角色和责任的平均值为 4.12，权重为 0.0736，权重比值为 0.0736/(0.0736+0.0315+0.0199)=0.59。因此，主体类型识别的评价分值=4.12×0.59×0.2+4.05×0.25×0.2+4.02×0.16×0.2≈0.817（分），如表 6-46 所示。

表 6-46 准则层指标等级及分值

| 准则层 | 要素层 | 等级及分值 | 主要依据 |
| --- | --- | --- | --- |
| $B_1$ 主体类型识别 | $C_1$ 政府的角色和责任<br>$C_2$ 企业的角色和责任<br>$C_3$ 公民的角色和责任 | 高<br>0.817 分 | 访谈与问卷调查结果表明 $C_1$、$C_2$ 和 $C_3$ 的平均分分别为 4.12 分、4.05 分、4.02 分 |
| $B_2$ 主体功能分析 | $C_4$ 数据贡献与共享机制<br>$C_5$ 合作与交互平台建设<br>$C_6$ 创新与技术发展贡献<br>$C_7$ 政策影响与制定参与 | 中<br>0.707 分 | 访谈与问卷调查结果表明 $C_4$、$C_5$、$C_6$ 和 $C_7$ 的平均分分别为 3.44 分、3.44 分、3.55 分、3.83 分 |
| $B_3$ 数据采集与整合 | $C_8$ 数据采集的方法与技术<br>$C_9$ 数据清洗和预处理技术<br>$C_{10}$ 数据整合的策略和实践<br>$C_{11}$ 数据存储的管理与应用 | 中<br>0.716 分 | 问卷调查结果表明 $C_8$、$C_9$、$C_{10}$ 和 $C_{11}$ 的平均分分别为 3.55 分、3.48 分、3.59 分、3.62 分 |
| $B_4$ 数据安全与隐私 | $C_{12}$ 数据加密与匿名化技术<br>$C_{13}$ 隐私保护政策与实施<br>$C_{14}$ 用户数据访问权限管理 | 中<br>0.765 分 | 问卷调查结果表明 $C_{12}$、$C_{13}$ 和 $C_{14}$ 的平均分分别为 3.81 分、3.88 分、3.81 分 |
| $B_5$ 数据分析与应用 | $C_{15}$ 数据分析支撑技术与方法<br>$C_{16}$ 数据应用场景识别与开发<br>$C_{17}$ 数据驱动实施决策与支持 | 中<br>0.705 分 | 问卷调查结果表明 $C_{15}$、$C_{16}$ 和 $C_{17}$ 的平均分分别为 3.55 分、3.48 分、3.52 分 |
| $B_6$ 平台构建与优化 | $C_{18}$ 平台技术框架与设计<br>$C_{19}$ 平台用户体验与优化<br>$C_{20}$ 数据共享与交流机制 | 中<br>0.755 分 | 问卷调查结果表明 $C_{18}$、$C_{19}$ 和 $C_{20}$ 的平均分分别为 3.78 分、3.76 分、3.76 分 |
| $B_7$ 交互策略与管理 | $C_{21}$ 策略制定与管理<br>$C_{22}$ 交互监督与调整 | 高<br>0.817 分 | 问卷调查结果表明 $C_{21}$、$C_{22}$ 的平均分分别为 4.11 分、4.06 分 |
| $B_8$ 交互效率与效果 | $C_{23}$ 参与度与活跃度<br>$C_{24}$ 交互质量评价 | 中<br>0.708 分 | 问卷调查结果表明 $C_{23}$、$C_{24}$ 的平均分分别为 3.55 分、3.52 分 |

## 6 大数据驱动的成渝地区双城经济圈"体医融合"智慧化发展评价指标体系的构建

续表

| 准则层 | 要素层 | 等级及分值 | 主要依据 |
|---|---|---|---|
| $B_9$ 政策支持与资源调配 | $C_{25}$ 政策制定与执行监督<br>$C_{26}$ 资源识别与调配效率<br>$C_{27}$ 政策支持的资源支撑 | 中<br>0.771 分 | 问卷调查结果表明$C_{25}$、$C_{26}$和$C_{27}$的平均分分别为 3.85 分、3.79 分、3.88 分 |
| $B_{10}$ 合作框架与效益优化 | $C_{28}$ 合作框架与实施改进<br>$C_{29}$ 合作效益与优化策略 | 中<br>0.760 分 | 问卷调查结果表明$C_{28}$、$C_{29}$的平均分分别为 3.85 分、3.75 分 |
| $B_{11}$ 持续改进与发展创新 | $C_{30}$ 创新机制的策略与实施<br>$C_{31}$ 改进机制的建立与运行<br>$C_{32}$ 持续学习的发展与适应 | 中<br>0.766 分 | 问卷调查结果表明$C_{30}$、$C_{31}$和$C_{32}$的平均分分别为 3.75 分、3.85 分、3.88 分 |

最后,目标层指标多元主体识别的得分为:0.817×0.5+0.707×0.5=0.762(分)。按上述步骤,计算出其他指标得分,即:

$$数据结构塑造=0.358+0.191+0.176=0.725(分)$$
$$主体交互发展=0.437+0.152+0.166=0.755(分)$$
$$协同机制确定=0.241+0.150+0.376=0.767(分)$$

### 6.5.2 成渝地区双城经济圈"体医融合"智慧化发展的评分结果分析

#### 6.5.2.1 总体的评分结果分析

成渝双城经济圈"体医融合"智慧化发展得分=0.762×0.25+0.725×0.25+0.755×0.25+0.767×0.25≈0.752(分)。总体得分处于中等水平(0.6 分<0.752 分<0.79 分)。由此可见,成渝双城经济圈"体医融合"智慧化发展有待进一步发展。成渝双城经济圈"体医融合"智慧化发展评分汇总如表 6-47 所示。

表 6-47 成渝双城经济圈"体医融合"智慧化发展评分汇总

| 目标层 | 得分/分 | 准则层 | 得分/分 | 要素层 | 得分/分 |
|---|---|---|---|---|---|
| $A_1$ 多元主体识别 | 0.762 | $B_1$ 主体类型识别 | 0.817 | $C_1$ 政府的角色和责任 | 0.824 |
| | | | | $C_2$ 企业的角色和责任 | 0.810 |
| | | | | $C_3$ 公民的角色和责任 | 0.804 |
| | | $B_2$ 主体功能分析 | 0.707 | $C_4$ 数据贡献与共享机制 | 0.688 |
| | | | | $C_5$ 合作与交互平台建设 | 0.684 |
| | | | | $C_6$ 创新与技术发展贡献 | 0.710 |
| | | | | $C_7$ 政策影响与制定参与 | 0.766 |

续表

| 目标层 | 得分/分 | 准则层 | 得分/分 | 要素层 | 得分/分 |
|---|---|---|---|---|---|
| $A_2$ 数据结构塑造 | 0.725 | $B_3$ 数据采集与整合 | 0.716 | $C_8$ 数据采集的方法与技术 | 0.710 |
| | | | | $C_9$ 数据清洗和预处理技术 | 0.696 |
| | | | | $C_{10}$ 数据整合的策略和实践 | 0.718 |
| | | $B_4$ 数据安全与隐私 | 0.765 | $C_{11}$ 数据存储的管理与应用 | 0.724 |
| | | | | $C_{12}$ 数据加密与匿名化技术 | 0.762 |
| | | | | $C_{13}$ 隐私保护政策与实施 | 0.776 |
| | | | | $C_{14}$ 用户数据访问权限管理 | 0.762 |
| | | $B_5$ 数据分析与应用 | 0.705 | $C_{15}$ 数据分析支撑技术与方法 | 0.710 |
| | | | | $C_{16}$ 数据应用场景识别与开发 | 0.696 |
| | | | | $C_{17}$ 数据驱动实施决策与支持 | 0.704 |
| $A_3$ 主体交互发展 | 0.755 | $B_6$ 平台构建与优化 | 0.755 | $C_{18}$ 平台技术框架与设计 | 0.756 |
| | | | | $C_{19}$ 平台用户体验与优化 | 0.752 |
| | | | | $C_{20}$ 数据共享与交流机制 | 0.752 |
| | | $B_7$ 交互策略与管理 | 0.817 | $C_{21}$ 策略制定与管理 | 0.822 |
| | | | | $C_{22}$ 交互监督与调整 | 0.812 |
| | | $B_8$ 交互效率与效果 | 0.708 | $C_{23}$ 参与度与活跃度 | 0.710 |
| | | | | $C_{24}$ 交互质量评价 | 0.704 |
| $A_4$ 协同机制确定 | 0.766 | $B_9$ 政策支持与资源调配 | 0.771 | $C_{25}$ 政策制定与执行监督 | 0.770 |
| | | | | $C_{26}$ 资源识别与调配效率 | 0.758 |
| | | | | $C_{27}$ 政策支持的资源支撑 | 0.776 |
| | | $B_{10}$ 合作框架与效益优化 | 0.760 | $C_{28}$ 合作框架与实施改进 | 0.770 |
| | | | | $C_{29}$ 合作效益与优化策略 | 0.750 |
| | | $B_{11}$ 持续改进与发展创新 | 0.766 | $C_{30}$ 创新机制的策略与实施 | 0.750 |
| | | | | $C_{31}$ 改进机制的建立与运行 | 0.770 |
| | | | | $C_{32}$ 持续学习的发展与适应 | 0.776 |

#### 6.5.2.2 多元主体识别的评分结果分析

多元主体识别得分为 0.762 分，属于中等水平。这表明成渝双城经济圈在多元主体识别方面具有一定基础，但仍有提升空间。各个主体的类型识别和功能分析相对均衡，在政策影响与制定参与方面表现较好，这表明政策环境对多元主体识别有积极影响。多元主体识别作为成渝双城经济圈"体医融合"智慧化发展的基础，其得分显示出中等水平的成效。这说明在识别政府、企业、公民等多元主体的角色和责任方面已经有了一定的认识和实践，但仍有进一步优化的空间。改进

6 大数据驱动的成渝地区双城经济圈"体医融合"智慧化发展评价指标体系的构建

方向如下：首先，需要加强主体类型的精细化识别，确保每个主体的特性和需求被充分理解；其次，建立数据贡献与共享机制，促进各主体之间的合作与交互；最后，鼓励创新与技术的发展，提升各主体对政策制定的参与度。

### 6.5.2.3 数据结构塑造的评分结果分析

数据结构塑造得分为 0.725 分，属于中等水平。这一层面涉及数据采集与整合、数据安全与隐私及数据分析与应用多个方面，其中在数据加密与匿名化技术、隐私保护政策与实施等方面得分较高。数据结构塑造是"体医融合"智慧化发展的核心。虽然其整体得分只显示出中等实践水平，但在数据安全与隐私保护方面的较高分值显示出该领域的受重视程度和成果。改进方向如下：首先，需要继续研究数据采集的方法与技术，优化数据清洗和预处理技术；其次，进一步提升数据整合策略的实施效果，确保数据存储的管理和应用更加高效安全；最后，持续关注数据安全与隐私保护，加强用户数据访问权限的管理。

### 6.5.2.4 主体交互发展的评分结果分析

主体交互发展得分为 0.755 分，属于中等水平。主体交互发展在平台构建与优化、交互策略与管理及交互效率与效果方面均表现良好，其中策略制定与管理得分最高，显示出在主体交互发展方面，策略管理和效率提升是关键因素。主体交互发展的得分表明成渝双城经济圈在促进多元主体之间的互动交流方面取得了中等水平的成效。策略制定与管理方面的较高得分突出了成渝双城经济圈在提升交互效率与质量方面的积极尝试。改进方向如下：首先，加强平台技术框架与设计，提升平台用户体验；其次，优化数据共享与交流机制，确保信息流通畅通无阻；最后，持续改善交互监督与调整机制，提高公众参与度与活跃度。

### 6.5.2.5 协同机制确定的评分结果分析

协同机制确定得分为 0.766 分，属于中等水平。这一目标层关注政策支持与资源调配、合作框架与效益优化及持续改进与发展创新。政策支持的资源支撑和持续学习的发展与适应得分较高，表明政策和资源的有效支持对于协同机制的确立至关重要。协同机制确定的得分表明成渝双城经济圈在建立有效的协同机制上已取得中等水平的成效。特别是在政策支持的资源支撑和持续学习的发展与适应方面显示出较好的基础和潜力。改进方向如下：首先，需要进一步强化政策制定与执行监督，确保政策能够有效支持"体医融合"智慧化发展；其次，加强资源识别与调配的效率，优化合作框架与实施改进策略；最后，持续推进创新机制和改进机制的建立，促进持续发展与学习。

综上所述，成渝双城经济圈在"体医融合"智慧化发展方面已奠定了中等水平的基础，各目标层均显示出发展的潜力和改进的空间。今后，应聚焦于提升数据管理和应用的效率与安全，加强多元主体间的互动和协作，以及优化协同机制的构建，以实现更高水平的"体医融合"智慧化发展。

# 7 大数据驱动的成渝地区双城经济圈"体医融合"智慧化发展的实施路径

本部分详细阐述了成渝双城经济圈"体医融合"智慧化发展的实施路径。首先,提出推动增强主体主动健康理念,并有效化解协同管理阻碍,构建健全主体问责机制。其次,通过发展区域网络数据结构和加强体医数据资源整合,形成综合性数据协同。再次,致力于提升多主体互动发展协同能力,强化政府协调治理能力,并推动企业创新和公民积极参与。最后,确立智慧化数据参与协同机制,打造法治、主体协同、民意表达的规范化平台,以及建设合作与利益平衡机制,确保体医融合的高效实施和较高社会参与度。

## 7.1 加强智慧化多元主体协同参与

### 7.1.1 增强主体主动健康理念

随着公众健康意识和健康消费的提升,主动健康理念应时而生。这一理念强调个人、企业和社会在健康提升中的协同效应,目的是在社会活动的源头管理健康风险。区别于传统的被动健康模式,主动健康理念呈现以下4个核心特征:①其服务理念由专注疾病转变为以健康为核心;②服务对象从以患者为中心扩展至覆盖全人群及其整个生命周期;③服务供应不限于医疗机构,而是包括卫生、体育、养老和教育等多领域的合作;④服务内容从治疗疾病拓展到包括预防、诊断、治疗、康复、护理和养生在内的全面健康服务。将主动健康理念融入体医合作的健康促进系统是现代健康管理发展的必然趋势,其核心在于持续释放健康促进的潜在价值。在成渝双城经济圈的发展策略中,"体医融合"的智慧化多元主体协同发展显得尤为重要,特别是在加强各主体的主动健康理念方面。从宏观层面到微观层面,整个策略体系需要确保主动健康理念贯穿于经济和社会发展的每一阶段。

（1）在宏观层面，政府应利用大数据技术深化健康管理和政策制定，将主动健康理念全面融入成渝双城经济圈的制度设计和高质量发展战略中。在这一过程中需坚持以人民健康为核心的治理理念，以人民对美好生活的需求为基础，强化健康优先的政策体系。在此基础上，应推动智能化技术在公共健康管理中的应用，如人工智能辅助的诊断工具、远程医疗服务和个性化健康建议系统，强调预防为主的策略，大力推广体医融合技术的创新与主动健康的教育普及，确保主动健康理念在社会经济发展中的全面贯彻。

（2）在中观层面，重点在于将主动健康理念深入融合进体育与医疗卫生系统的政策与实践中。医疗系统应积极调整资源配置，从治疗导向转向防病导向，加强医防一体化。通过集成电子健康记录、患者监测数据及公共卫生信息，医疗机构能够实现对患者健康状态的全面洞察。同时，体育系统也应重新评估并强化其在公共健康中的作用。智能设备和应用程序可跟踪与分析个人的运动数据，提供量身定制的锻炼计划和营养建议，从而鼓励更多人参与到体育活动中来。此外，应加强智慧体育设施建设，如配备传感器的运动场地和健身器材，以实时收集使用数据，通过科学的运动指导和健身设施布局，促进全民健身与健康的深度融合。

（3）在微观层面，重视个体在健康行为中的主体责任[1]，加强对个体健康行为的引导和教育。通过应用智慧化技术，可以更有效地推广健康知识和行为。通过在线课程、互动健康游戏、虚拟健康咨询等方式，不同年龄与背景的人群可以突破时间和空间的限制来获取健康信息，有助于提高健康素养。在此基础上，教育、卫生、体育及宣传等部门需协作开展健康服务，为不同群体提供针对性的健康教育和宣传，促进体医融合理念的普及。

### 7.1.2 有效化解协同管理阻碍

制度设计具有基础性、整体性、稳定性和持久性，为行动者提供了行为准则和规范，指导实践的发展方向和目标。加强制度建设并保证体医融合管理体系的高效运作是推动体医融合健康促进体系建设的关键一环。

（1）强化统筹协调机制。强化统筹协调机制主要围绕"分工"和"协调"两个关键要素。在分工方面，应制定一份详细的工作职责目录，用以界定不同部门的责任范围。部门可按其功能特性划分为3个主要类别：主要业务部门（包括体育和卫生部门）、关键支持部门（如财政、人事、民政、科技、医疗保险、老龄化、

---

[1] 党俊武. 构建适应老龄社会的"主动健康观"[J]. 老龄科学研究，2021，9（2）：1-10，50.

教育等）及其他辅助部门（如新闻传媒、公安等）。这种划分有助于消除职责上的重叠，确保责任的明确与执行的高效。在协调方面，建立一个高效的统筹协调平台，该平台应具备高度的灵活性和响应能力，以适应不断变化的卫生和体育需求。除了分清职责和强化责任，还需要利用智能信息系统来实时追踪政策执行情况，分析数据反馈，及时调整策略。采用区块链技术保证信息共享的透明度和安全性，同时利用人工智能辅助决策，预测政策影响，优化资源配置。此外，应建立专门的体医融合联席会议制度，并设立专项工作小组或办公室，形成由体育和卫生部门领导的常态化协商机制，统筹成渝双城经济圈体医融合发展。

（2）激发多元主体主动性。为推动体医融合的有效实施，建议建立一个专门的绩效评价体系，确保评价结果的全面性、客观性和准确性，从而为激励与约束提供坚实依据。该评价体系应明确各种激励和约束标准，并根据不同参与主体的行动偏好灵活制定相应的激励和约束方案，以优化激励效果。具体来说，可以将体医融合的进展和效果纳入各级健康评价体系中，通过这种方式，对相关部门和管理人员施加必要的激励和约束。对于追求经济利益的市场部门，可以实施经济激励措施，如提供补贴、税收减免、利息贴补、奖励等。对于直接服务人员，应重点关注改善薪酬结构、优化工作条件、提供职业发展机会等激励机制，以提高其工作满意度和服务质量。这种多层次、多方面的激励和评价体系将为体医融合的深入发展提供强大动力和稳定支持。

（3）强化利益整合。在利益整合方面，应更加注重利益相关者之间的公平与和谐，应以公共利益为先，满足多数人需求，实现动态平衡。首先，通过制度和平台保障多元主体的利益表达，确保参与体医融合的多元利益得到有效体现，避免政府单一利益主导发展。其次，需要合理把握公共利益与个体自利之间的关系，培养各方面的利益契合点，以促进不同利益主体之间的有效互动。这涉及深入理解各方的需求和预期，寻找共同的目标和合作的可能性，从而营造一个互利共赢的合作环境。最后，对于那些在体医融合过程中可能遭受较大损失的主体或部门，如医疗系统，应通过提供倾斜和支持措施来进行利益补偿。这包括优化资源配置、提供支持和机会，以确保这些主体或部门能够持续投入到体医融合中，降低潜在的不利影响。

### 7.1.3 积极健全主体问责制度

目前成渝双城经济圈体医融合的问责制度还不完善。如果只规定城市政府的体医融合政策实施而没有相应的责任追究，则不利于"体医融合"智慧化发展的实现。因此，必须改进"体医融合"协同发展的问责制度，使体医融合发展落到实处。

（1）建立健全体医融合领域的绩效评估制度。首先，形成包含定量和定性指标的综合评估框架。定量指标包括项目达成的具体数字目标，如服务覆盖人数、健康改善指数、新技术应用广度等。定性指标涉及项目执行的质量，如服务满意度、创新程度和协作效率。双重指标系统有助于全方位评估体医融合项目的影响。其次，采用先进的数据收集和分析技术来支撑绩效评估。利用大数据和人工智能技术分析大规模健康数据，准确追踪健康服务的实际效果和群体健康趋势。再次，应用实时数据分析来即时调整和优化正在进行的项目，提高其适应性和效率。同时，绩效评估是一个多方参与的过程。除了政府部门，评估过程应涵盖医疗机构、体育组织、科研机构和公民。通过建立多方反馈制度，如民众满意度调查和专家评审会，增加评估的透明度和公信力，同时收集更全面的评价视角。最后，建立一个定期发布评估结果的公开平台，提升项目的透明度和增强社会的监督，激励各参与方提升自身表现，以争取更好的评估结果。公开的评估结果可以作为政策制定的重要依据，帮助决策者识别优势和不足，进而制定更加精准有效的政策措施。

（2）建立全面行政问责制度。首先，应通过法律法规明确地方政府、医疗机构、体育组织、企业及科研机构等各主体的角色和责任，确保职责、权限及责任界限得到明确规定。其次，建立多层次监督体系，包括政府内部监督（如审计和评估报告）及社会监督（如媒体监督和公众参与）。所有问责过程应保持公开透明，让公众能实时监督和参与，通过政府网站或新闻发布等方式及时通报问责结果。再次，问责手段应多样化，既包括行政问责，也包括法律和经济问责，根据违规行为的情节严重性适当采取行政处分、追究法律责任或经济罚款等措施。最后，实施反馈和改进制度，确保从每次问责中学习并优化政策和实践，以识别和修正潜在弱点，从而提升项目的整体质量和效益，增强政府的公信力和透明度，为区域健康产业的持续发展奠定坚实基础。

（3）推行引咎辞职制度。首先，制定明确的引咎辞职标准和程序。为确保该制度的公正性和透明性，应制定一套详尽的标准，界定何种类型的决策失误或管理不善应触发引咎辞职。这些标准应包括但不限于：重大财务损失、严重的服务质量下降、客户满意度显著降低等情况。同时，明确辞职的程序，包括内部审查、责任评估和辞职决定的批准流程。其次，增强引咎辞职制度的激励与支持制度。为了鼓励负责人在适当时主动承担责任，政府和相关机构可以采取一定的激励措施，如在未来职业发展中提供适当的经济补偿，或者提供不受此次辞职影响的保障。再次，设立第三方评估和监督机构。引入第三方机构来评估决策失误的严重性和个人责任可以提高程序的客观性与公正性。最后，增强公众参与度和透明度。对于涉及引咎辞职的重大决策失误，应通过媒体发布详细的情况说明和处理结果，让公众能够理解决策失误的原因和后果，以及相关负责人的辞职决定。

（4）完善体医融合法律制度。首先，制定专门的法律和行政规章明确"体医融合"智慧化发展领域的操作标准与责任界限，包括对数据处理、隐私保护、跨界服务、技术使用等方面的明确规定，确保所有参与者都在一个明确和统一的法律框架下行动。其次，详细界定各种角色和实体在体医融合项目中的责任，包括对项目成功的贡献及在项目失败时的责任承担。再次，建立一套有效的纠错和补救制度，确保在实施过程中迅速进行调整和补救，包括设置应急响应团队和为受影响的公民提供法律和经济补偿。最后，法律和规章应根据体医融合领域的发展和技术进步进行定期评估与修订，确保法律框架与时俱进，更好地服务于公众和各方的需求。

## 7.2 提增智慧化数据结构协同功效

### 7.2.1 发展区域网络数据结构

在成渝双城经济圈"体医融合"智慧化发展中，建立和完善区域网络数据结构是关键。通过大数据技术的应用可以实现资源的高效共享、信息的实时互通和协同行动的优化，从而提升政府应对公共健康事件的反应速度，提高居民运动健康参与程度。

（1）合作原则。在发展区域网络数据结构时，必须遵循自愿参与、权责对等和优势互补的原则。成渝两地各城市自愿参与数据共享，根据实际情况和需求参与全部或部分数据项目；享有数据共享的权利，同时承担相应的数据保护和隐私保障责任；成渝两地各城市发挥自身在医疗、体育和技术等领域的优势，积极进行资源共享和支援。

（2）合作方式。区域网络数据结构的协同主要通过健康事件数据共享、联合健康风险分析、应急资源互助及联合健康应急演练等方式进行，以推动两地城市建立健康事件信息通报系统，及时分享健康风险评估结果和需要的协作措施。通过建立统一的运动健康数据平台，在成渝双城经济圈内共享体育资源、医疗资源、人力资源等，共同应对健康事件；通过在体育、医疗和科技领域之间建立数据整合制度，允许不同领域间的数据共享和互联，如整合医疗健康数据与体育活动数据，以提供更全面的健康管理方案，这将协同优化数据分析和预警系统，共同提高应对健康危机的能力。

（3）合作制度。建立城市间的健康数据治理机构负责人联席会议制度、互学互鉴交流制度和日常工作理事会制度，以推进区域网络数据结构的协同发展。通过轮流承办联席会议，研究决策关键协作事宜，协调推进"体医融合"区域合作；城市间通过定期研讨、互派人员学习锻炼等方式加深对"体医融合"协同工作模式的理解，提高运动健康治理能力；在成渝双城经济圈内通过例会等方式实现及时交流信息，发现并协调解决问题，建立共享的信息和知识基础，提高运动健康事件的应对效率。

### 7.2.2　加强体医数据资源整合

在成渝双城经济圈"体医融合"智慧化发展的框架下，加强体医数据资源整合的关键在于构建一个集体育、医疗、健康等数据于一体的综合性数据整合体系。实时收集和分析来自体育机构和医疗机构的数据，如运动数据、健康监测数据和临床医疗数据，并利用高级数据分析和机器学习技术提供个性化的健康建议及预测未来健康趋势。同时，通过使用先进的数据融合技术将体育活动数据与医疗健康记录相结合，更准确地分析居民健康状况和运动表现。创建一个安全的数据共享环境，允许不同的医疗和体育机构在遵守数据保护法规的前提下共享数据，标准化数据格式和协议，以确保数据的准确传输和高效利用。此外，鼓励公众通过可穿戴设备收集自身的体育活动数据，并与医疗健康记录相结合，积极参与自己的健康管理过程，借助数据分析获得个性化的健康和运动建议。

此外，强化各部门间的综合数据协调，成立包括政府代表、行业专家与企业代表的高级数据协调委员会，专注于制定和监督体医融合数据的共享政策。同时，推广先进的数据管理工具和平台，支持实时数据交换和分析，特别是体育健康和医疗数据的整合，以便更好地监测和响应公共健康事件。此外，实施跨部门培训计划，提高相关部门使用共享数据的能力，同时设立区域数据仲裁机构解决数据使用中的争议。通过定期组织数据协调研讨会，加强部门间的沟通与合作，确保数据共享的高效和透明。此策略不仅能够促进体医融合的深度发展，也能够加强区域内的公共健康和安全管理，进而推动经济和社会的全面发展。

### 7.2.3 增强物质协同保障力度

（1）经费保障。在成渝双城经济圈"体医融合"智慧化发展的框架下，经费保障是实现高效数据结构协同工作的基石。为有效支持体医融合项目的推进和大数据驱动下的"体医融合"智慧化发展，国家和地方政府应增加在城市体医融合领域的财政投入。在财政预算方面，应提前预测并预留资金，专门用于运动疗养、运动康养等基础设施的智慧化改造项目。此外，政府鼓励企业和非政府组织参与资金的筹集，为建设一个全面、高效的体医数据协同网络提供稳定的资金支持，确保"体医融合"智慧化发展具备充足的经费，确保数据驱动的体医融合策略持续发展，强化成渝双城经济圈的运动健康管理体系。

（2）技术、物资、基础设施保障。成渝双城经济圈"体医融合"智慧化发展依赖于先进的信息技术，重点包括数据的采集和处理，并涉及通过互联网平台进行运动健康的全过程管理。通过强化数据网络技术，如云计算和大数据分析，可以提高对运动参与和居民健康的实时监控与动态管理能力。目前，为了更好地推动"体医融合"协同化发展，要加大城市运动健康的物资投入和基础设施投入，建立专门的物资储备，如健康监测工具和运动康复医疗设备，以加快实现体医深度融合。在基础设施方面，加大对城市智能运动场馆设施建设的投资，升级医疗和体育设施的互联网络，保证数据连接的稳定运行，支持高效的运动健康管理。

（3）人力资源保障。为适应"体医融合"智慧化发展的需要，必须确保有一支专业化且技术熟练的人力资源队伍。这包括培养和招募高级数据分析、网络安全、运动健康管理等领域的专业人才。同时，为了充分发挥大数据在体育和医疗健康管理中的作用，人员不仅要在技术操作方面高度熟练，还需具备跨学科工作的能力，以确保复杂的系统和技术得到有效管理与运用。此外，应实施持续的职业培训，增强人员对最新技术的适应能力和创新能力，从而确保体医融合策略的顺利实施。通过建立一个多功能、响应灵活的人力资源体系，可以更有效地应对各类"体医融合"协同发展挑战，提高城市体医融合治理的整体效能。

## 7.3 提升多主体互动发展协同能力

### 7.3.1 强化政府协调治理能力

在成渝双城经济圈"体医融合"智慧化发展过程中，要增强政府协调能力必须建立政府职能转移制度、构建政府积极回应制度、建成多主体协同组织体系，以促进多主体的有效协同。

（1）建立政府职能转移制度。随着智慧城市和健康治理的发展，政府应通过职能转移推动管理向治理的转变。根据体医融合的需求，重新评估并明确其在公共健康管理中的角色。这包括将操作性强、技术依赖高的职能，如医疗数据分析、健康监测技术服务等转移到具有专业能力的市场或社会组织手中。同时，政府应保留其核心职能，如政策制定、标准监督，以及体医融合的总体规划。同时，鼓励和促进私营部门在体医融合领域的投入和创新，包括建设和运营健康数据平台、发展智能医疗设备和提供技术支持服务。通过政策激励、税收减免、创新基金等方式支持私营部门的参与和技术开发。同时，政府需要与市场及社会组织建立有效的协同工作制度，确保信息的透明流通和资源的优化配置。这包括建立跨部门的工作小组、共享平台和定期组织会议，以及制定共同的工作目标和评估制度，确保职能转移后的监管框架和评估制度的建立，以监控和评估职能转移的效果，确保体医融合和健康服务的发展不受影响。这涉及对私营和社会组织的性能与合规性的定期审查，以及体医融合反馈制度的建立。

（2）构建政府积极回应制度。在成渝双城经济圈"体医融合"智慧化发展中，构建有效的政府积极回应制度是强化多主体互动和政府协调治理能力的关键。强调通过大数据的运用来增强透明度和提高公众参与程度。利用大数据和智能化技术确保信息的公平访问，并建立一个全面的、动态更新的信息平台。通过该平台公开所有相关的政府数据和决策过程，不仅包括体医融合相关的数据，如公共卫生统计和体育活动数据，还包括政府决策和政策制定的信息。这样的透明度能够确保公众在公共安全治理中进行有效的监督，并且有助于防止权力被滥用。同时，通过构建在线平台和移动应用，鼓励公众参与政府的决策过程。这些平台可以用于征集民意、在线调查及实时反馈，使公众能够直接参与体医融合策略的制定和评估。此外，应定期举行公开的政府听证会和论坛，让公众与决策者直接交流，增加政策的透明度和民主性。

# 7 大数据驱动的成渝地区双城经济圈"体医融合"智慧化发展的实施路径

（3）建成多主体协同组织体系。在成渝双城经济圈的"体医融合"智慧化发展中，建立有效的多主体协同组织体系是至关重要的。首先，建立"体医融合"协同发展核心机构。这一机构将负责协调体育和医疗领域的数据整合与分析，确保通过实时数据流实现健康监测和疾病预防的最优化。该机构利用大数据平台集成各种健康和体育数据，支持政府在制定公共健康策略和应对紧急健康事件时的决策过程。其次，组建区域城市政府间体医融合公共安全治理委员会。该委员会侧重于体医融合领域，通过跨区域的数据共享和技术协同，形成强有力的区域性公共健康应急响应制度。此委员会将负责协调紧急医疗服务、公共健康信息的实时更新及区域内体育活动与健康保障的整合。最后，完善政府与社会力量的体医融合合作网络。政府需要与医疗机构、体育组织、非政府组织及市民紧密合作，共同构建一个面向体医融合的公共安全网络。通过智慧化技术平台，该网络应支持健康数据的透明共享，提升社区级的健康应急反应能力，同时加强公众对体医融合重要性的认识和参与。

## 7.3.2 提升企业创新责任能力

在成渝双城经济圈的"体医融合"智慧化发展中，提升企业的社会责任感对于加强城市运动健康管理尤为重要。企业作为经济实力和创新能力的重要源泉，在体医融合领域扮演着至关重要的角色。首先，强化企业在体医融合中的创新和技术开发角色，鼓励企业开发与公共健康相关的技术，如健康监测设备、智能诊断工具和运动医疗系统，以支持城市运动健康体系。通过提供研发资助、税收减免和市场准入优惠等政策，激励企业投资于运动健康技术的创新。其次，强化企业履行体医融合领域的社会责任。通过开展研讨会和培训课程，加强企业对体医融合在城市安全与健康管理中作用的理解，引导企业将这一社会责任纳入长期战略规划。此外，强调企业在生产活动中实践安全生产和职业健康的重要性，以及在环境保护和资源节约方面的责任。最后，增强企业在体医融合中的开展和投入。鼓励企业加大对先进的运动健康监控和运动康养预防的投资。不仅限于财务投入，还包括在企业内部培养工作人员的应急管理能力，建立团队，以及与地方政府、体育机构、医疗机构建立紧密的协作关系。

## 7.3.3 增强公民积极参与能力

在成渝双城经济圈"体医融合"智慧化发展中，增强公民积极参与能力是推动公共健康和安全治理的核心组成部分。通过大数据和智慧化技术的支持，可以更有效地整合体育与医疗资源，促进公民在日常生活中积极参与健康管理和公共安全管理。首先，开发和推广健康监测应用。利用大数据技术开发智能健康监测应用，整合个人健康记录、体育活动数据及医疗服务信息。这些应用可以帮助公民实时监控自己的健康状态、接收定制的健康改善建议，并在需要时提供紧急响应服务。其次，推动健康教育和公共安全培训。通过在线教育平台，提供关于健康管理、体育锻炼的重要性、急救技能等的培训服务。这种教育不仅能增强公民的健康意识，还能提高他们在面对公共健康紧急事件时的应对能力。最后，参与社区健康数据收集。动员公民参与社区级的健康数据收集项目，如使用可穿戴设备来跟踪体育活动和健康指标。这些数据可用于分析社区健康趋势，帮助政府和医疗机构更好地规划和响应公共健康需求。

## 7.4 确定智慧化数据参与协同机制

### 7.4.1 建立参与和回应发展机制

在成渝双城经济圈的"体医融合"智慧化发展中，建立参与和回应发展机制对于确保体育和医疗数据的适当使用和保护尤为关键。

（1）法治机制。在成渝双城经济圈的"体医融合"智慧化发展中，建立一个稳定的法治机制是核心，特别是在确保体育和医疗数据适当使用和保护方面。首先，需要针对体医数据的合法收集、处理和共享制定明确的法律框架，包括严格的数据隐私保护和安全措施。其次，增强政府决策的透明度，通过在线平台公开与体医融合相关的政策决策和执行过程，让公民能够直接访问相关健康和体育数据，参与政策评价和反馈，从而加强政策的公众监督和参与度。最后，政务信息公开应扩展到体医融合领域，教育公众理解健康数据的重要性，并通过构建参与式的政策制定平台，允许民众在体育和医疗健康政策的制定中提出建议，确保政策响应公众需求。通过这些措施，成渝双城经济圈将有效推动体医融合的智慧化发展，提升公共健康管理的效率，增强公众对政府行为的信任，为社区带来持久的社会和经济效益。

（2）主体协同参与规范机制。在成渝双城经济圈的"体医融合"智慧化发展中，确立主体协同参与规范机制是核心，尤其是在体育和医疗资源的整合过程中。首先，政府需制定专门针对体医融合的法律框架，确保数据共享、隐私保护和跨部门合作的法律支持，明确各参与方的责任与义务。其次，通过提供资金支持和风险补偿,尤其是对于参与难度高或风险较大的项目,政府可以采取购买公共服务的方式来降低参与门槛,鼓励更多社会主体的加入。再次,实施激励与认可机制,对在体医融合中有突出贡献的个体或组织给予荣誉称号和事业发展上的支持,激发各主体的参与热情。最后,建设一个数字化的多主体协同平台,利用大数据和智慧化技术集成体育和医疗信息,支持各方的实时交流和协作。通过这些措施,成渝双城经济圈将有效促进体医融合项目的协同创新,提高公共健康管理和城市安全治理的效率。这样的规范机制不仅能够提升政策执行的透明度和公众满意度,还能够为社会各界奠定广泛参与和深度合作的坚实基础。

(3) 民意表达机制。在成渝双城经济圈的"体医融合"智慧化发展中,建立一个高效的民意表达机制是至关重要的,以确保体育和医疗领域的政策制定能够充分反映公众的需求和意见。这一机制应通过大数据平台强化对公众意见的收集和分析,尤其是关注于健康政策、体育设施的规划及紧急医疗响应计划。优化信访系统以提高处理效率,确保涉及体医融合的问题能够迅速得到响应。同时,开发专门的在线平台和应用,提供一个互动性强的讨论环境,让公众能直接参与政策讨论。此外,应组织专题座谈会和咨询会议,确保体医融合政策的科学性和民主性。这些措施将极大增强公众对政策制定过程的信任和满意度,同时促进区域内健康和公共安全治理向更高水平发展。

## 7.4.2 建设合作和利益平衡机制

合作和利益平衡机制在成渝双城经济圈的"体医融合"智慧化发展中能够缓解转型期的社会关系紧张,是改善利益分配、优化社会结构、促进公平及减少矛盾的关键方式。

(1) 社会流动机制。在成渝双城经济圈的"体医融合"智慧化发展中,建立有效的社会流动机制是关键,特别是在确保体育和医疗资源公平分配方面。通过大数据分析,政策制定者可以识别并解除体育和公共健康服务访问中的结构性障碍,使这些服务更公平且普及。体育系统发展路径的改革,尤其是通过智慧平台提供的在线教育资源和远程医疗服务,有助于打破传统的地理和经济限制,使所有社会成员均能享有平等的服务。智慧城市规划应促进居住和社区一体化,减少居住区域对"体医融合"资源方面的影响。此外,建设数字化的体医社交交流平台可以促进不同社会阶层之间在健康和体育活动上的信息共享和互动,从而推动更广泛的社会流动。这些措施将大幅提升个体的健康水平和生活质量,为成渝双城经济圈社会的整体和谐与稳定奠定坚实基础。

（2）对话机制。在成渝双城经济圈的"体医融合"智慧化发展中，确立一个有效的对话机制至关重要，尤其是在处理体医融合中的社会分层和潜在冲突时。通过大数据和智慧化技术，建立一个包括健康、体育、社会福利在内的多层次对话平台，允许医疗专业人员、体育组织、政府官员和公众就项目规划、执行和评估进行交流，从而确保各方声音的平等表达。同时，鼓励经济上层人士和企业通过参与体医融合相关公益活动来展示其社会贡献，改善社会形象，缓解社会阶层间的紧张关系。此外，应改革信访制度，引入智慧化解决方案以优化处理流程，提高对体医融合领域民众反馈的响应速度和透明度。加强劳动关系调解和仲裁，确保劳动者和雇主之间诉求的公平解决。通过这些措施，成渝双城经济圈将提升社会整体的稳定性与和谐性，确保在公正和平等的基础上成功实施体医融合项目，推动社会的健康和平衡发展。

### 7.4.3 落实责任和发展监督机制

如果多个治理主体在成渝双城经济圈的"体医融合"智慧化发展中未能承担相应责任，则可能导致协同机制运作失效。通过明确这些主体在体医融合中的权利和义务，可以确保处于核心地位的政府权力不被滥用，并为整个系统的有效运作提供保障。

（1）权力分配机制。在成渝双城经济圈的"体医融合"智慧化发展中，建立一个有效的权力分配机制是关键，特别是在快速动员体育与医疗资源以应对居民健康事件时。通过设置一个具有最高权威的决策中心，这个中心利用大数据分析实时监控并迅速制定应对策略，能够确保迅速集中调度资源。同时，必须明确地划分基层和地方政府的权力和责任，尤其在体医融合相关事件的管理中，以利用他们对本地情况的深入了解，提高信息准确性和响应及时性。此外，部署智慧化平台以优化信息流通，减少信息传递过程中的失真和延误，通过自动化系统管理实时数据分析、资源调配和紧急命令的下达。通过建立严格的责任追究和激励机制，不仅能够提升处理效率，也能够增强系统透明度和公众信任。这些措施将加强成渝双城经济圈在应对突发公共安全事件时的协调和管理能力，确保体医融合项目在紧急情况下的高效运作。

（2）监督推广机制。在成渝双城经济圈的"体医融合"智慧化发展中，确立一个高效的监督机制至关重要，以确保体医融合项目中权力的正确管理和执行。通过利用大数据和智慧化技术，建立一个包含内部和外部监督元素的综合监督体系。内部监督机制依靠一个独立的信息反馈系统，由城市最高健康决策机构直接管理，保证体医项目信息的真实和准确。司法监督通过法律手段纠正政府在体医项目中的决策失误，并严厉处罚失职行为，增强决策的合法性和透明度。媒体和公众监督可以确保体医项目和公共安全事件信息的及时公开，同时强化信访制度，促进公众参与和反馈。此外，多主体协同监督可以整合政府、非政府组织、企业及公民的力量，在项目中形成基于服务与合作的信任关系，提高监督的多样性和有效性。这些措施将确保体医融合项目在一个强有力的监督框架下进行，有效管理潜在风险，增强社会各界对项目的信任和支持，推动公共健康和体育资源的合理利用与发展。

# 参 考 文 献

[1] 连玉明，武建忠. 中国30个城市群竞争力排名[J]. 决策与信息，2009（2）：14-15.

[2] 徐永健，许学强，阎小培. 中国典型都市连绵区形成机制初探——以珠江三角洲和长江三角洲为例[J]. 人文地理，2000（2）：19-23.

[3] 敬定乾. 基于GTWR模型的工业地价对产业扩散的影响研究——以成渝双城经济圈为例[D]. 成都：四川师范大学，2021.

[4] 卢文云，王志华，陈佩杰. 健康中国与体育强国建设背景下深化体医融合研究的思考[J]. 上海体育学院学报，2021，45（1）：40-50.

[5] 余清，秦学林. 体医融合背景下运动康复中心发展困境及对策分析[J]. 体育与科学，2018，39（6）：24-30.

[6] 贾三刚，乔玉成. 体医融合：操作层面的困境与出路[J]. 体育学研究，2021，35（1）：29-35.

[7] 刘国永. 实施全民健身战略，推进健康中国建设[J]. 体育科学，2016，36（12）：3-10.

[8] 顾钢. 定期运动有助预防慢性疾病[J]. 健康中国观察，2019（11）：96.

[9] 刘颖，王月华. 基于SFIC模型的我国体医融合推进困囿与纾解方略[J]. 沈阳体育学院学报，2021，40（4）：1-7，41.

[10] 林枫. 镇江市构建基于分级诊疗健康服务体系的实践与探索[J]. 中国医疗管理科学，2015，5（4）：19-22.

[11] 张阳，吴友良. 健康中国战略下体医融合的实践成效、困境与推进策略[J]. 中国体育科技，2022，58（1）：109-113.

[12] 王世强，吕万刚. "健康中国"背景下慢性病防治的体医融合服务模式探索[J]. 中国慢性病预防与控制，2020，28（10）：792-797.

[13] 高蕾，林剑峰. 我国体医融合发展模式和推进策略研究[J]. 体育科学研究，2021，25（6）：72-76.

[14] SNIJDERS C C P, MATZAT U, REIPS U D. "Big data": big gaps of knowledge in the field of internet science[J]. International journal of internet science,2012,7(1):1-5.

[15] HASHEM I A T, YAQOOB I, ANUAR N B, et al. The rise of "big data" on cloud computing: Review and open research issues[J]. Information systems,2015,47:98-115.

[16] KITCHIN R, Mcardle G. What makes big data, big data? Exploring the ontological characteristics of 26 datasets[J]. Big data and society, 2016,3(1):2053951716631130.

[17] BALAZKA D, RODIGHIERO D. Big data and the little big bang: an epistemological (R) evolution[J]. Frontiers in big Data, 2020, 3:31.

[18] 秦江梅. 国家基本公共卫生服务项目进展[J]. 中国公共卫生，2017，33（9）：1289-1297.

[19] 吕健，王连心，谢雁鸣．基于处方序列与处方序列对称分析的中药药物警戒[J]．中国中药杂志，2021，46（21）：5468-5474．

[20] 王刚，林俐，乔凤杰．健康中国背景下人工智能促进体育与医疗的融合发展研究[J]．中国体育科技，2022，58（10）：109-113．

[21] 付晓静，罗珍，赵蕴．大数据时代的体育公关传播[J]．武汉体育学院学报，2015，49（9）：26-30．

[22] FREEMAN R E. Stakeholder theory: The state of the art[M]. Cambridge: Cambridge University Press, 2010.

[23] FUNG A. Putting the public back into governance: The challenges of citizen participation and its future[J]. Public administration review, 2015, 75(4): 513-522.

[24] 郭建军．体医融合推动健康革命路径探讨[J]．慢性病学杂志，2017，18（11）：1189-1192，1197．

[25] 刘晴，王世强，罗亮，等．产业链整合视角下我国体医融合健康促进服务产业化发展研究[J]．沈阳体育学院学报，2023，42（1）：87-93．

[26] 黄越，吴亚婷．体医融合应对青少年近视的协同防控模型构建[J]．中国预防医学杂志，2023，24（1）：29-35．

[27] 陈悦，陈超美，刘则渊，等．CiteSpace知识图谱的方法论功能[J]．科学学研究，2015，33（2）：242-253．

[28] 邓树勋．体育与健康[M]．广州：中山大学出版社，2001．

[29] 梁德英，苏玉英，温佑华．高校社区卫生服务中心创办养医结合一体化的养老模式——以华师社区托老中心为例[J]．当代医学，2011，17（27）：152-154．

[30] 庆贺琴，廖粤生，白莉莉．"十四五"时期构建"体医养融合"新模式：动力、困境与路径[J]．中国卫生经济，2024，43（1）：57-62．

[31] 杨小明，林大参，宋良葵．后疫情时期农村全民健身的发展走向[J]．南京体育学院学报，2021，20（1）：15-19，73，2．

[32] 盛祥梅，王世强，肖刚．"体医融合"视角下促进青少年体质健康的策略探究[J]．体育科技，2020，41（5）：89-91．

[33] 刘雄峰．体医融合视角下的道教医学养生研究[J]．西安体育学院学报，2019，36（2）：175-179．

[34] SALLIS R E. Exercise is medicine and physicians need to prescribe it![J]. British journal of sports medicine, 2009, 43:34.

[35] 张阳，王志红，张猛，等．健康中国背景下体医融合的服务需求、制约因素及发展思路研究——以合肥市为例[J]．沈阳体育学院学报，2020，39（1）：61-67，87．

[36] 董鹏，程传银，赵富学．新型冠状病毒肺炎疫情下学校体育的价值、使命与担当[J]．体育学研究，2020，34（2）：59-64．

[37] 张阳，吴友良. 健康中国战略下体医融合的实践成效、困境与推进策略[J]. 中国体育科技，2022，58（1）：109-113.

[38] 王世强，吕万刚."健康中国"背景下慢性病防治的体医融合服务模式探索[J]. 中国慢性病预防与控制，2020，28（10）：792-797.

[39] 李国锋."健康中国"背景下体医融合发展研究[J]. 卫生经济研究，2021，38（2）：15-18.

[40] 李彦龙，陈德明，聂应军，等. 场域论视域下我国体医融合的实然困境与应然进路[J]. 体育学研究，2021，35（1）：36-43.

[41] 李勇，李炳君. 2020年深圳市医院体医融合现状调查及影响因素分析[J]. 中国健康教育，2021，37（9）：829-832.

[42] PATE R R. An inside view of the U.S. national physical activity plan[J]. Journal of physical activity and health, 2014, 11(3): 461-462.

[43] GERLINGER T. A long farewell to the bismarck system: Incremental change in the German health insurance system[J]. German policy studies, 2009, 5(1): 3-20.

[44] 卢文云，陈佩杰. 全民健身与全民健康深度融合的内涵、路径与体制机制研究[J]. 体育科学，2018，38（5）：25-39，55.

[45] 田小静，李亚英. 体医结合视角下全民健身服务体系的建构[J]. 广州体育学院学报，2018，38（3）：58-61.

[46] 冯振伟，王先亮. 基于共生理论的体育业与医疗服务业融合共生路径构建研究[J]. 山东体育学院学报，2018，34（5）：1-7.

[47] 黄晶，王世强，刘晴. 日本体医融合健康促进的经验借鉴与启示[J]. 中国全科医学，2021，24（18）：2268-2274.

[48] 黄睿彦. 欧洲体系医学人才培养模式比较研究——以英法德为例[J]. 医学与哲学（人文社会医学版），2011，32（12）：15-17，20.

[49] 王世强，李丹，盛祥梅，等. 基于体医融合的社区健康促进模式构建研究[J]. 中国全科医学，2020，23（12）：1529-1534.

[50] 韩磊磊，周李，王艳艳，等. 跨领域合作视角下中国体医融合的路径选择[J]. 武汉体育学院学报，2020，54（9）：5-9，15.

[51] 沈圳，胡孝乾，仇军. 健康中国战略下"体医融合"的关键影响因素：基于解释结构模型的分析[J]. 首都体育学院学报，2021，33（1）：31-39.

[52] 韩磊磊，王艳艳，贺立娥，等. 英国运动转介计划的发展经验对我国体医融合的启示[J]. 西安体育学院学报，2020，37（2）：137-144.

[53] 高千里，商勇，李承伟，等. 供给侧改革视域下体医融合健康服务供给研究[J]. 武汉体育学院学报，2020，54（6）：19-24.

[54] 仇军. 体医融合研究的问题导向与现实关切[J]. 天津体育学院学报，2021，36（5）：534-540.

[55] 李明，许文鑫．体医融合项目的风险治理：一种新的面向与选择——从非典到新型冠状肺炎谈起[J]．武汉体育学院学报，2020，54（5）：25-30．

[56] 倪国新，邓晓琴，徐玥，等．体医融合的历史推进与发展路径研究[J]．北京体育大学学报，2020，43（12）：22-34．

[57] 刘晴，王世强，罗亮，等．产业链整合视角下我国体医融合健康促进服务产业化发展研究[J]．沈阳体育学院学报，2023，42（1）：87-93．

[58] 李龙，任颖．"治理"一词的沿革考略——以语义分析与语用分析为方法[J]．法制与社会发展，2014，20（4）：5-27．

[59] 余军华，袁文艺．公共治理：概念与内涵[J]．中国行政管理，2013（12）：52-55，115．

[60] 锁利铭，位韦，廖臻．区域协调发展战略下成渝城市群跨域合作的政策、机制与路径[J]．电子科技大学学报（社科版），2018（5）：90-96．

[61] 李后强，石明，李海龙．成渝地区双城经济圈城市发展方程探析——基于协同论视角[J]．中国西部，2020（4）：17-27．

[62] 魏良益，李后强．从博弈论谈成渝地区双城经济圈[J]．经济体制改革，2020（4）：19-26．

[63] 岳建军．美国《国民体力活动计划》中体育与卫生医疗业融合发展研究[J]．体育科学，2017，37（4）：29-38．

[64] 张剑威，汤卫东．"体医结合"协同发展的时代意蕴、地方实践与推进思路[J]．首都体育学院学报，2018，30（1）：73-77．

[65] 胡扬．从体医分离到体医融合——对全民健身与全民健康深度融合的思考[J]．体育科学，2018，38（7）：10-11．

[66] 冯振伟，韩磊磊．融合·互惠·共生：体育与医疗卫生共生机制及路径探寻[J]．体育科学，2019，39（1）：35-46．

[67] 维克托·迈尔·舍恩伯格，肯尼思·库克耶．大数据时代：生活、工作与思维的大变革[M]．杭州：浙江人民出版社，2013．

[68] 陈潭，刘成．大数据驱动社会科学研究的实践向度[J]．学术界，2017（7）：130-140，324-325．

[69] 许阳，胡月．政府数据治理的概念、应用场域及多重困境：研究综述与展望[J]．情报理论与实践，2022，45（1）：196-204．

[70] 陈潭．国家治理的大数据赋能：向度与限度[J]．中南大学学报（社会科学版），2021，27（5）：133-143．

[71] 李见恩．政府怎样加强大数据管理[J]．人民论坛，2018（36）：82-83．

[72] 杨大鹏．数据开放共享的机制与对策研究：基于浙江的经验分析[J]．中国软科学，2021（S1）：392-398．

[73] 赵金丽，张璐璐，宋金平．京津冀城市群城市体系空间结构及其演变特征[J]．地域研究与开发，2018，37（2）：9-13，24．

[74] 安蓓，郭宇靖，魏玉坤. 京畿大地起宏图[N]. 人民日报，2023-02-26（1）.

[75] 闫然. 地方立法统计分析报告：2022年度[J]. 地方立法研究，2023，8（1）：124-138.

[76] 苏雅，曹立春，刘冬莹. 天津市重点人群家庭医生服务利用度与满意度现况调查分析[J]. 中国医疗管理科学，2024，14（1）：64-69.

[77] 崔安福. 政策顶层设计背景下粤港澳大湾区体育旅游PEST分析[J]. 广州体育学院学报，2021，41（2）：37-39，98.

[78] 王婷. 新时代新征程大湾区金融高质量发展新使命——第五届粤港澳大湾区金融发展论坛会议综述[J]. 广东经济，2023（5）：48-51.

[79] YIN R K. Case study research: Design and methods[M]. Sage: Sage publications, 2009.

[80] 戚建刚，兰皓翔. 基层治理视角下的知识产权行政保护能力研究——以机构改革后湖北省W市13个区的市场监管局为样本[J]. 北京行政学院学报，2022（2）：47-54.

# 附　　录

## 附录1　专家问卷（第一轮）

尊敬的各位专家：

您好！非常感谢您能在百忙之中抽空填写此问卷。请您填写相关信息并就相关指标进行筛选和删选，在相应的选项下打"√"。

（1）专家的基本情况（填在括号中）。

姓名（　　）　　性别（　　）　　年龄（　　）　　职称（　　）

（2）成渝双城经济圈"体医融合"智慧化发展体系。

成渝双城经济圈"体医融合"智慧化发展体系意见表如附表1-1所示。

附表1-1　成渝双城经济圈"体医融合"智慧化发展体系意见表

| 指标 | | | 赞同 | 不赞同 | 修改意见 |
|---|---|---|---|---|---|
| 目标层 | 准则层 | 要素层 | | | |
| 多元主体识别 | 主体类型识别 | 政府的角色和责任 | | | |
| | | 企业的角色和责任 | | | |
| | | 公民的角色和责任 | | | |
| | 主体功能分析 | 数据贡献与共享机制 | | | |
| | | 合作与交互平台建设 | | | |
| | | 创新与技术发展贡献 | | | |
| | | 政策影响与制定参与 | | | |
| 数据结构塑造 | 数据采集与整合 | 数据采集的方法与技术 | | | |
| | | 数据清洗和预处理技术 | | | |
| | | 数据整合的策略和实践 | | | |
| | | 数据存储的管理与应用 | | | |
| | 数据安全与隐私 | 数据加密与匿名化技术 | | | |
| | | 隐私保护政策与实施 | | | |
| | | 用户数据访问权限管理 | | | |
| | | 数据泄露防护机制 | | | |

续表

| 指标 | | | 赞同 | 不赞同 | 修改意见 |
|---|---|---|---|---|---|
| 目标层 | 准则层 | 要素层 | | | |
| 数据结构塑造 | 数据分析与应用 | 数据分析支撑技术与方法 | | | |
| | | 数据应用场景识别与开发 | | | |
| | | 数据驱动实施决策与支持 | | | |
| 主体交互发展 | 平台构建与优化 | 平台技术框架与设计 | | | |
| | | 平台用户体验与优化 | | | |
| | | 数据共享与交流机制 | | | |
| | 交互策略与管理 | 策略制定与管理 | | | |
| | | 交互监督与调整 | | | |
| | | 有效交互措施 | | | |
| | 交互效率与效果 | 参与度与活跃度 | | | |
| | | 交互质量评价 | | | |
| | | 交互成果的应用与反馈 | | | |
| 协同机制确定 | 政策支持与资源调配 | 政策制定与执行监督 | | | |
| | | 资源识别与调配效率 | | | |
| | | 政策支持的资源支撑 | | | |
| | 合作框架与效益优化 | 合作框架与实施改进 | | | |
| | | 合作效益与优化策略 | | | |
| | 持续改进与发展创新 | 创新机制的策略与实施 | | | |
| | | 改进机制的建立与运行 | | | |
| | | 持续学习的发展与适应 | | | |

（3）对各指标的熟悉程度及判断依据。

您对上述指标的熟悉程度为（　　）。

A．特别熟悉　　　　　B．较熟悉　　　　　C．一般熟悉

D．不太熟悉　　　　　E．不熟悉

在附表1-2中勾选出指标判断依据的影响程度。

附表1-2　指标判断依据影响程度的调查

| 判断依据 | 影响程度 |
|---|---|
| 理论分析 | 大（　）中（　）小（　） |
| 实践经验 | 大（　）中（　）小（　） |
| 同行了解 | 大（　）中（　）小（　） |
| 直觉分析 | 大（　）中（　）小（　） |

## 附录 2　专家问卷（第二轮）

尊敬的各位专家：

您好！在经过第一轮的专家筛选后，将量表分为 5 个等级，分别为"非常重要""重要""一般""不重要""非常不重要"，分别对应"5、4、3、2、1"的分值，请就相关指标在您认为与之相符的分值下打"√"，万分感谢您的帮助。

（1）一级指标评分。

一级指标评分如附表 2-1 所示。

附表 2-1　一级指标评分

| 指标 | 5 分 | 4 分 | 3 分 | 2 分 | 1 分 |
| --- | --- | --- | --- | --- | --- |
| 多元主体识别 | | | | | |
| 数据结构塑造 | | | | | |
| 主体交互发展 | | | | | |
| 协同机制确定 | | | | | |

（2）二级指标评分。

二级指标评分如附表 2-2 所示。

附表 2-2　二级指标评分

| 指标 | 5 分 | 4 分 | 3 分 | 2 分 | 1 分 |
| --- | --- | --- | --- | --- | --- |
| 主体类型识别 | | | | | |
| 主体功能分析 | | | | | |
| 数据采集与整合 | | | | | |
| 数据安全与隐私 | | | | | |
| 数据分析与应用 | | | | | |
| 平台构建与优化 | | | | | |
| 交互策略与管理 | | | | | |
| 交互效率与效果 | | | | | |
| 政策支持与资源调配 | | | | | |
| 合作框架与效益优化 | | | | | |
| 持续改进与发展创新 | | | | | |

（3）三级指标评分。

三级指标评分如附表 2-3 所示。

附表 2-3　三级指标评分

| 指标 | 5分 | 4分 | 3分 | 2分 | 1分 |
| --- | --- | --- | --- | --- | --- |
| 政府的角色和责任 | | | | | |
| 企业的角色和责任 | | | | | |
| 公民的角色和责任 | | | | | |
| 数据贡献与共享机制 | | | | | |
| 合作与交互平台建设 | | | | | |
| 创新与技术发展贡献 | | | | | |
| 政策影响与制定参与 | | | | | |
| 数据采集的方法与技术 | | | | | |
| 数据清洗和预处理技术 | | | | | |
| 数据整合的策略和实践 | | | | | |
| 数据存储的管理与应用 | | | | | |
| 数据加密与匿名化技术 | | | | | |
| 隐私保护政策与实施 | | | | | |
| 用户数据访问权限管理 | | | | | |
| 数据分析支撑技术与方法 | | | | | |
| 数据应用场景识别与开发 | | | | | |
| 数据驱动实施决策与支持 | | | | | |
| 平台技术框架与设计 | | | | | |
| 平台用户体验与优化 | | | | | |
| 数据共享与交流机制 | | | | | |
| 策略制定与管理 | | | | | |
| 交互监督与调整 | | | | | |
| 参与度与活跃度 | | | | | |
| 交互质量评价 | | | | | |
| 政策制定与执行监督 | | | | | |
| 资源识别与调配效率 | | | | | |
| 政策支持的资源支撑 | | | | | |
| 合作框架与实施改进 | | | | | |
| 合作效益与优化策略 | | | | | |
| 创新机制的策略与实施 | | | | | |
| 改进机制的建立与运行 | | | | | |
| 持续学习的发展与适应 | | | | | |